監修のことば

　野口京子さんは、隠された多彩な才能をもつ不思議な人である。

　彼女は2年前まで、日本社会事業大学の保健管理センターで、全学生と教職員の健康を管理する仕事をしていた。私は保健師の彼女の内に、学生たちへの眼の配りや関心の抱き方、それへの対応の仕方において、並々ならぬものがあるのを感じていた。

　その野口さんが、2年前の秋、ひょっこり私の研究室を訪ねてきて、「私は大学の看護学部を卒業して臨床看護師として働いていましたが、看護がどうしてもみえず挫折しました。それ以来、看護を理解することはあきらめていたのですが、この大学に就職して"KOMI理論"と出逢い、これなら看護の道に戻れるかもしれないと考えるようになりました。修士課程に入学したいと思いますので、私をKOMI理論で鍛えてください」と言うではないか。

　"おもしろいことを言う人"だと思った。そして即座に指導教授になることを引き受けた。

　修士課程に合格した野口さんは、平成16年4月から大学院生として私のもとに来た。

　野口さんにとっても、また私にとっても幸いだったのは、その年の4月に『KOMI理論』（現代社）が完成し、刊行の運びとなったことだった。つまり、KOMI理論を学ぶ者にとっても教える者にとっても、この年は特別な年であり、本格的研究が幕を開けようとしていた年に当たるのである。

　こうして野口さんと私の二人三脚が始まった。

　彼女は私に喰らいつき、猛烈に学び、夏休みには施設実習をしながら"KOMIチャート"を30名分描くという課題に取り組んだ。

　"KOMIチャート"を制した人が「KOMI理論」を制するというのは本当である。逆に"KOMIチャート"が描けないうちは、どんなにもがいても「KOMI理論」の真髄に迫ることはできない。野口さんの理解は急速に進んだ。

　彼女はそのうちに、修士論文のテーマとの関係で、いくつかの施設における「KOMI記録システム」の導入の実際に触れるようになり、実践現場の現状をつぶさに見聞する機会が与えられて、自らも「KOMI理論」と「KOMI記録システム」を教える立場になった。

　彼女の変身は、この時から始まった。

　「わからない！」という職員に、どうしたら「KOMIチャート」や「KOMIレーダーチャート」をわかってもらえるか、どうしたら楽しく本を読んでもらえるかと、真剣に考え出したのである。

私はその時まで、野口さんに「まんがを描く能力」があるとは、夢にも思わなかった。しかし、出来上がった「まんが」は、KOMIチャートやKOMIレーダーチャートのポイントがよく押さえられており、またストーリーに彼女の双子のお子さんたちも登場し、たった4コマのなかに"普通の暮らし"が豊かに盛り込まれていて、傑作だと思った。それに読んでいて楽しいし、何よりも「KOMI理論」の性質がよくわかるのである。
　この「まんが」には夢がある。
　この「まんが」にはユーモアもある。
　これは何にも変えがたい教材である。ケアの本質を表現した抽象度の高い「KOMI理論」の世界を、「まんが」で紹介するなんて、逆転の発想である。そこに新鮮さがあった。
　KOMI理論を現場で展開するためには、誰にもわかるように、そして誰にも正しく使ってもらえるように工夫をすることは、不可欠の教育的要素なのであるが、野口さんは、私が創ったKOMIの世界（KOMIの山）を、見事な手法（教材作り）で登ってきてくれたのである。思いがけないことであった。
　研究室にいた学部の学生たちに、「まんが」の一部を見せたところ、皆、異口同音に目を輝かせて「わかる！」と言った。成功！　である。

　野口さんは、KOMI理論を学んで半年経った頃に、自らの理解のうえに形となって心に浮かんでくるものを、「まんが」という手法を用いて表現したのだと言う。
　それは誰にでもできることではない特殊な才能のなせる業なのだが、こうして1冊の本として仕上がってみると、この本に託してみたい私の夢が生まれた。それは本書が、日本のケアに携わるすべての人々の元に届けられ、ケアの本質を知ってもらう手がかりとなってほしいという夢であり、国民にこれまで味わったことのない"第一級のケア"を提供できる人々を育てる教育者への贈り物にしたいという夢である。

　野口さんが描いた絵を、現代社のグラフィックデザイナーである若い齋藤紀子さんが、ていねいにコンピュータ上で作画してくれた。
　素人っぽさがにじみ出ている「まんが」であるが、そこのところは「漫画家」でない人間の作品として寛容な気持ちでお読みいただきたい。
　看護や介護の世界で、1つのケアの思想が1冊の「まんが」になったのは、本書が初めてではないかと思う。読者に"おもしろい""わかる"と言っていただくことができれば、本書の役割は十分に果たせたと思っている。

日本社会事業大学 教授
金井　一薫

はじめに

　私は今でも同じ夢を繰り返しみます。高校生ぐらいの自分でしょうか。授業で数学をやっていて、問題を出されるのですが、わからない。先生の解説もわからない。教科書をみてもわからない。まわりは解ける。目が覚めて悲しい気持ちになります。

　夢から覚めて双子の息子に「勉強でわからないことはないか」と聞きました。「わからないこともあるよ」と言いました。夢のことを話し、「わからないことをわかるように教えない先生は大嫌いだ」と双子に言いました。すると、「それは教えることに属さない」と子どもは言いました。これは私がまんがを描いた理由と結びつきます。

　金井先生の4部作はわかりやすいと思います。それでも学術書ですから、抽象的な部分は難しいと思います。KOMIチャートの文言が何を聞いているのか、よく考えるとわからなくなってきます。その都度、金井先生にしつこくしつこく聞いていきました。それが4コマまんがになりました。

　まんがを描いたら小学6年生の双子に見てもらい、読んでわかるか、確認していきました。わからないものは描く意味もないし、読むだけムダです。小学6年生にもわかるものを作りたいと思いました。

　1860年にナイチンゲールは『看護覚え書』に「女性は誰もが看護婦なのである」と述べています。少子、超高齢社会を迎える日本では、"人は誰もが介護者なのである"といえるのではないでしょうか。人は一生のうち何回かは、誰かの健康上の責任を負うことになります。健康上の知識やケアの知識は看護師や介護士のためだけのものではありません。

　多くの人にケアの視点、すなわちKOMI理論を知っていただきたいと思います。そして、まんがで描ききれない多くの部分を、金井先生のご著書で補充していただきたいと思います。

　落書きのようなまんがを齋藤紀子さんに作画していただきました。金井先生に何回も修正していただきました。また、現代社の柳沢節子さんに編集していただきました。

　医療法人西部診療所、社会福祉法人みなみかぜの皆様にはまんがを使って講義をさせていただきました。多くの皆様のおかげで世に出ることになりました。本当にありがとうございました。

感謝の気持ちをこめて
野口　京子

目　次

監修のことば ……………………………………………………………………… 1
はじめに …………………………………………………………………………… 3
目　次 ……………………………………………………………………………… 5

第1章　ナイチンゲール研究からKOMI理論へ ……………………………… 7
　（1）金井一薫物語　8
　（2）三段重箱　10
　（3）KOMI＝看護＋介護？　11
　（4）看護の誕生　ナイチンゲール①　12
　（5）看護の誕生　ナイチンゲール②　14
　（6）介護の誕生　16

第2章　KOMI理論を学ぼう！ ………………………………………………… 19
　（1）目的論　20
　（2）疾病論（総論）　23
　（3）対象論①　28
　（4）対象論②　31
　（5）方法論　34

第3章　KOMI記録システムを記入しよう！ ………………………………… 37
　（1）基本情報シート　38
　（2）固有情報シート　40
　（3）症状・病状シート　42
　（4）KOMIサークルチャート　44
　（5）KOMIレーダーチャート　46
　（6）KOMIチャート　53
　（7）KOMIレーダーチャートの注釈欄　114
　（8）KOMIチャートの注釈欄　115
　（9）グランドアセスメント　116
　（10）ケア方針　118
　（11）ケアの展開シート　120
　（12）ケアリングシート・治療展開シート・場面シート　121

あとがき …………………………………………………………………………… 122

〔付録〕KOMI記録システム　記録シートと判定項目 ………………………… 123

登場人物の紹介

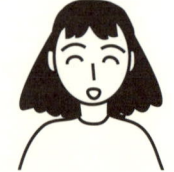

KOMI先生

KOMI理論を教えている

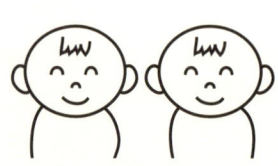

まさと　なおき

一卵性双生児

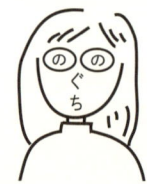

のぐち

大学院生で双子の母親

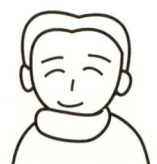

KOMIおばあちゃん

認知症の施設利用者
（KOMI認知症スケールd）

第1章
ナイチンゲール研究から
KOMI理論へ

第1章

この章は、若き日にナイチンゲールと出会った金井一薫が、『ナイチンゲール看護論・入門』『ケアの原形論』をまとめ、KOMI理論とKOMI記録システムを誕生させた秘話が書かれています。

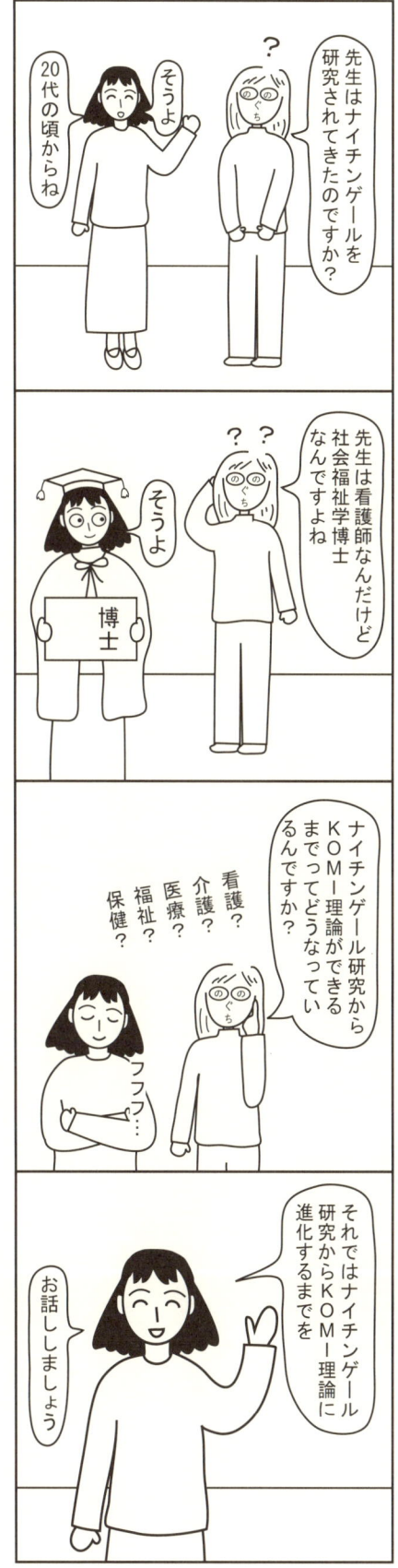

(1) 金井一薫物語

「看護の仕事は、快活な、幸福な、希望にみちた精神の仕事です。犠牲を払っているなどとは決して考えない、熱心な、明るい、活発な女性こそ、本当の看護婦といえるのです。」
『ナイチンゲール書簡集』

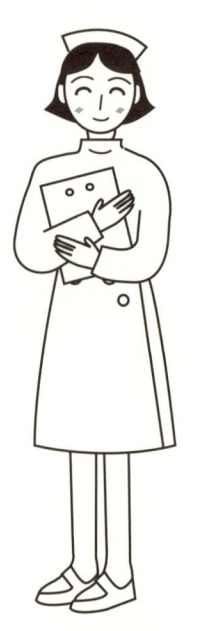

1. 若き日の…

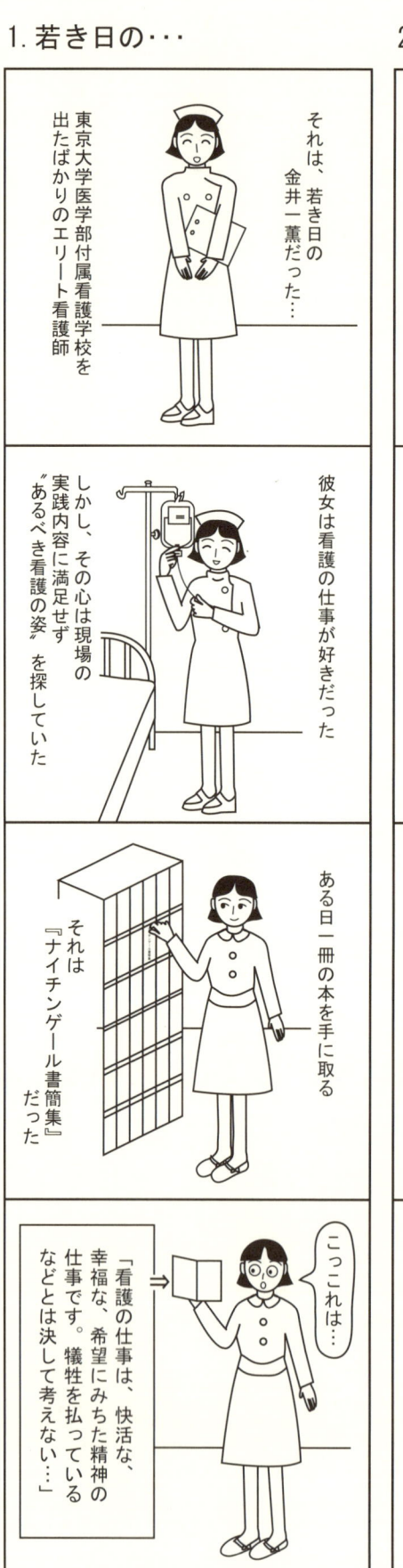

それは、若き日の金井一薫だった…

東京大学医学部付属看護学校を出たばかりのエリート看護師

彼女は看護の仕事が好きだった

しかし、その心は現場の実践内容に満足せず"あるべき看護の姿"を探していた

ある日一冊の本を手に取る

それは『ナイチンゲール書簡集』だった

こっこれは…

「看護の仕事は、快活な、幸福な、希望にみちた精神の仕事です。犠牲を払っているなどとは決して考えない…」

2. ナイチンゲールとの出会い

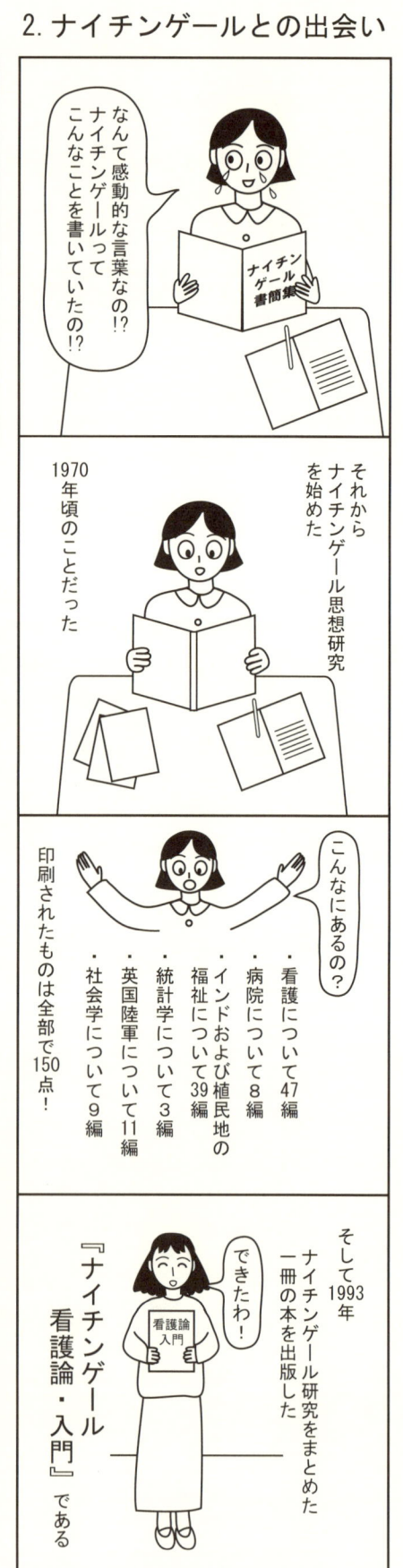

なんて感動的な言葉なの!? ナイチンゲールってこんなことを書いていたの!?

それからナイチンゲール思想研究を始めた

1970年頃のことだった

こんなにあるの?

・看護について47編
・病院について8編
・インドおよび植民地の福祉について39編
・統計学について3編
・英国陸軍について11編
・社会学について9編

印刷されたものは全部で150点!

そして1993年ナイチンゲール研究をまとめた一冊の本を出版した

できたわ!

それは『ナイチンゲール看護論・入門』である

3. ケアの原形論

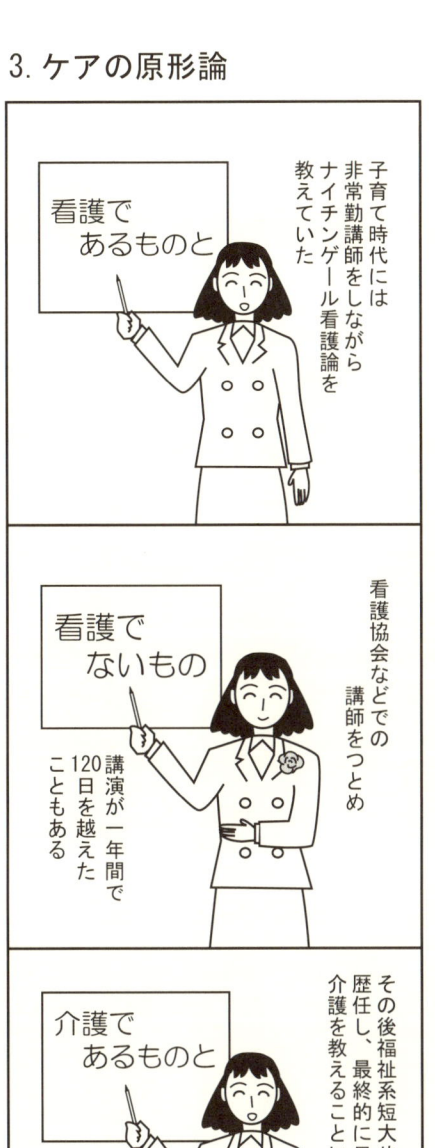

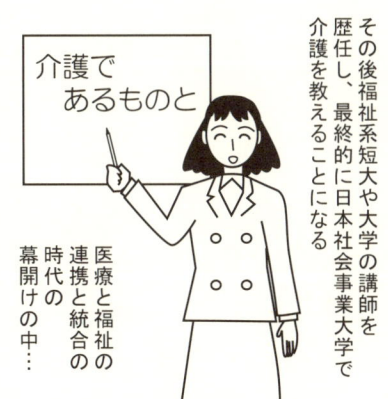

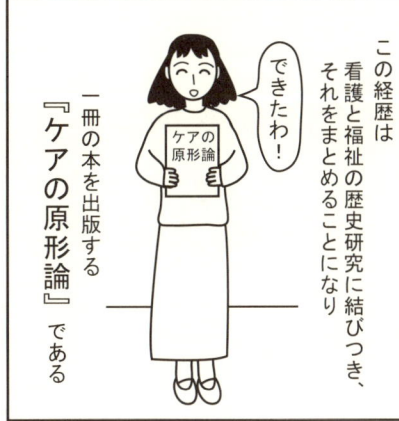

4. KOMI理論

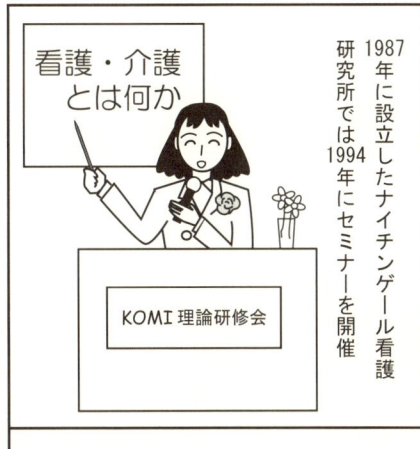

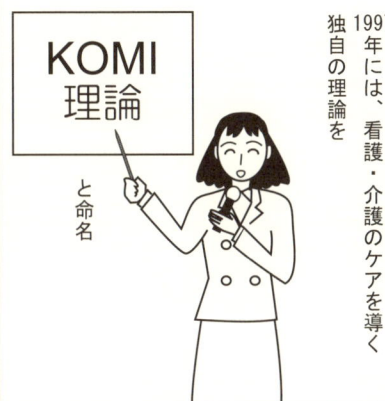

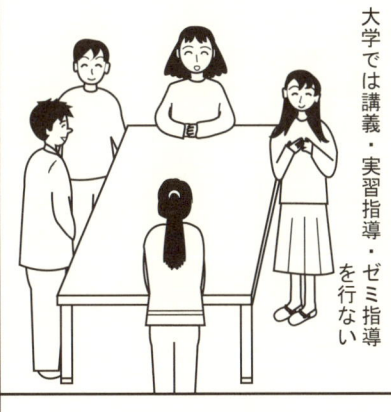

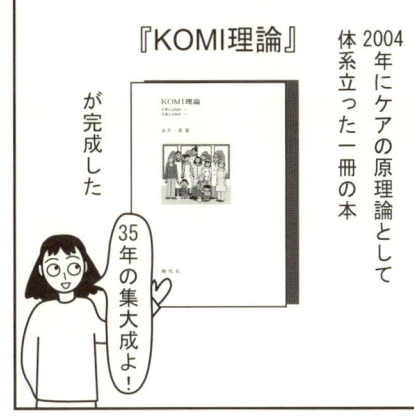

5. KOMI記録システム

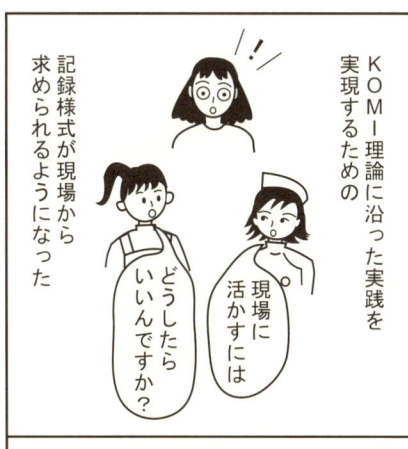

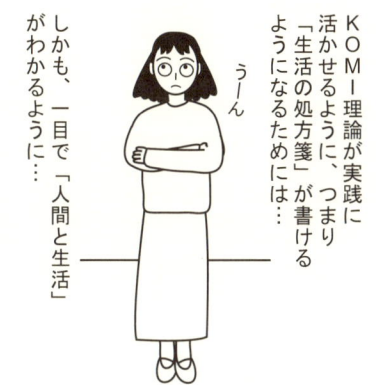

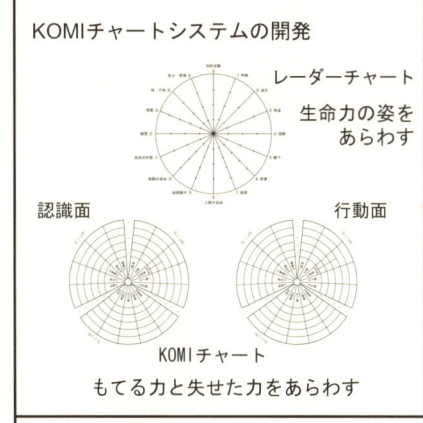

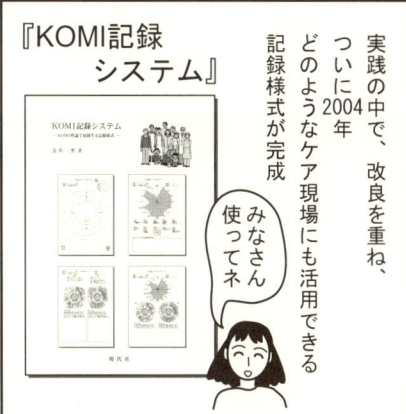

(2) 三段重箱

「看護や介護という仕事は、ともに対象者の個別の状況に立ち会い、その状況を共有し、対象者が出すあらゆるサインの意味を読み取って（これを観察という）、各々の個別の条件に合わせて、その時々に必要な援助をそのつど見いだし、具体的に生活過程を整えたり、創り変えていったりするところにその専門性を見いだすことができる。この場合、問題になるのは、援助者が三段重箱の中段部分に当たる対象者の置かれた条件や状況を、どのような視点で見つめ、どのようにアセスメントしていくのかにある。この時、対象のとらえ方や見つめ方の方向性や判断基準を教えるのが、下段の内容、つまりケアの視点や原理や本質であり、視点なのである。」

『ケアの原形論』

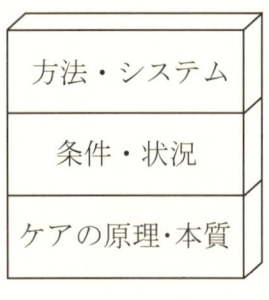

三段重箱

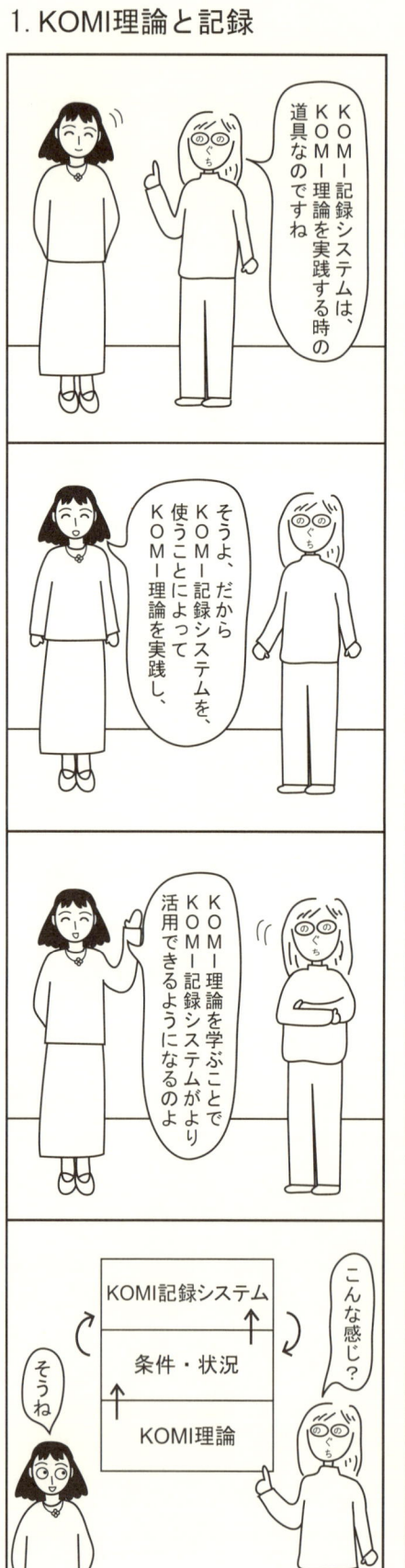

1. KOMI理論と記録

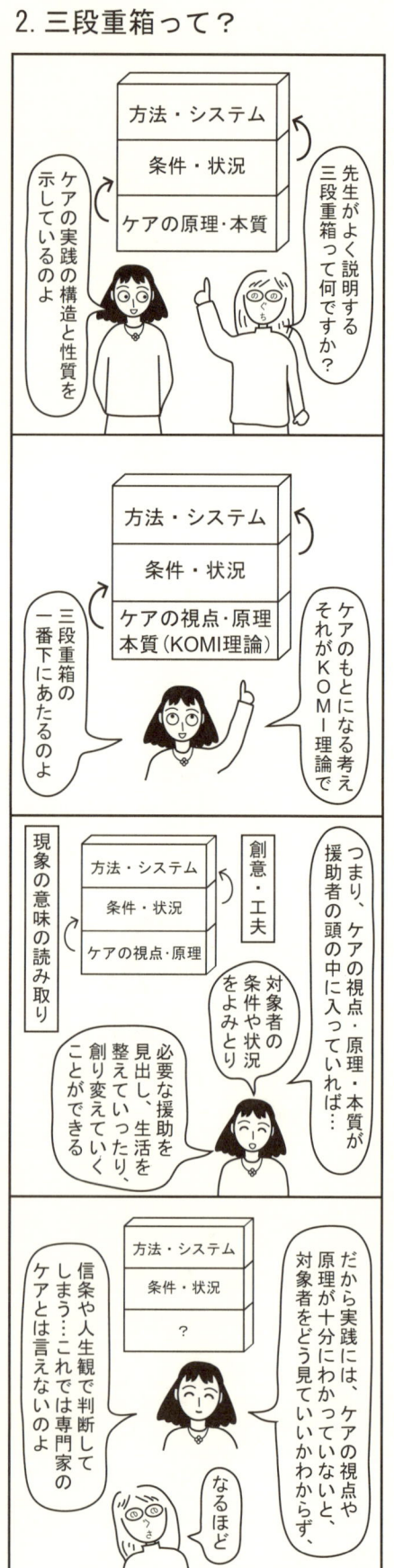

2. 三段重箱って？

(3) KOMI＝看護＋介護？

「長年看護職の本来のあり方を探ってきた筆者から見れば、特に高齢者ケアに携わる職種として福祉界が生み出した介護職は、看護職と何ら変わらないケアの視点（ケアの本質や原理）を持つ専門職である。援助技術そのものにおいても、方法論はほとんど同一であり、カバーする領域までもが大きく重なっていて、両者の境界線を見出すことのほうが、むしろ困難なほどである。人々はなぜ、共通項に目を向けないのであろう。（中略）

本来、看護と介護という2つの領域を合わせた言葉があれば論じやすいのだが、今現在、看護・介護を合体させた言葉を捜すことは、日本のみならず、世界のどの国を見渡してみても不可能である。それゆえ、新しい概念を表わす言葉として、『KOMI』という単語をもって論ずるよりほかはないのである。『KOMI』という単語を、「看護・介護」領域の本質を説く新しい言葉として認知されていくことを期待したい。」

『KOMI理論』

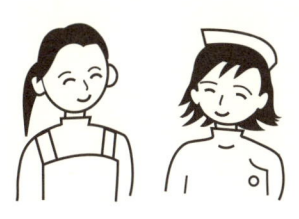

1. KOMIって何？

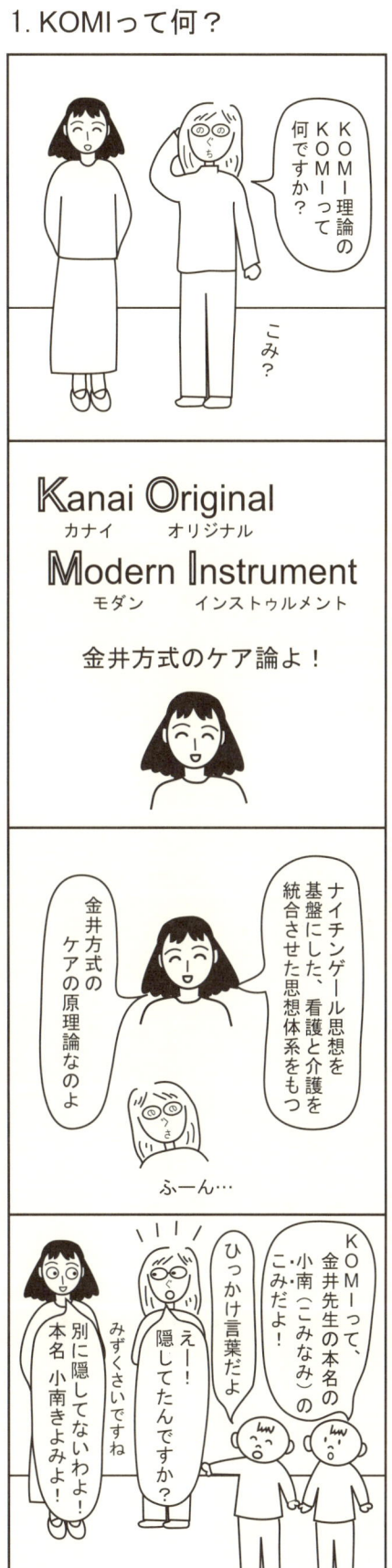

2. 看護＝介護なの？

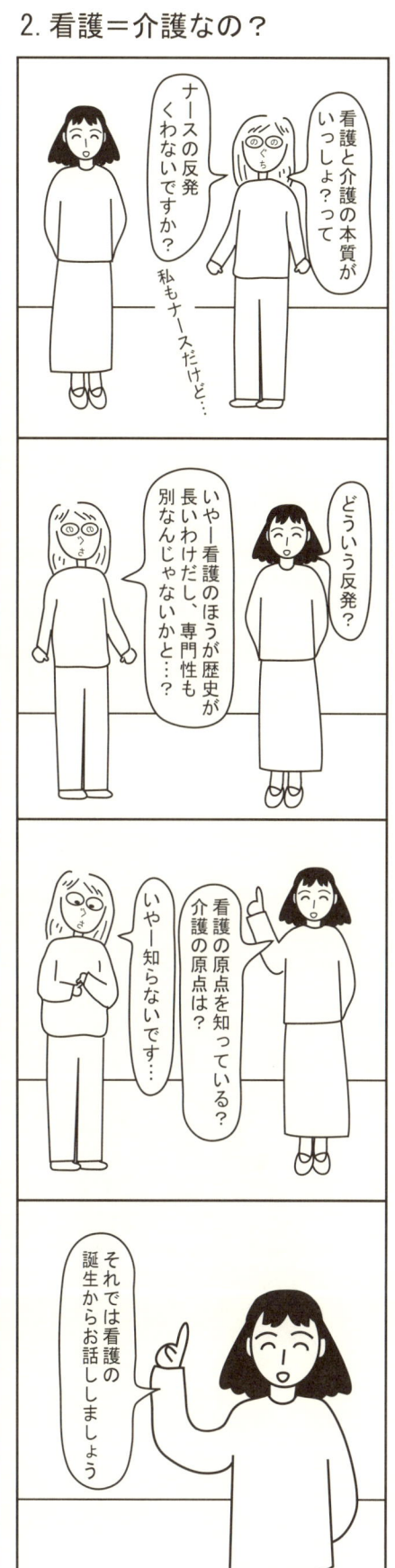

(4) 看護の誕生 ナイチンゲール①

「イギリスの上流階級に生まれ育ったナイチンゲールが、貧困層の増大とそれに対応する社会組織機構の腐敗からくる当時の社会病理現象に心を砕き、その改善運動の一環として看護組織の改革に取り組み、同時に看護師教育を創始したという事実は、すでに多くの人々の知るところとなっているが、彼女の仕事は救貧院(きゅうひんいん)の組織改革とその処遇(しょぐう)改善というところまで及んでいたことを知る人は少ないであろう。」

『ケアの原形論』

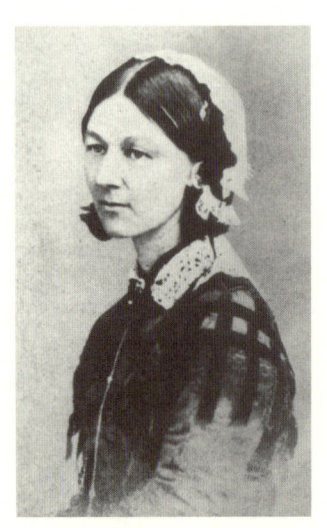

1. 19世紀のイギリス

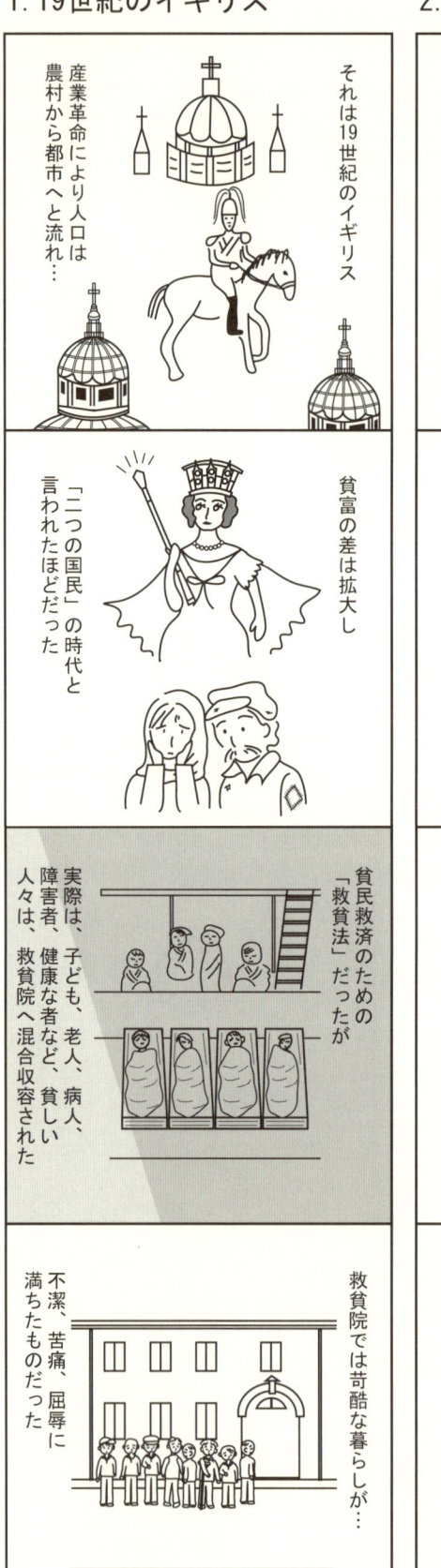

それは19世紀のイギリス
産業革命により人口は農村から都市へと流れ…

貧富の差は拡大し「二つの国民」の時代と言われたほどだった

貧民救済のための「救貧法」だったが
実際は、子ども、老人、障害者、病人、健康な者など、貧しい人々は救貧院へ混合収容された

救貧院では苛酷な暮らしが…
不潔、苦痛、屈辱に満ちたものだった

2. 貧しい人々

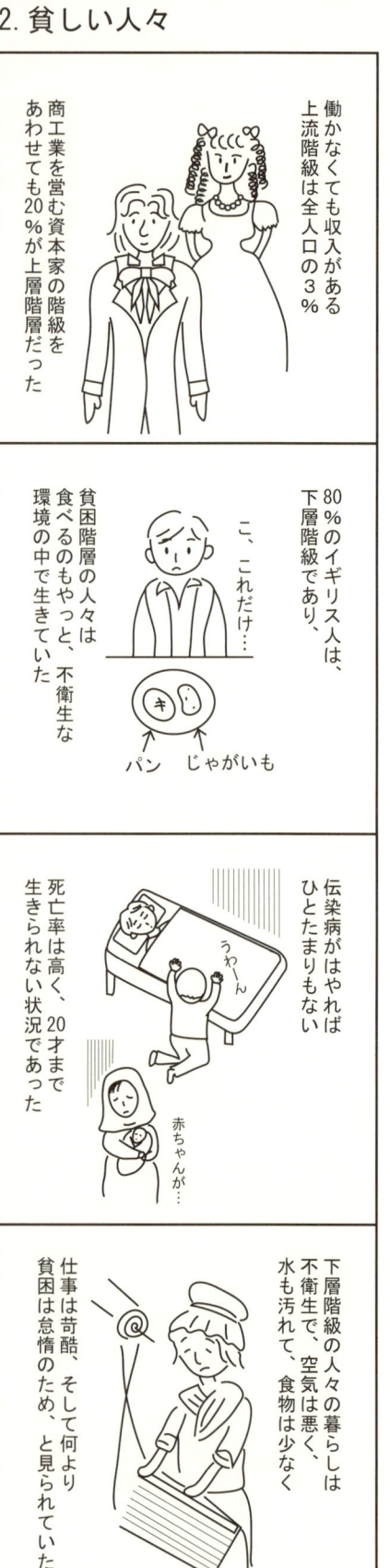

働かなくても収入がある上流階級は全人口の3%
商工業を営む資本家の階級をあわせても20%が上層階層だった

80%のイギリス人は、下層階級であり、
貧困階層の人々は食べるのもやっと、不衛生な環境の中で生きていた
こ、これだけ…
パン じゃがいも

伝染病がはやればひとたまりもない
死亡率は高く、20才まで生きられない状況であった
うわ～ん
赤ちゃんが…

下層階級の人々の暮らしは不衛生で、空気は悪く、水も汚れて、食物は少なく
仕事は苛酷、そして何より貧困は怠惰のため、と見られていた…

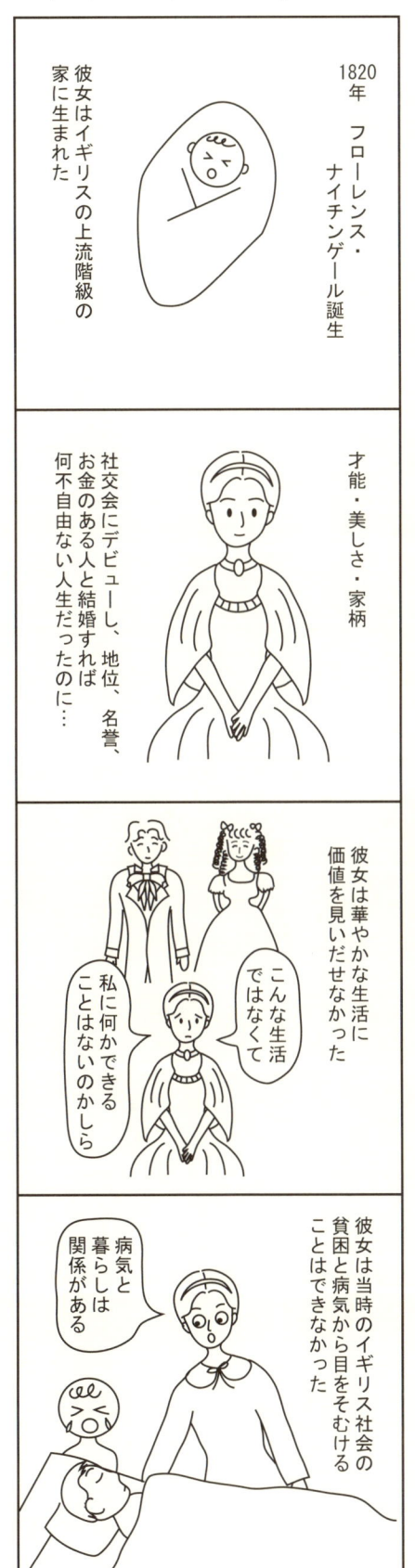
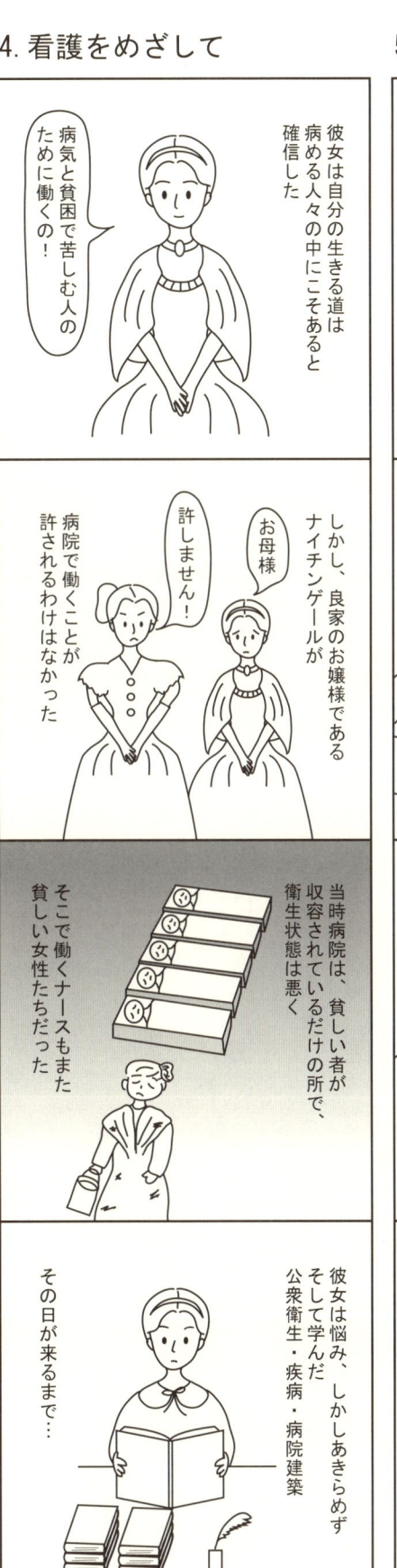
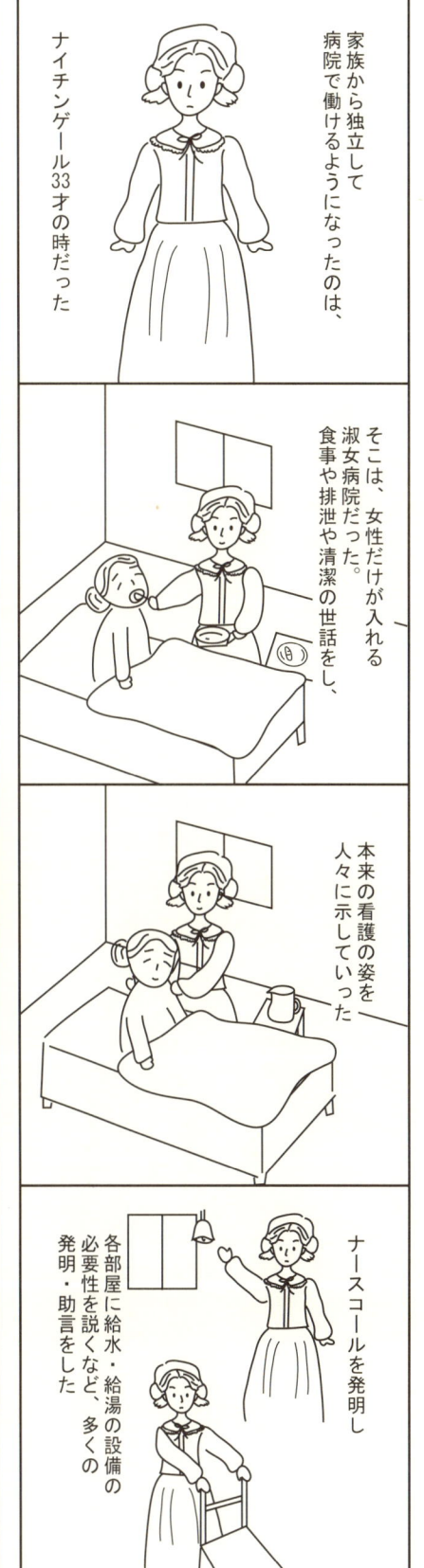

(5) 看護の誕生　ナイチンゲール②

「看護がなすべきこと、それは自然が患者に働きかけるに最も良い状態に患者を置くことである。」

「看護とは、新鮮な空気、陽光、暖かさ、清潔さ、静かさなどを適切に整え、これらを活かして用いること、また食事内容を適切に選択し適切に与えること。——こういったことのすべてを、患者の生命力の消耗を最小にするように整えること、を意味すべきである。」

『看護覚え書』

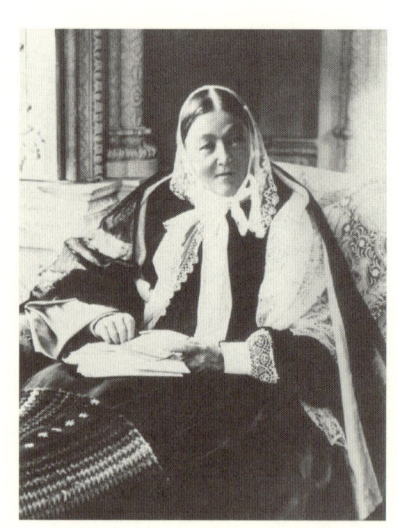

1. クリミア戦争

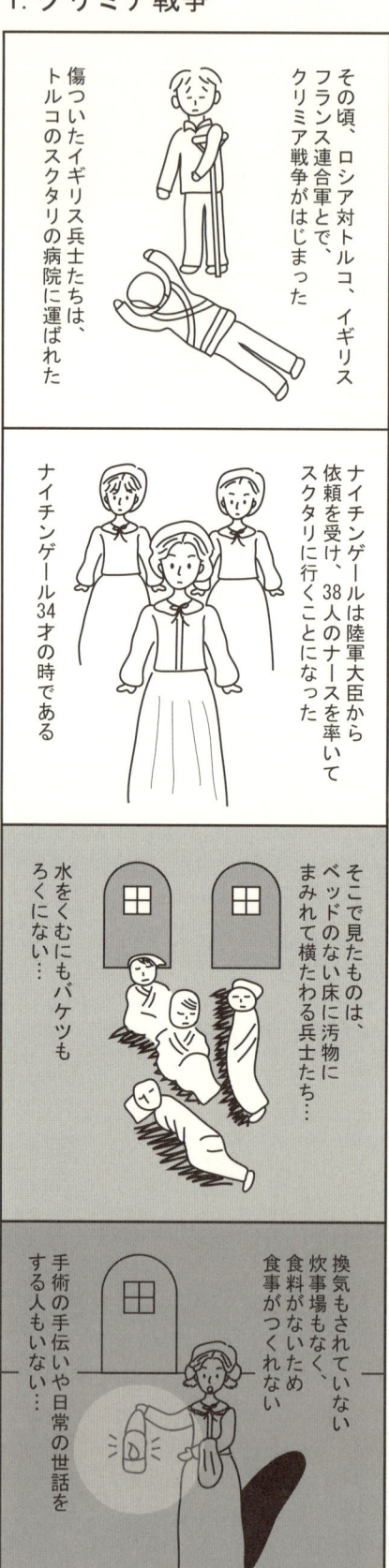

その頃、ロシア対トルコ、イギリス、フランス連合軍とで、クリミア戦争がはじまった

傷ついたイギリス兵士たちは、トルコのスクタリの病院に運ばれた

ナイチンゲールは陸軍大臣から依頼を受け、38人のナースを率いてスクタリに行くことになった

ナイチンゲール34才の時である

そこで見たものは、ベッドのない床に汚物にまみれて横たわる兵士たち…

水をくむにもバケツもろくにない…

換気もされていない炊事場もなく、食料がないため食事がつくれない

手術の手伝いや日常の世話をする人もいない…

2. 看護の成果

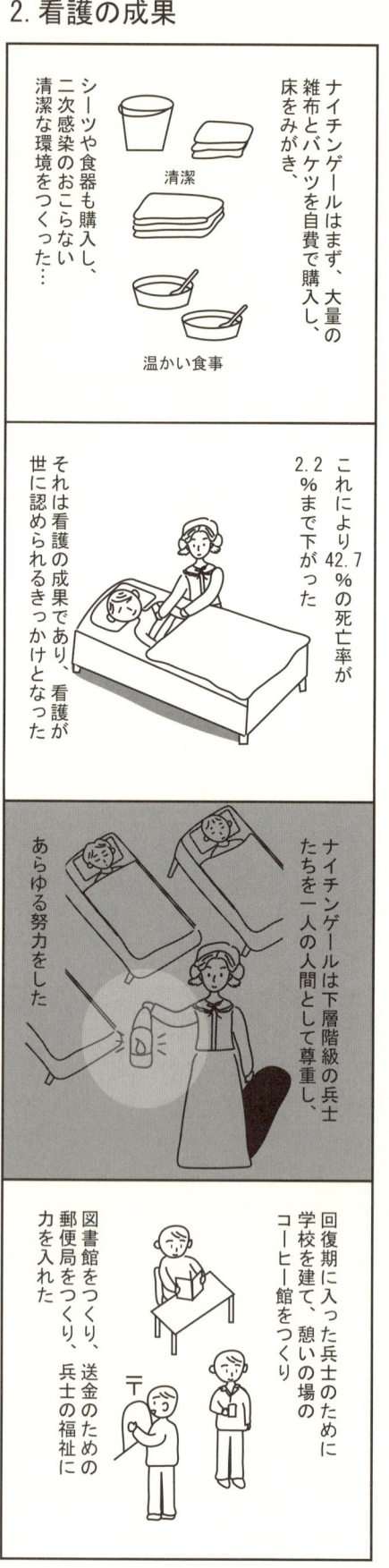

ナイチンゲールはまず、大量の雑布とバケツを自費で購入し、床をみがき、

シーツや食器も購入し、二次感染のおこらない清潔な環境をつくった…

清潔

温かい食事

これにより42.7%の死亡率が2.2%まで下がった

それは看護の成果が世に認められるきっかけとなった

ナイチンゲールは下層階級の兵士たちを一人の人間として尊重し、あらゆる努力をした

回復期に入った兵士のために学校を建て、憩いの場のコーヒー館をつくり

図書館をつくり、送金のための郵便局をつくり、兵士の福祉に力を入れた

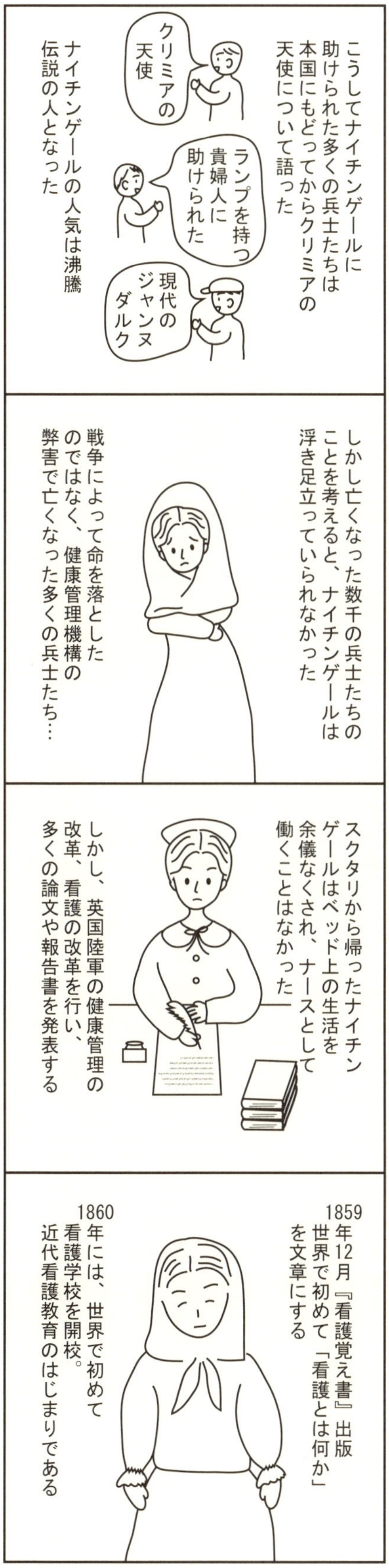

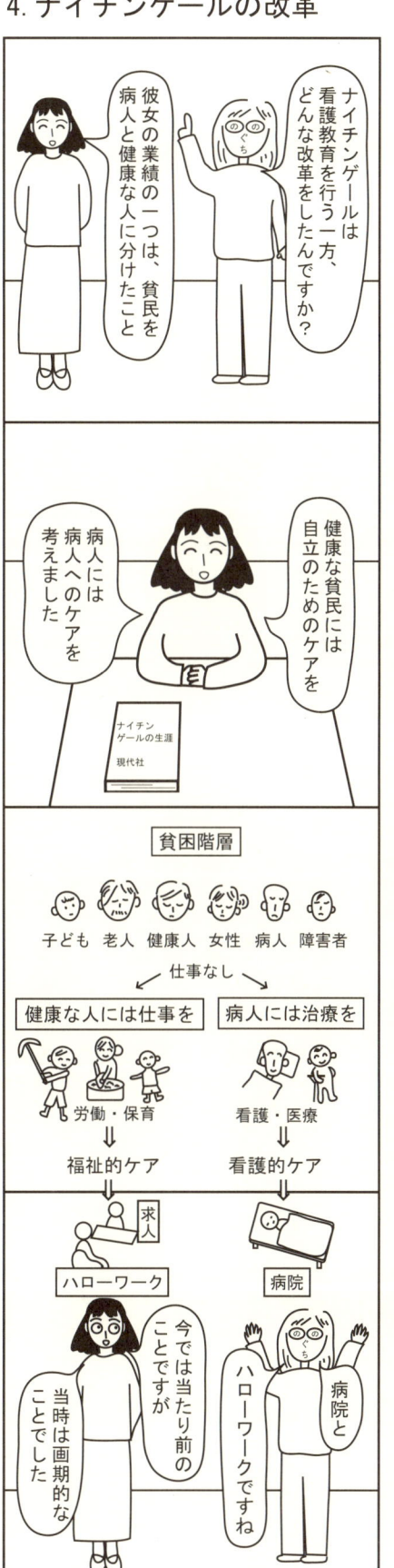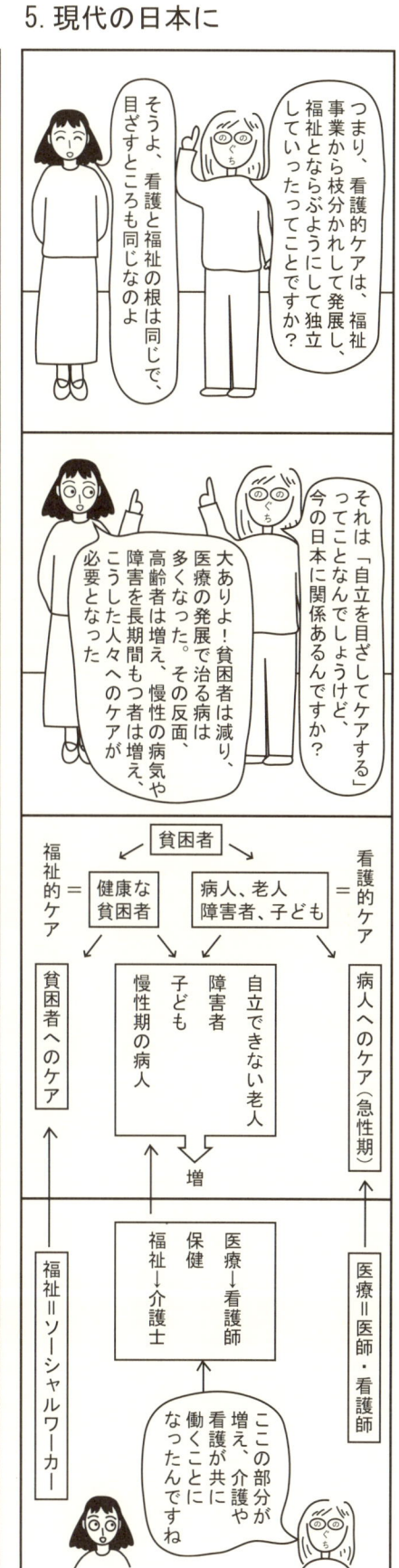

(6) 介護の誕生

「『看護』と『介護』という2つの資格をどのようにとらえ、いかに融合させるかというテーマは、あくまでも提供者側の論理である。この事実を別の角度で眺めれば、画期的な事態が進展しつつあることに気づかされるだろう。つまり、ケアをめぐって2つの国家資格が存在するということは、国民の側、すなわちケアを受ける側から見ればたいそう有り難いことである。医療サイドで育てられた看護と、生活サイドから誕生した介護とが、上手に連携さえすれば、本来のケアワークがわが国で理想的に展開するかもしれないという期待が持てるからである。

『看護』と『介護』が寄り添い協働しあってこそ、真のケアが国民に届くのである。」
『ケアの原形論』

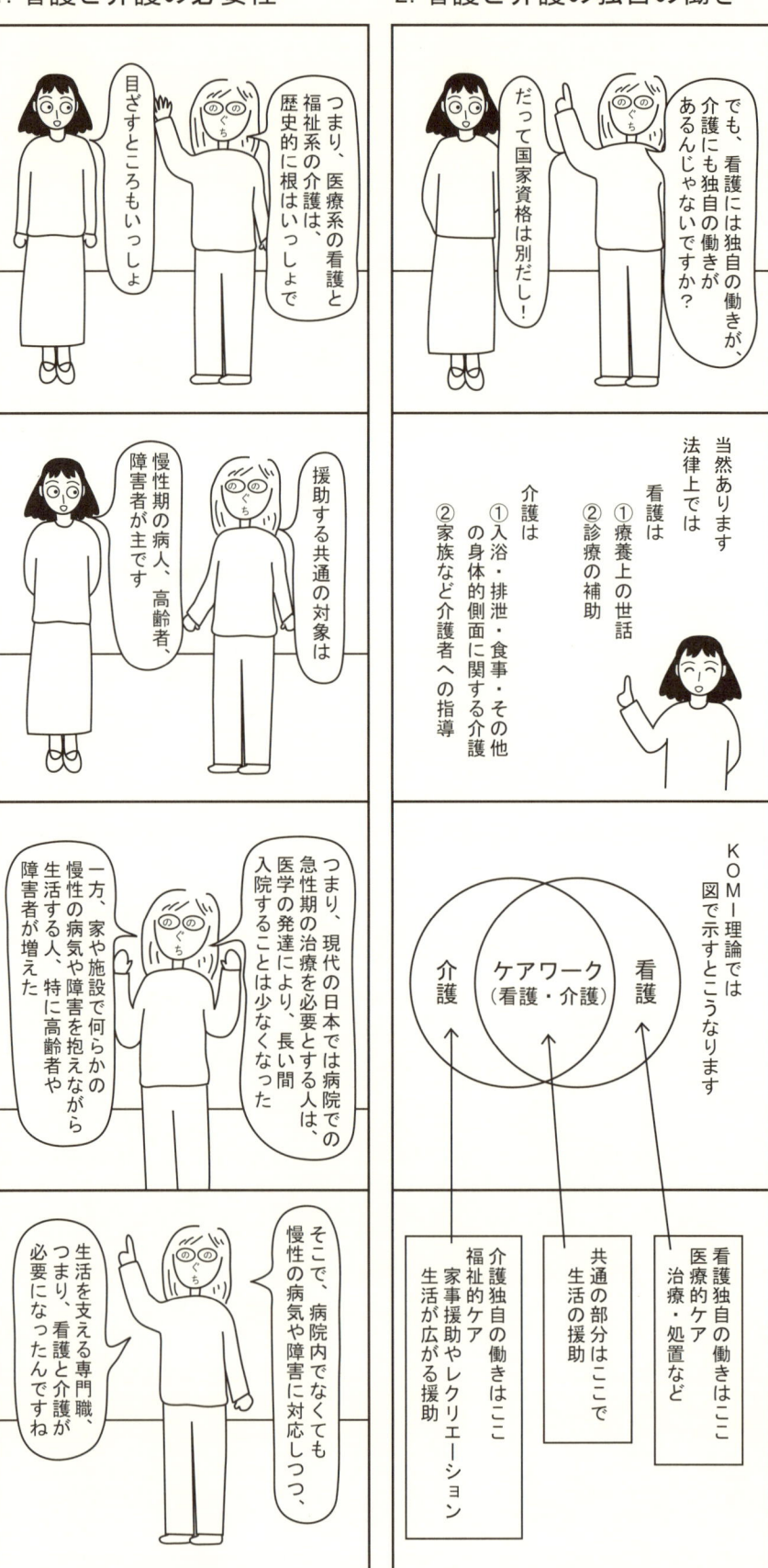

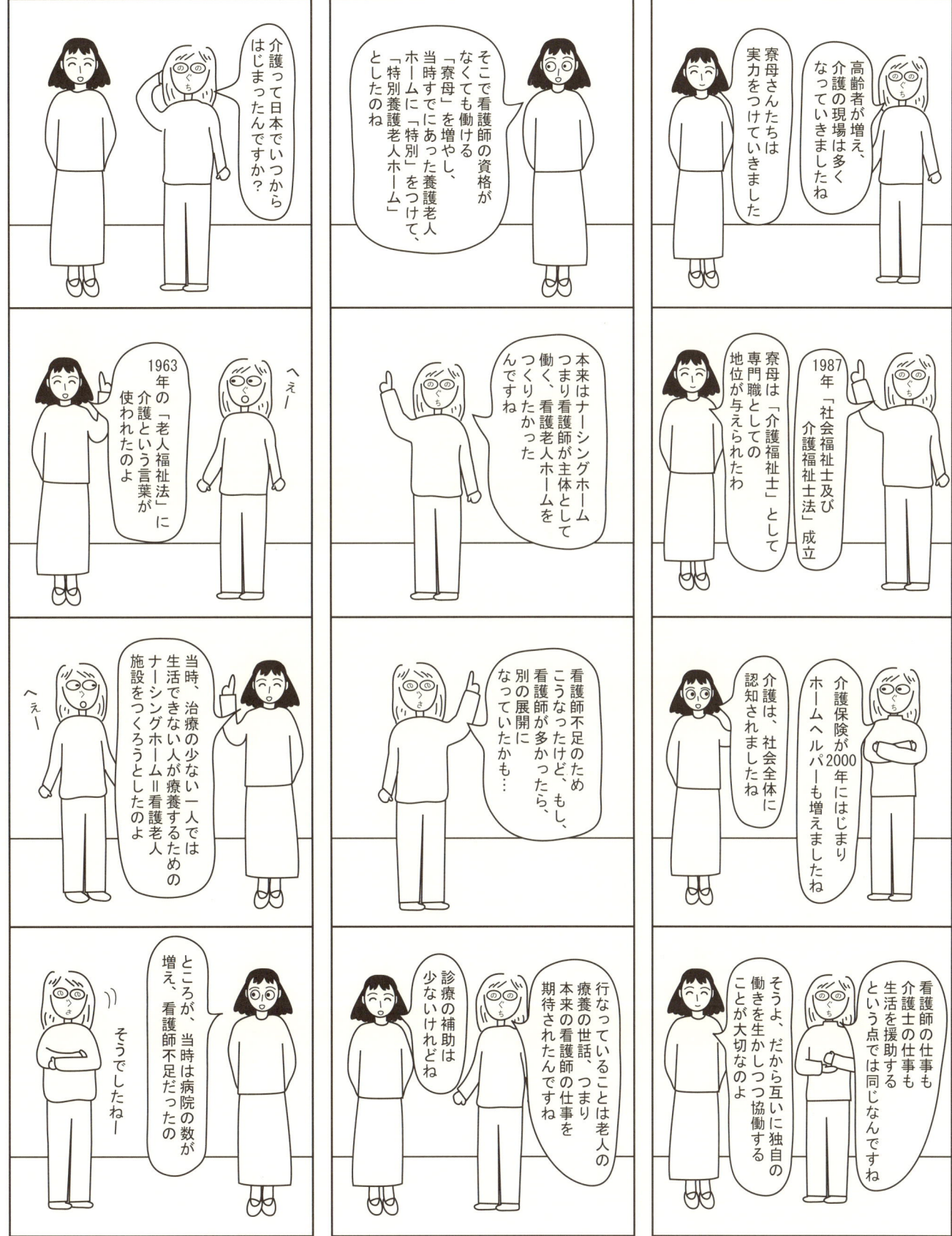

(6) 介護の誕生

ケアのまめ知識1

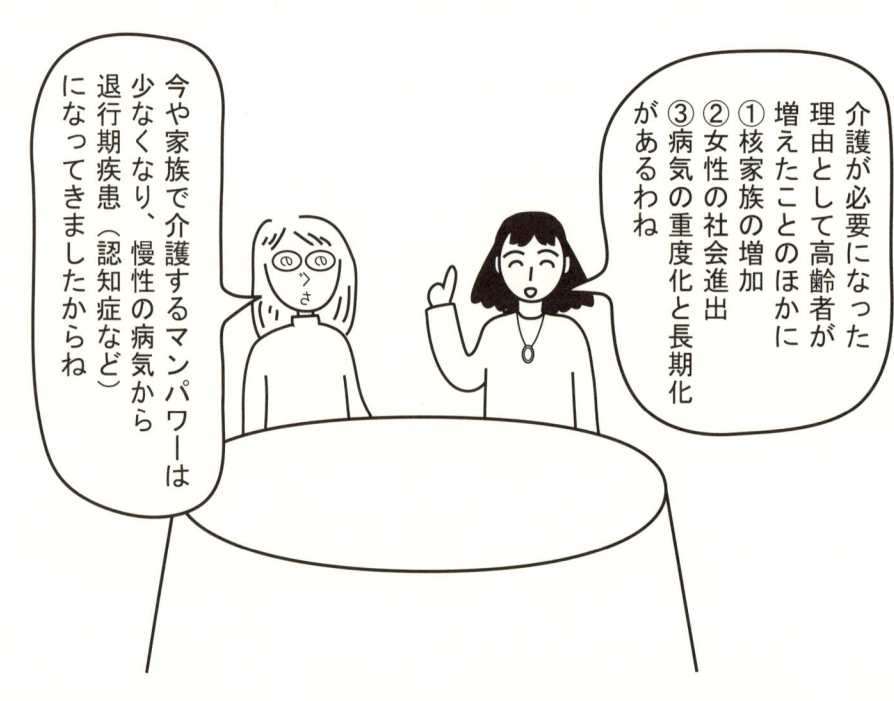

第2章
KOMI理論を学ぼう！

第2章

この章は、ケアの原理論であるKOMI理論の「**目的論**」「**疾病論（総論）**」「**対象論**」「**方法論**」が描かれています。

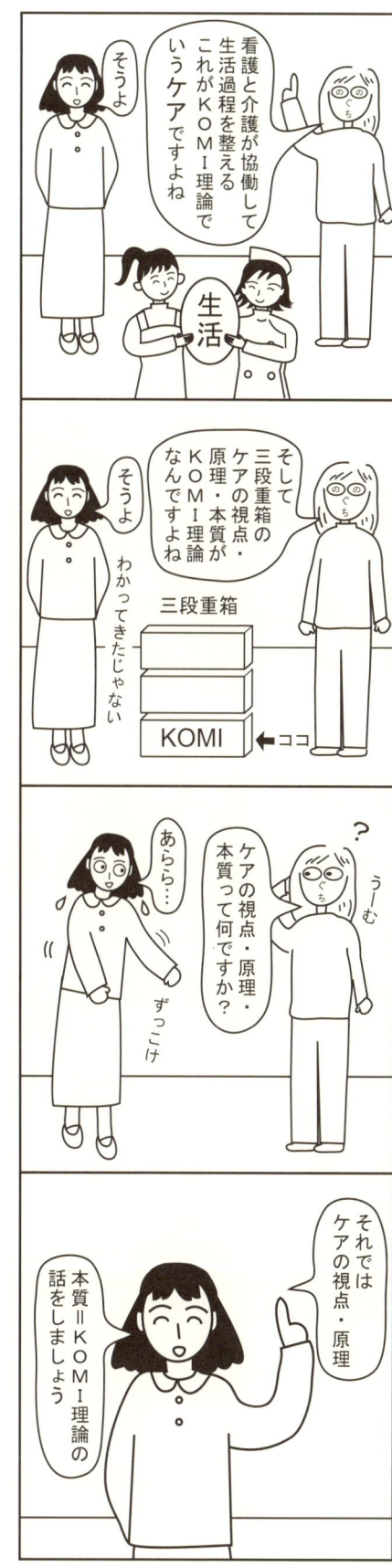

(1) 目的論

「ここに1粒の種子がある。種子は1つの完成された生命体である。私たちはその種子のなかに、手で触れたり、眼で見たりすることはできないが、確かに『生命』が宿っていることを知っている。この種子を土に埋め、毎日いたわるような気持ちで水をかける。すると芽が出て、双葉が開き、茎が伸びる。さらに水を補給し、肥料を加え、余計な雑草を抜き、時の流れを待つ。するとある時、素敵な、美しい花が咲き、実を結ぶ、これは誰でも知っている花の生命の力であり、姿である。

この時、私たちは具体的にどんなケアをしているのだろうか。基本的には、この花の種子に宿る生命の力を信じ、その持てる力に力を貸しているのである。力の貸し方は実に明快である。陽光が注ぐ場所を確保して種を蒔き、水分を切らさないように管理し、とはいえ水分過多は根腐れを起こすので与え方に注意し、周囲に生える雑草を抜いたり、害虫から保護するなどの対策を立て、生命力が消耗しないように注意を向け、真っ直ぐに茎が伸びるように支えを立てるのである。ここには5つのものさしの発想がすべて網羅されていることに気づくはずである。」
『KOMI理論』

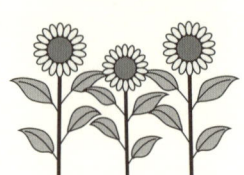

1. ケアって何？

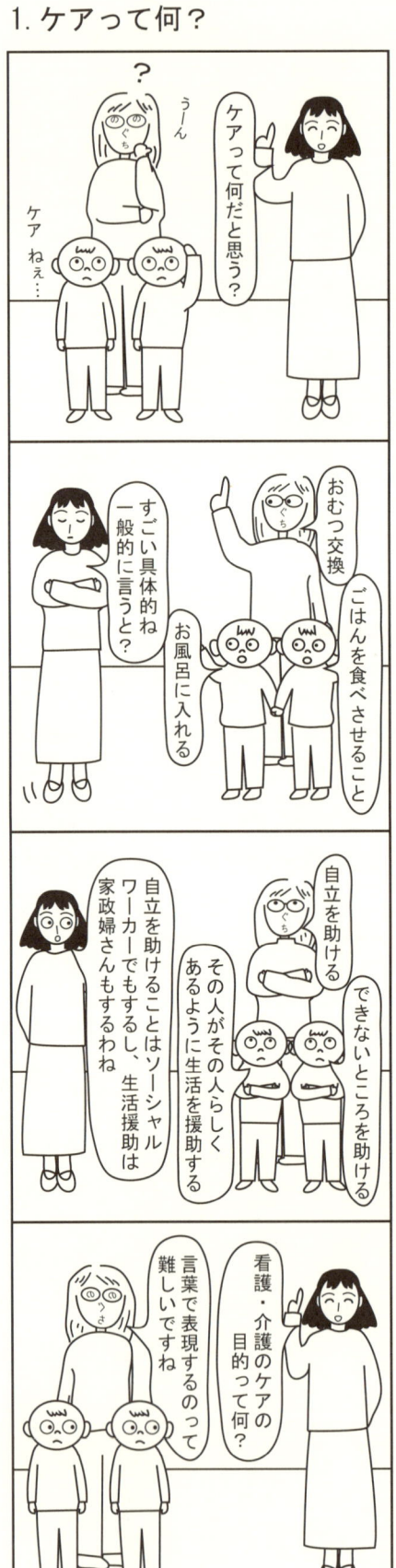

2. 風邪をひいたらどうする？

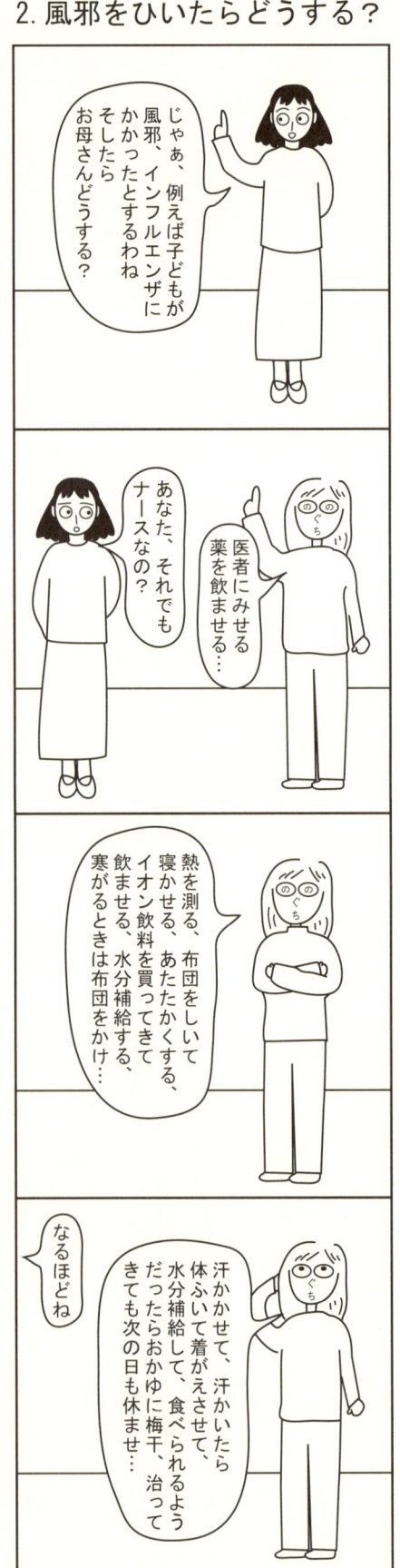

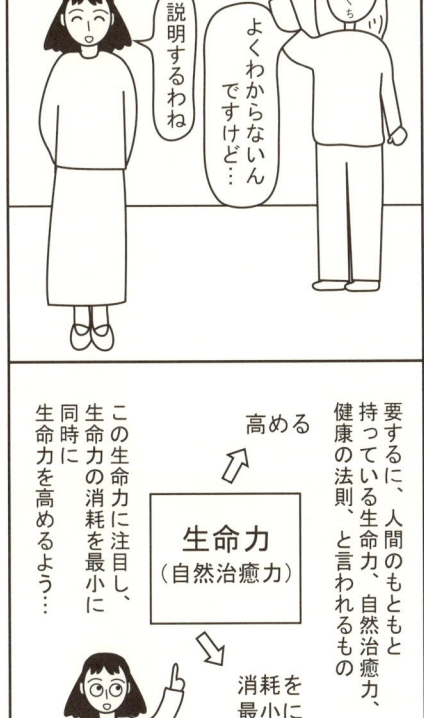
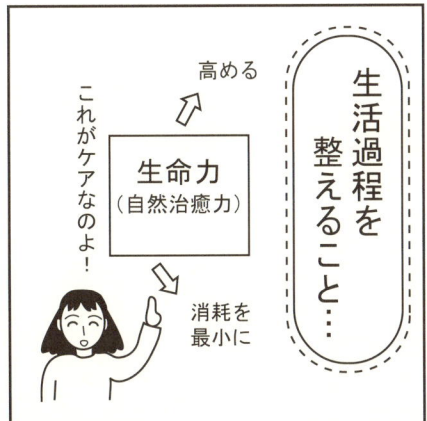
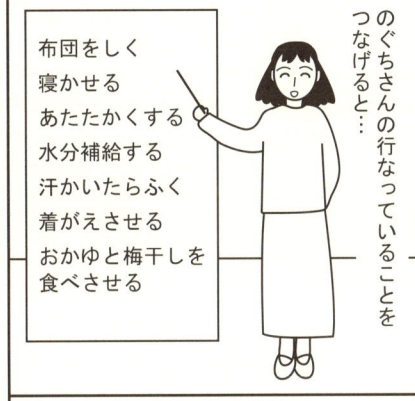
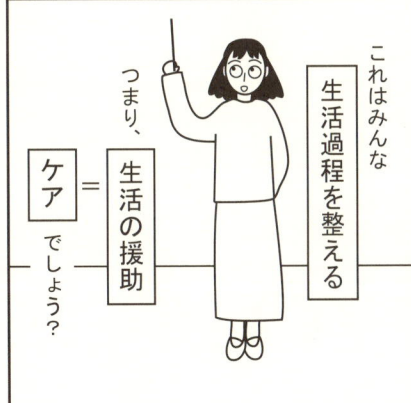
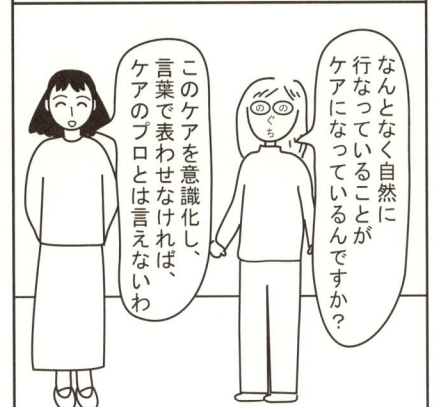
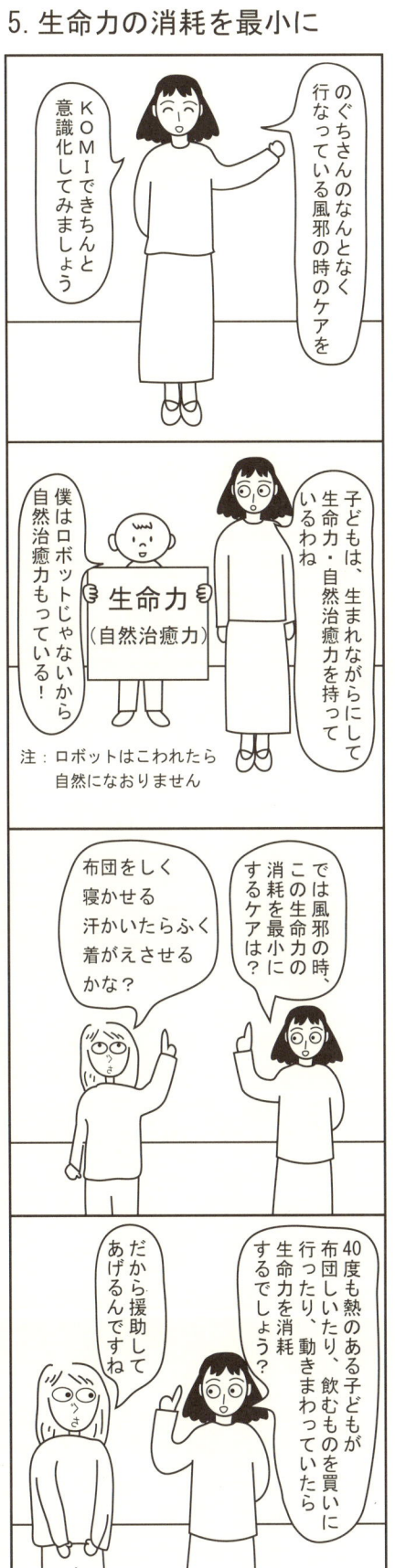

6. 生命力を高める

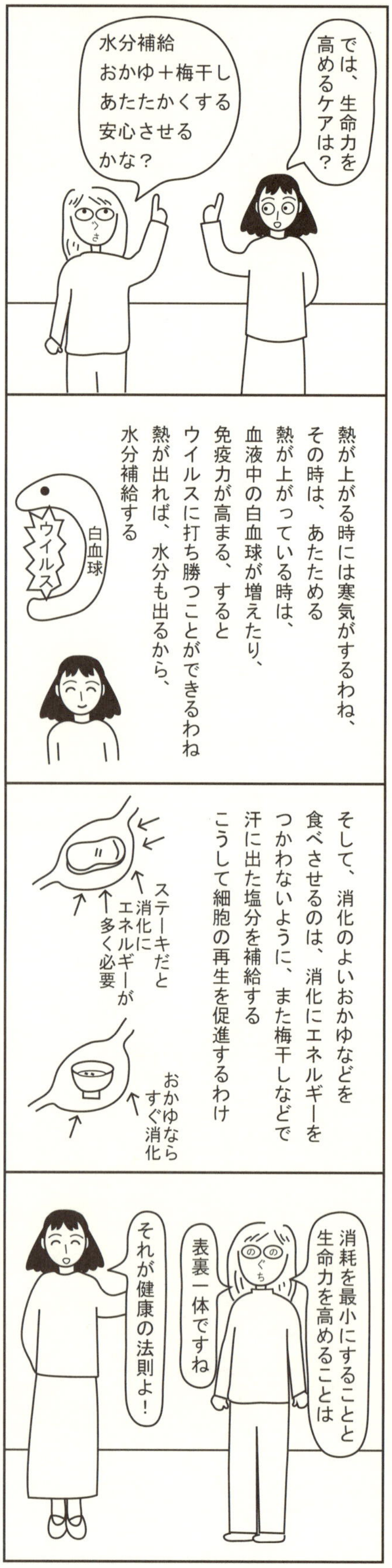

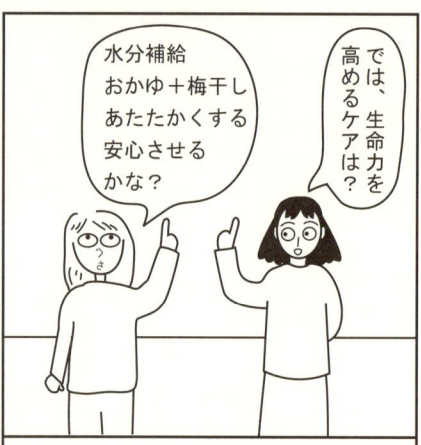

熱が上がる時には寒気がするわね、その時は、あたためる
熱が上がっている時は、血液中の白血球が増えたり、免疫力が高まり、ウイルスに打ち勝つことができるわね
すると熱が出たら、水分も出るから、水分補給する

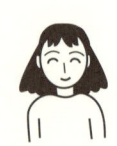

そして、消化のよいおかゆなどを食べさせるのは、消化にエネルギーをつかわないように、また梅干しなどで汗に出た塩分を補給するこうして細胞の再生を促進するわけ

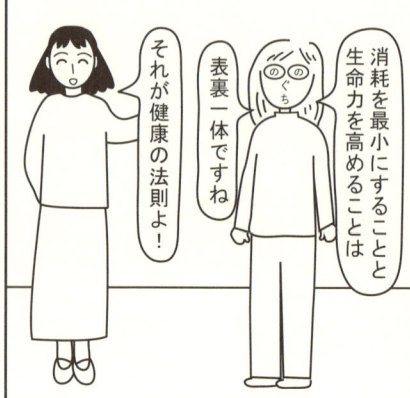

消耗を最小にすることと生命力を高めることは表裏一体ですね
それが健康の法則よ！

7. ケアの目的(2)

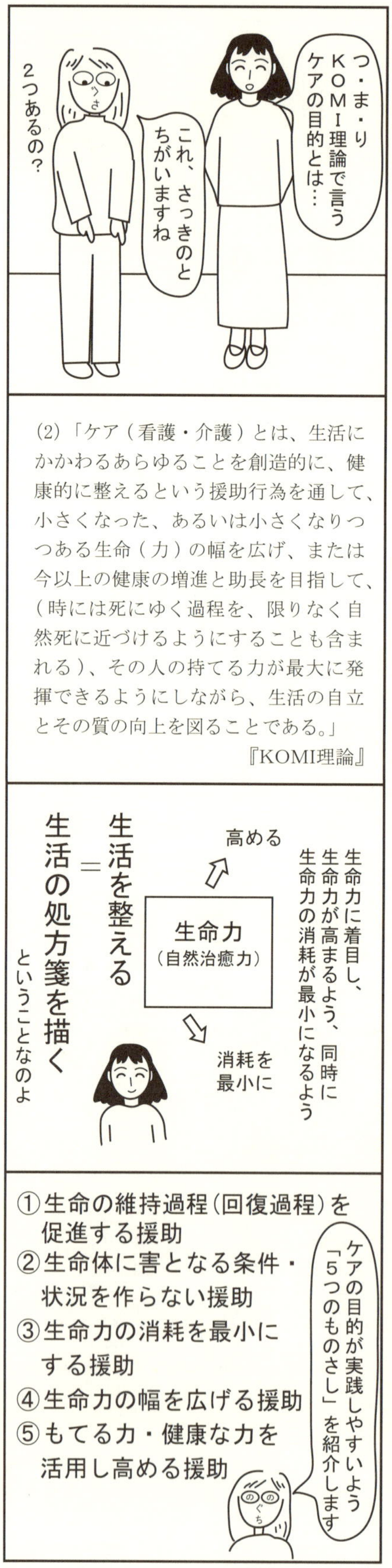

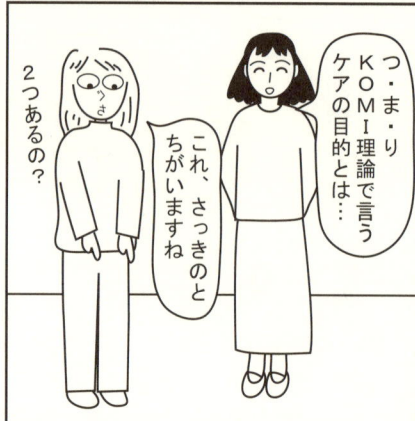

(2)「ケア（看護・介護）とは、生活にかかわるあらゆることを創造的に、健康的に整えるという援助行為を通して、小さくなった、あるいは小さくなりつつある生命（力）の幅を広げ、または今以上の健康の増進と助長を目指して、（時には死にゆく過程を、限りなく自然死に近づけるようにすることも含まれる）、その人の持てる力が最大に発揮できるようにしながら、生活の自立とその質の向上を図ることである。」
『KOMI理論』

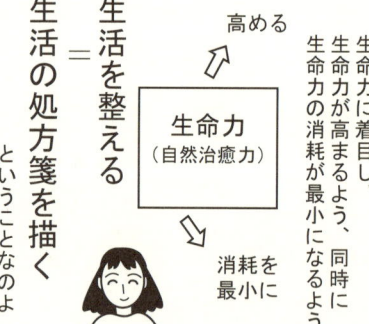

生命力に着目し、生命力が高まるよう、生命力の消耗が最小になるよう

生命力を整える生活の処方箋を描くということなのよ

① 生命の維持過程（回復過程）を促進する援助
② 生命体に害となる条件・状況を作らない援助
③ 生命力の消耗を最小にする援助
④ 生命力の幅を広げる援助
⑤ もてる力・健康な力を活用し高める援助

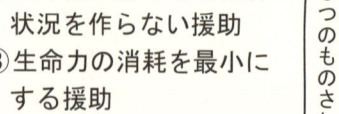
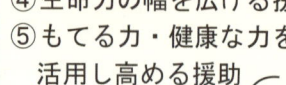

ケアの目的が実践しやすいよう「5つのものさし」を紹介します

8. 医師の仕事

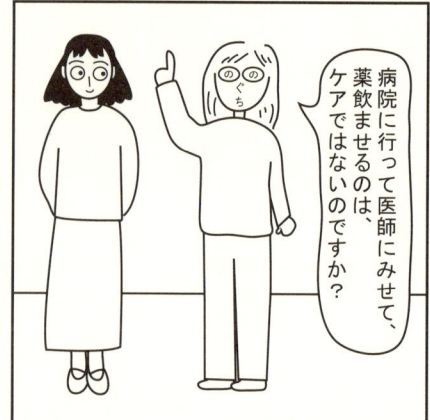

病院に行って医師にみせて、薬飲ませるのは、ケアではないのですか？

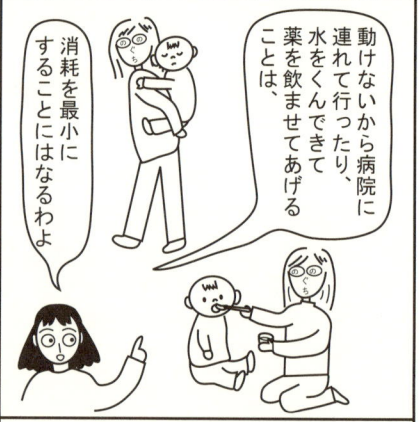

動けないから病院に連れて行ったり、水をくんできて薬を飲ませてあげることは、消耗を最小にすることにはなるわよ

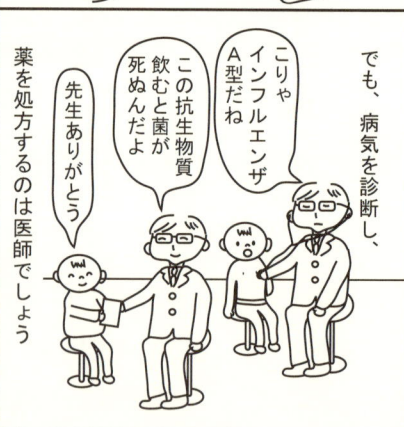

でも、病気を診断し、薬を処方するのは医師でしょう
こりゃインフルエンザA型だね
この抗生物質飲むと菌が死ぬんだよ
先生ありがとう

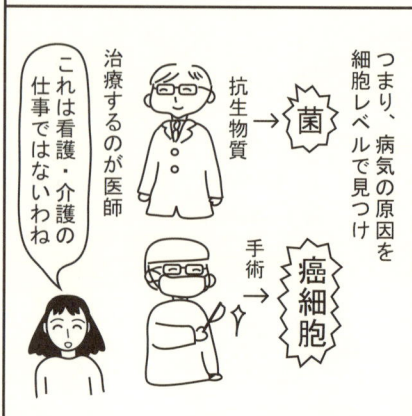

つまり、病気の原因を細胞レベルで見つけ治療するのが医師
抗生物質 → 菌
手術 → 癌細胞
これは看護・介護の仕事ではないわね

(2) 疾病論（総論）

「すべてのことが健康より優先されている。われわれは健康には注意を払わず病気に目を向けている。」

「草木が暗い閉め切った部屋では枯れてしまうことはよく知っておりながら、そのような部屋、特に寝室や仕事場に人間を閉じ込めて、なお草木に対すると同じほどの配慮すら人間の健康には払っていないのである。」
ナイチンゲール『看護小論集』

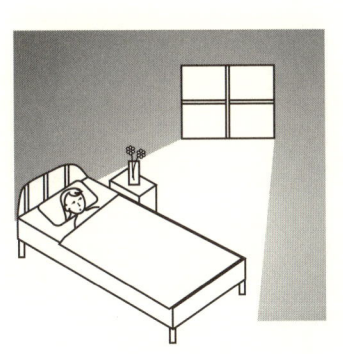

1. 病気とは回復過程

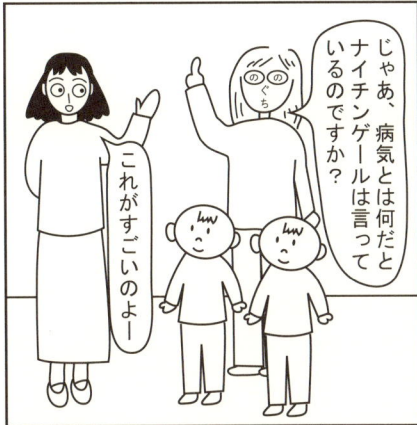

「すべての病気は、その経過のどの時期をとっても、程度の差こそあれ、その性質は回復過程であって、必ずしも苦痛をともなうものではないのである。つまり病気とは、毒されたり、衰えたりする過程を癒そうとする自然の努力の現われであり、それは何週間も何ヵ月も、ときには何年も以前から気づかれずに始まっていて、このように進んできた以前からの過程の、そのときどきの結果として現われたのが病気という現象なのである。」
『看護覚え書』

「病気とは何か？ 病気は健康を妨げている条件を除去しようとする自然の働きである。それは癒そうとする自然の試みである。われわれはその自然の試みを援助しなければならない。病気というものは、いわば形容詞であって、実体をもつ名詞ではない。」
『看護小論集』

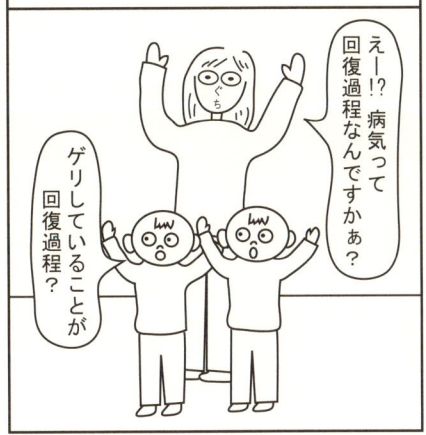

2. reparative process

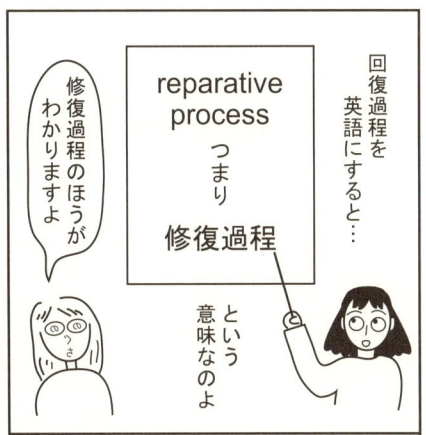

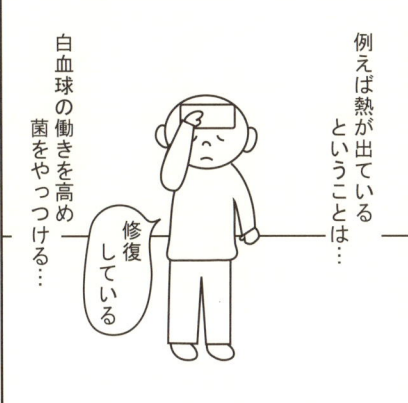

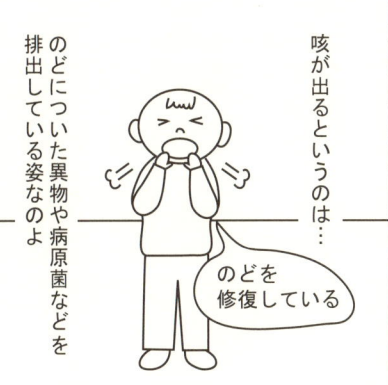

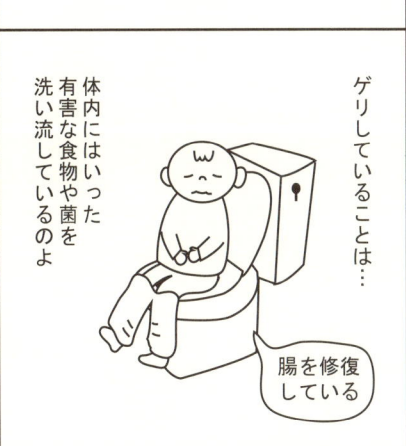

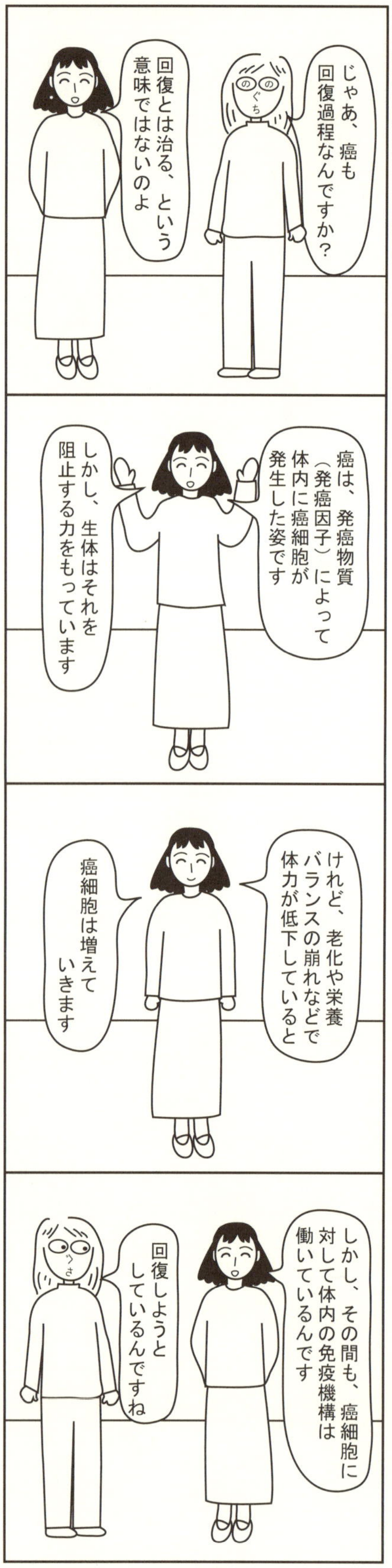

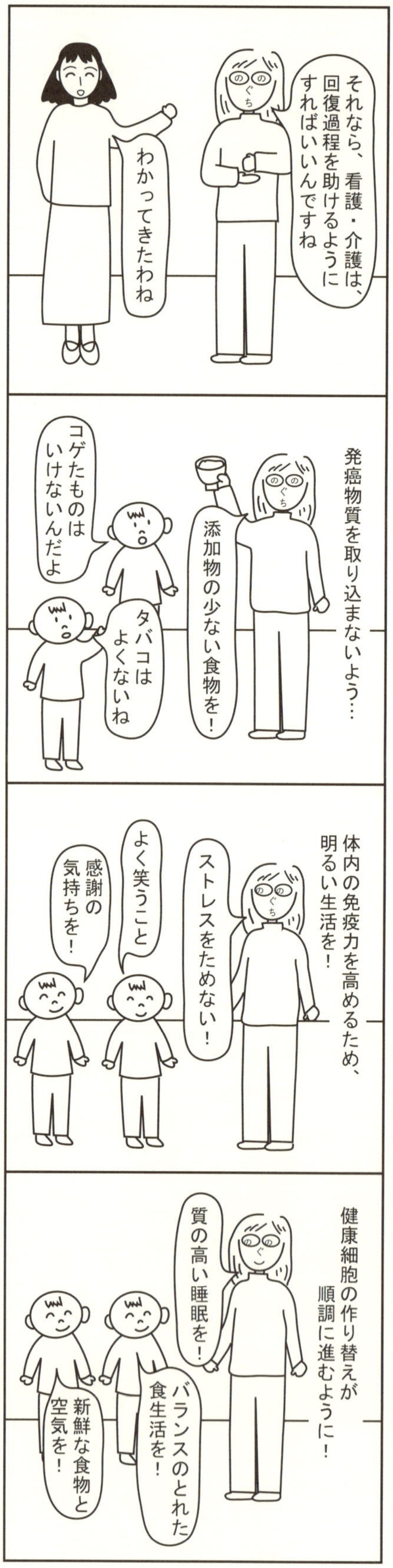

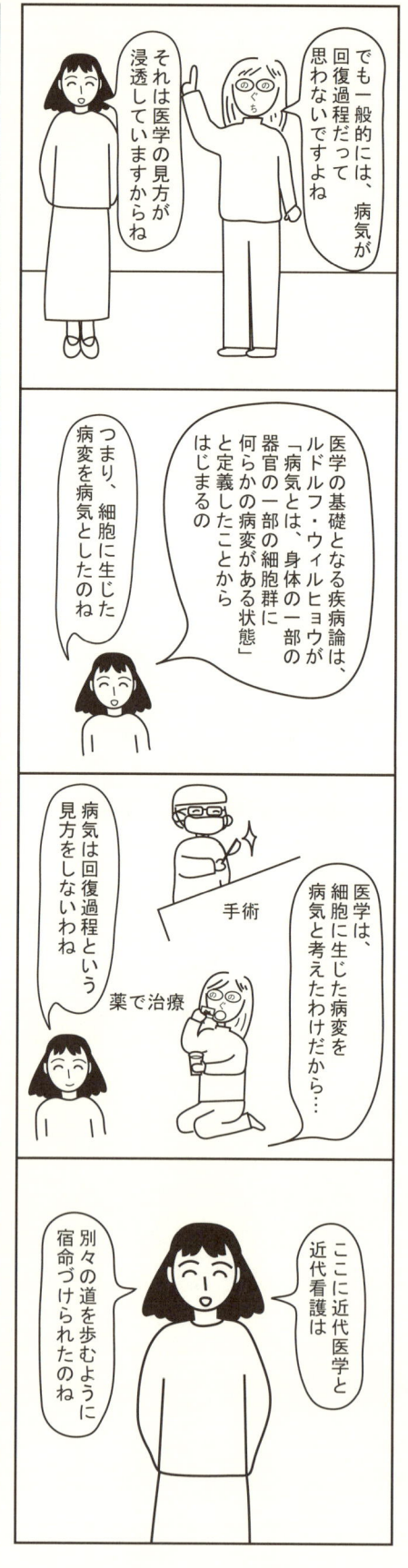

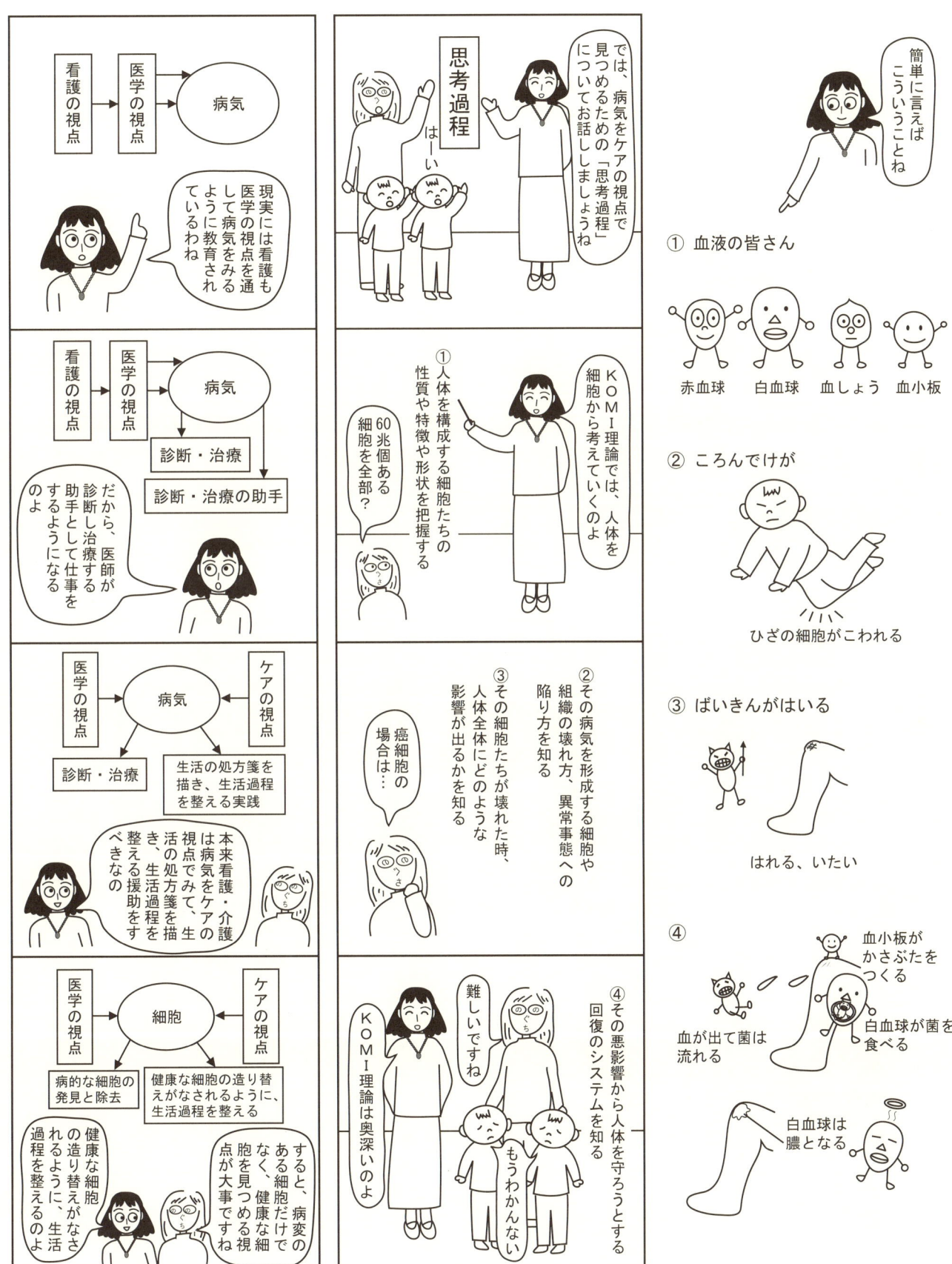

8. 健康って何？

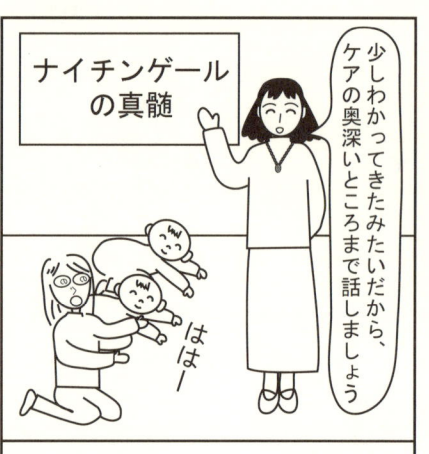

9. もてる力を充分に

「健康とは、単に元気であることだけでなく、自分が使うべくもっているどの力をも充分に使いうる状態である。」

「健康とは何か？ 健康とは良い状態をさすだけではなく、われわれが持てる力を充分に活用できている状態をさす。」

『看護小論集』

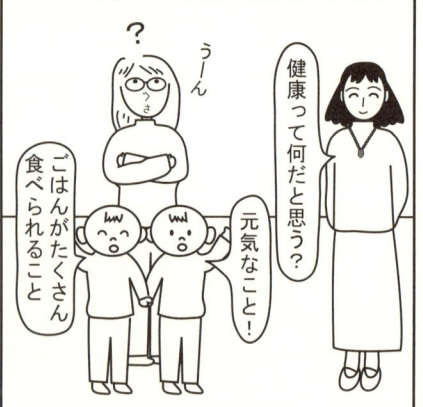

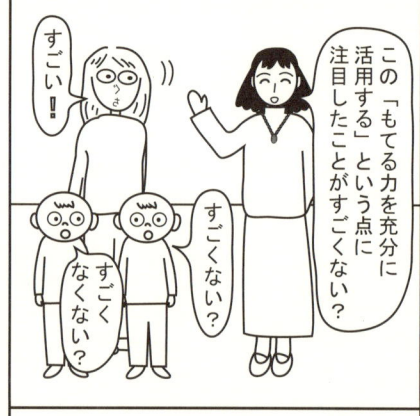

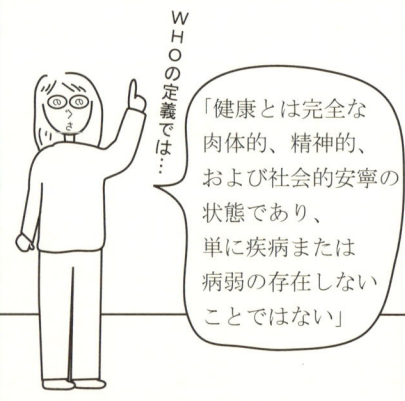

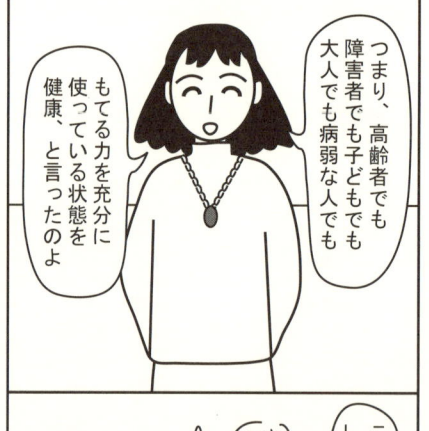

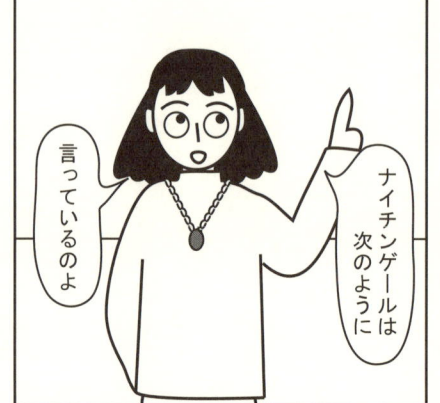

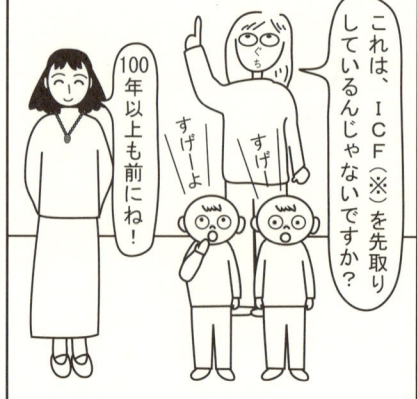

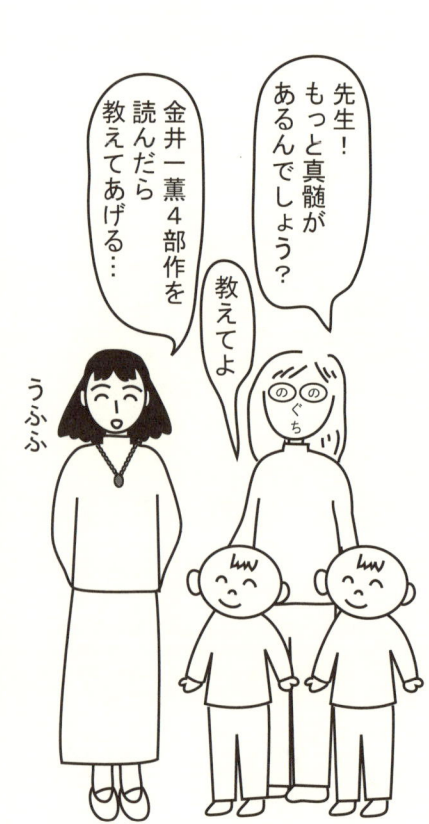

ケアのまめ知識 2

ICF って？

※ICFとは…WHOが採択した国際生活機能分類のこと

アイシーエフ？

あいしーえふ？

健康状態
（変調または病気）

心身機能
身体構造 ⇔ 活動 ⇔ 参加

環境因子　　個人因子

ICFの構成要素間の相互作用の図
（世界保健機関（WHO）編『国際生活機能分類—国際障害分類改定版』中央法規出版, 2002）

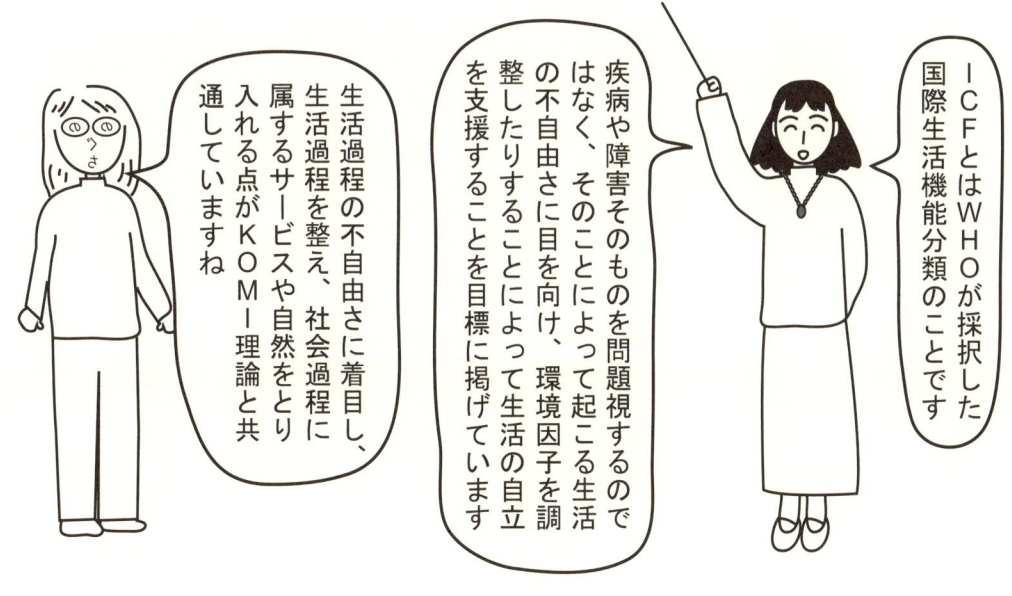

ICFとはWHOが採択した国際生活機能分類のことです

疾病や障害そのものを問題視するのではなく、そのことによって起こる生活の不自由さに目を向け、環境因子を調整したりすることによって生活の自立を支援することを目標に掲げています

生活過程の不自由さに着目し、生活過程を整え、社会過程に属するサービスや自然をとり入れる点がKOMI理論と共通していますね

(3) 対象論①

「対象論とは、ある目的を持って、ある対象に働きかける時、その目的に合わせて、その対象が持っている性質や特性を理解し、知ることであり、あるいは、その対象の性質や特性を明らかにすることである。」

『KOMI理論』

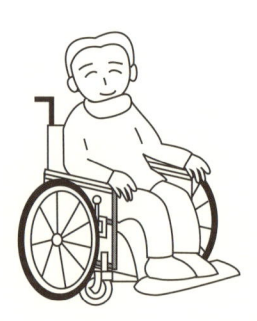

1. 看護・介護の対象って何？

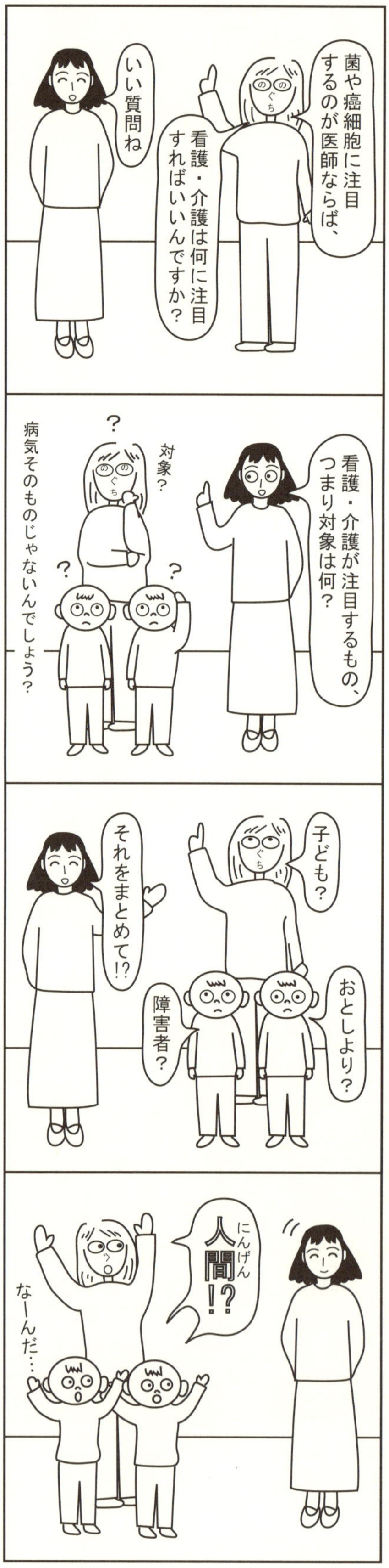

- 看護・介護は何に注目すればいいんですか？
- 菌や癌細胞に注目するのが医師ならば、
- いい質問ね
- 看護・介護が注目するもの、つまり対象は何？
- 対象？
- 病気そのものじゃないんでしょう？
- 子ども？
- おとしより？
- 障害者？
- それをまとめて！？
- 人間！？
- なーんだ…

2. 人間の何を見るの？

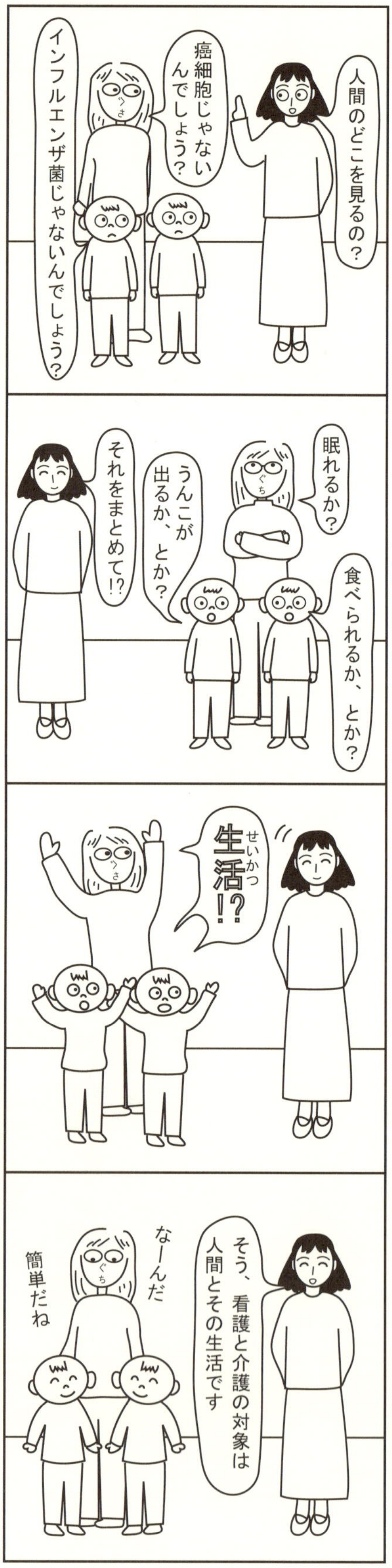

- 人間のどこを見るの？
- 癌細胞じゃないんでしょう？
- インフルエンザ菌じゃないんでしょう？
- 眠れるか？
- うんこが出るか、とか？
- 食べられるか、とか？
- それをまとめて！？
- 生活！？
- そう、看護と介護の対象は人間とその生活です
- なーんだ簡単だね

3. 人間と生活のどこを見るの？ 　4. 認識と生命過程 　5. 生活過程

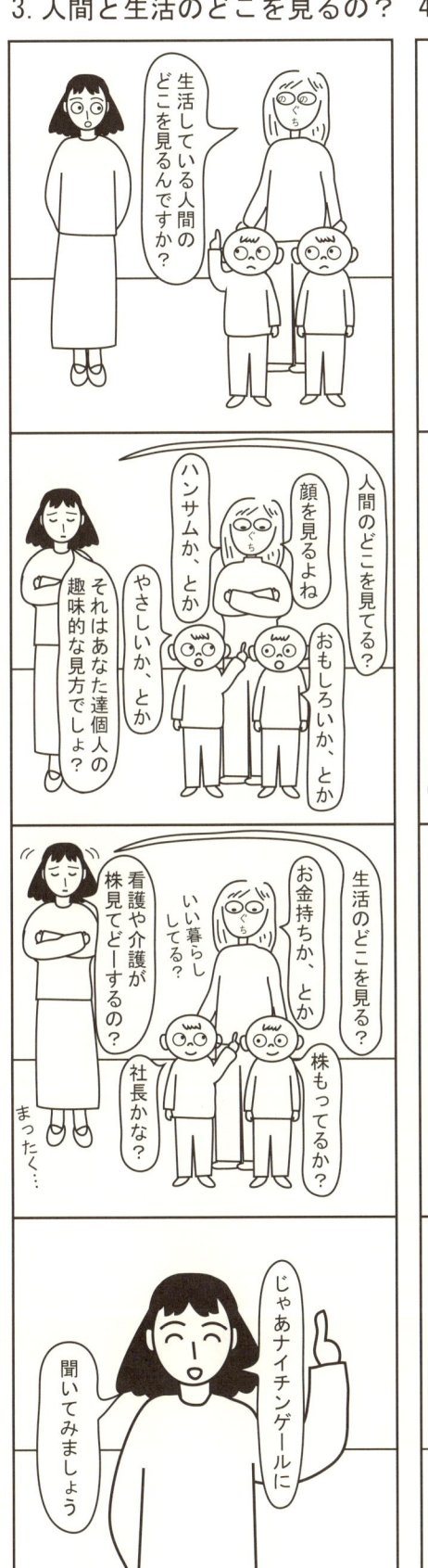
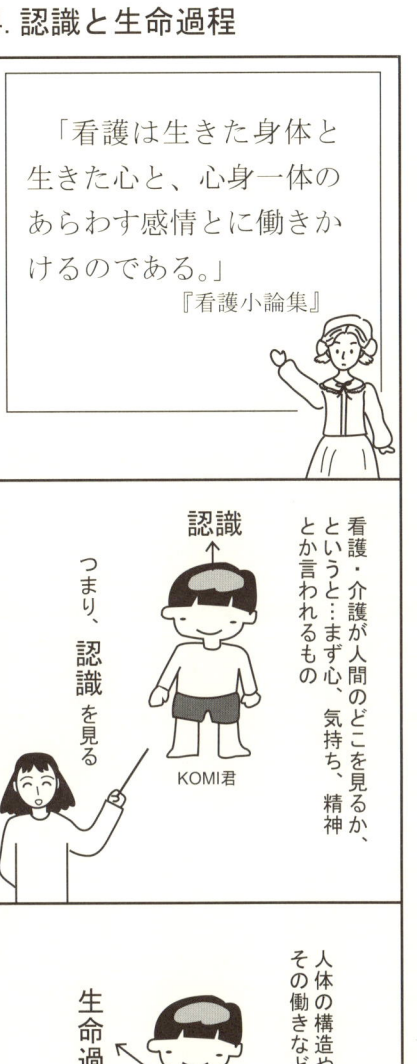
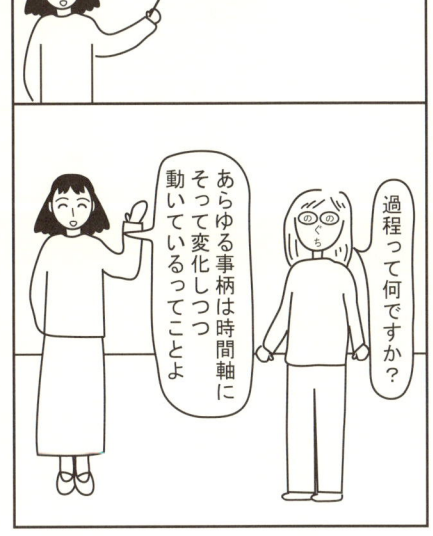
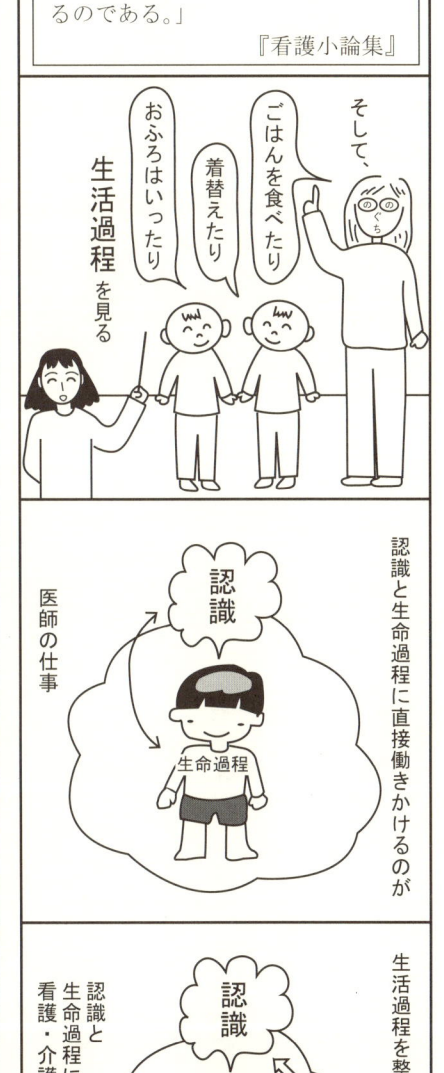
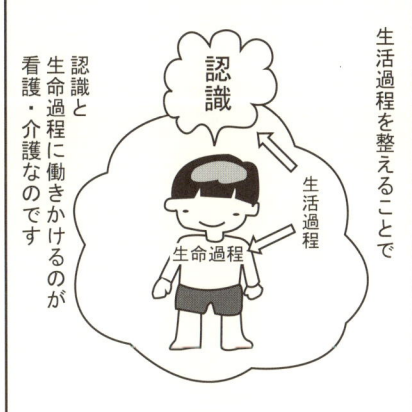

6. 社会過程と自然界

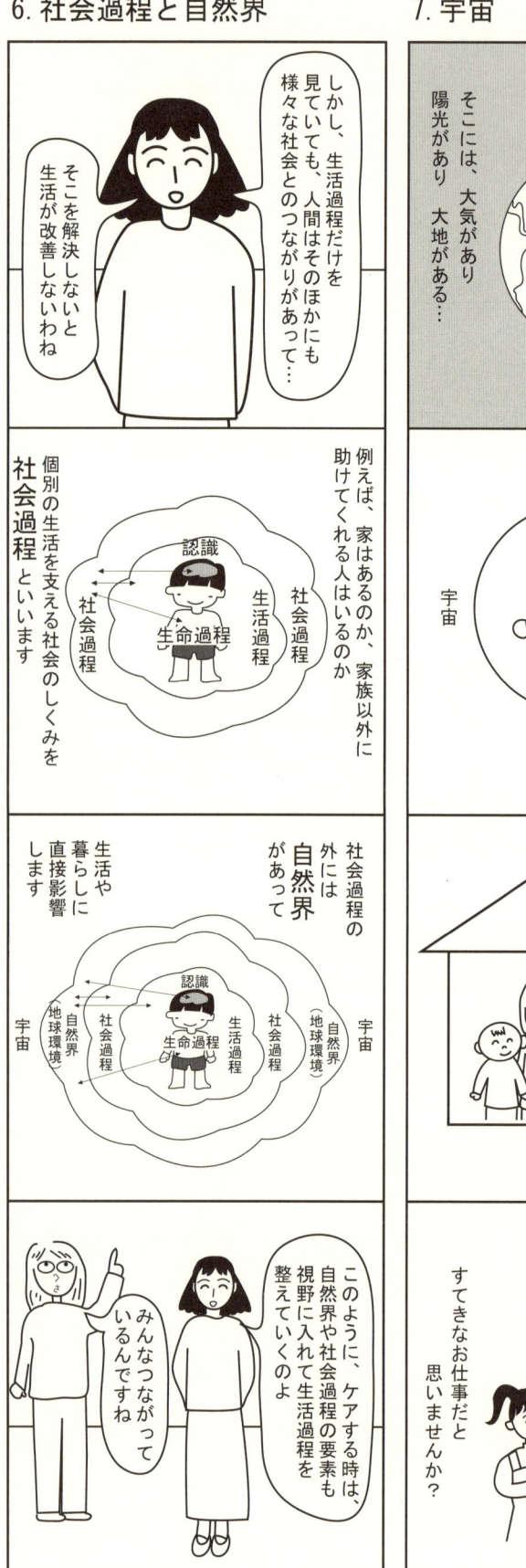

7. 宇宙

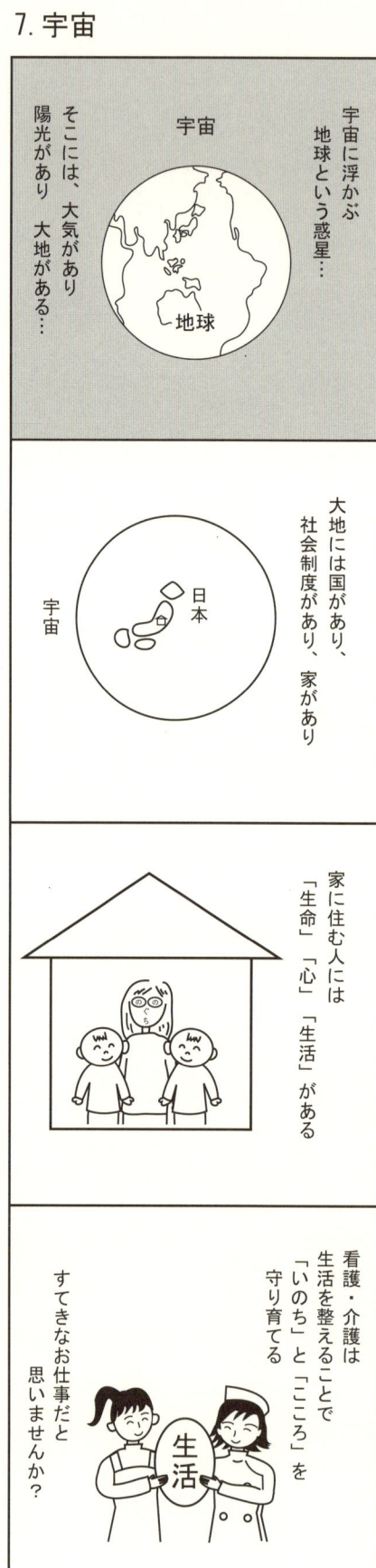

(4) 対象論②

「本来の看護は、処方された薬剤や刺激物を与えたり外科的処置を施したりすることのほかに、新鮮な空気（換気）、日光、暖かさ、清潔さ、静けさを適切に活用し、食事を適切に選択して与えることなど、すべて病人の生命力の消耗を最小にするよう行なうことを含んでいる。そして家庭での健康を守る看護もこれと同様に、健康な人の生命力をできるだけ高めるように、この同じ自然の力を適切に活用することを意味するのである。」
ナイチンゲール『看護小論集』

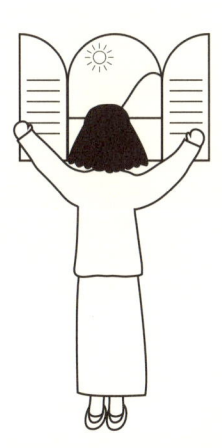

1. Aラインとは

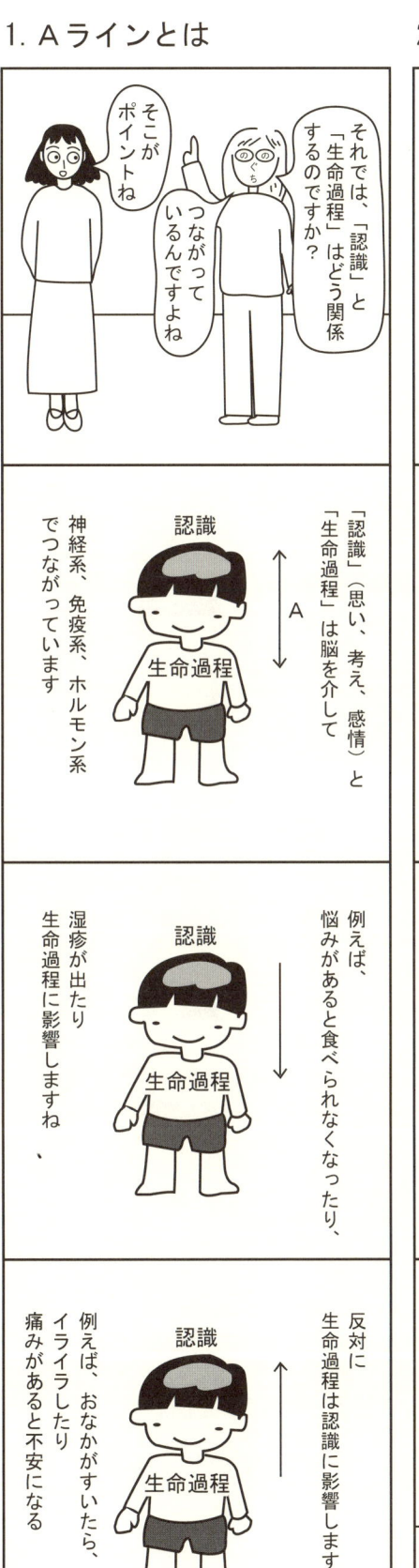

2. Bラインとは

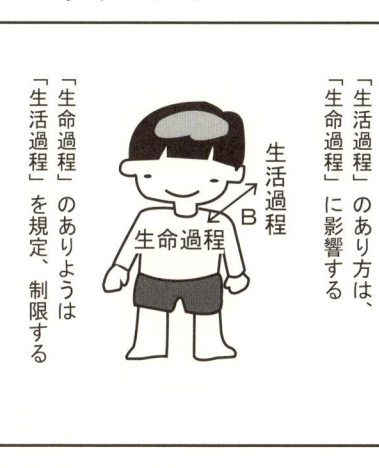

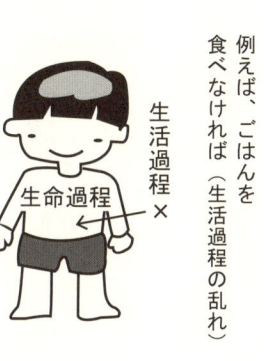

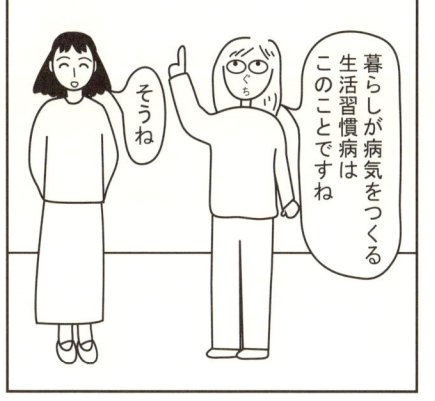

3. Cラインとは

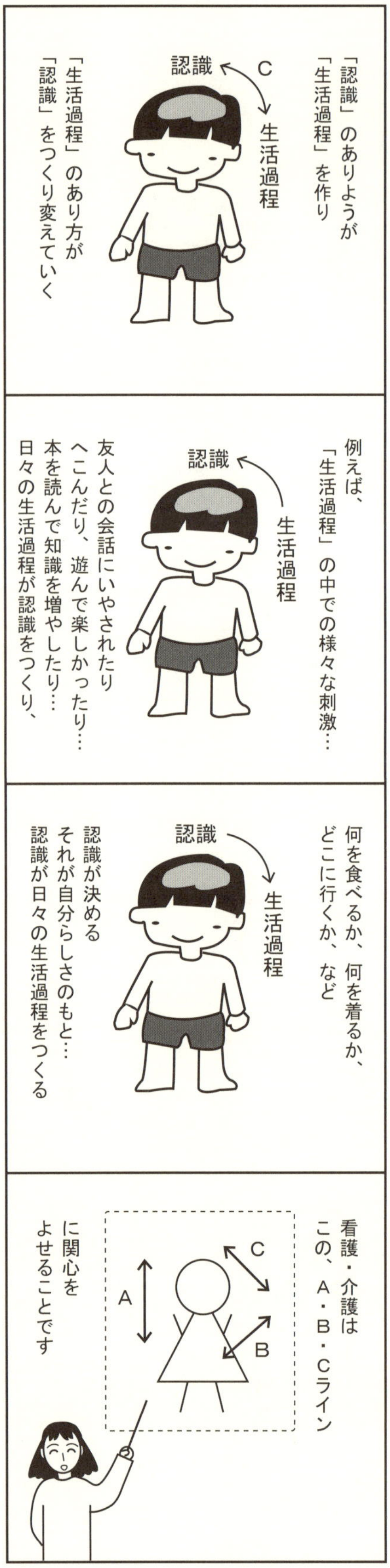

4. Dラインとは

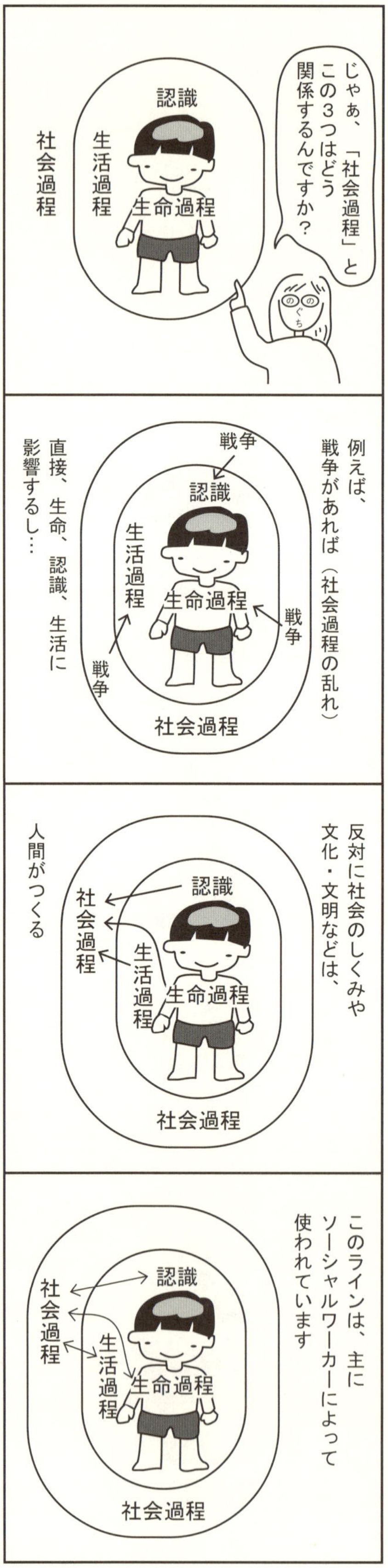

5. Eラインとは

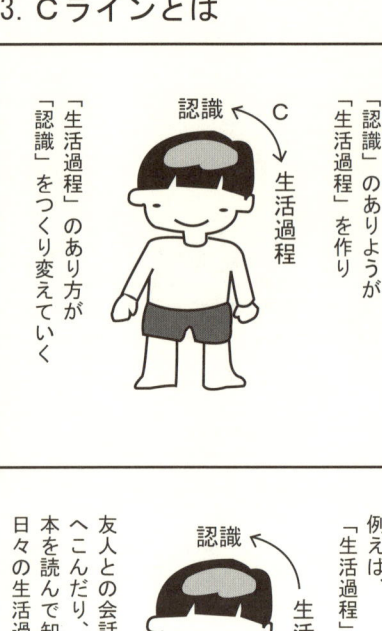
「認識」のありようが「生活過程」を作り「生活過程」のあり方が「認識」をつくり変えていく

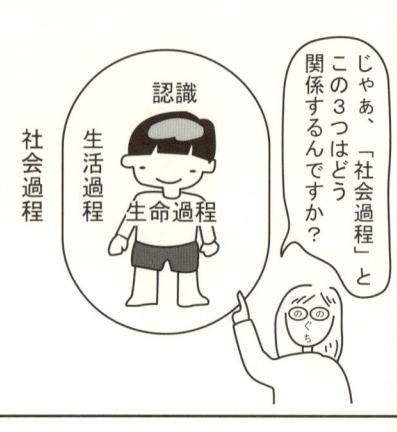
じゃあ、「社会過程」とこの3つはどう関係するんですか？

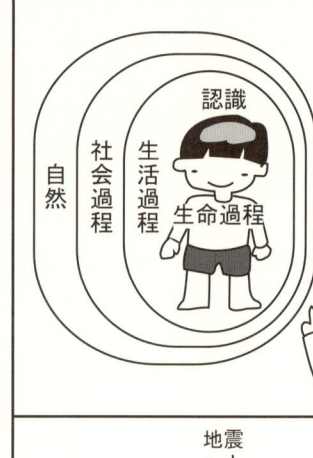
「自然」はこれらのものとどう関係するのですか？

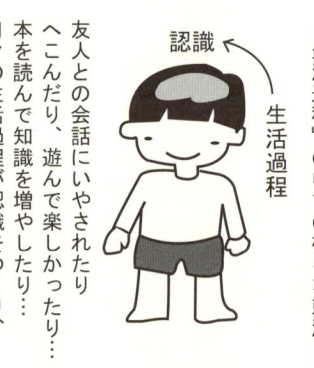
例えば、「生活過程」の中での様々な刺激…友人との会話にへこんだり、いやされたり、遊んで楽しかったり…本を読んで知識を増やしたり…日々の生活過程が認識をつくり、

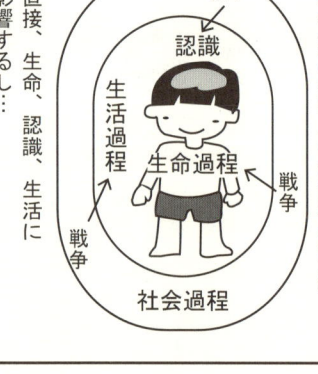
例えば、戦争があれば（社会過程の乱れ）直接、生命、認識、生活に影響するし…

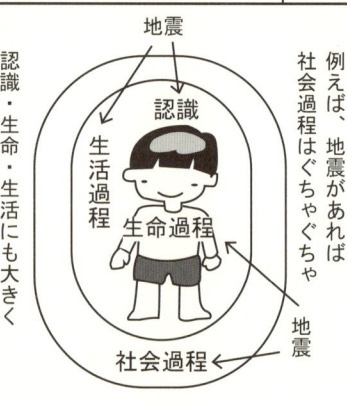
例えば、地震があれば社会過程はぐちゃぐちゃ認識・生命・生活にも大きく影響します

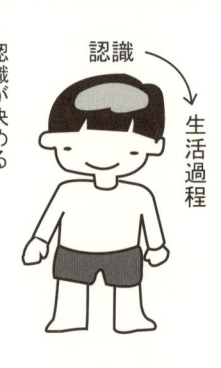
何を食べるか、どこに行くか、何を着るか、など認識が決めるそれが自分らしさのもと…認識が日々の生活過程をつくる

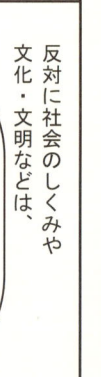
反対に社会のしくみや文化・文明などは、人間がつくる

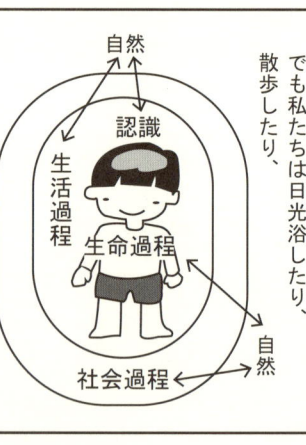
でも私たちは日光浴したり、散歩したり、風にふかれたり、波の音を聞いたり、山を歩いたり、自然の中で生きている

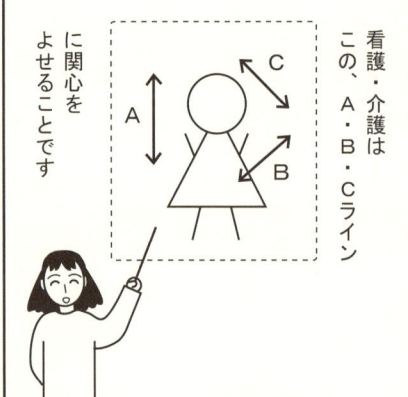
看護・介護はこの、A・B・Cラインに関心をよせることです

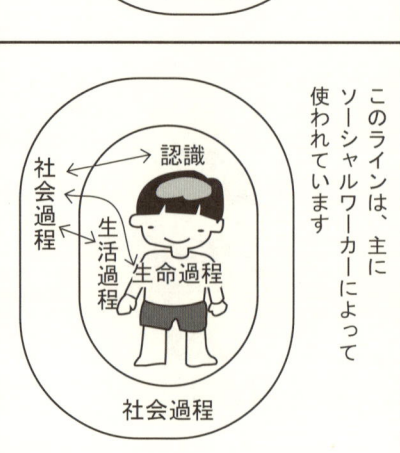
このラインは、主にソーシャルワーカーによって使われています

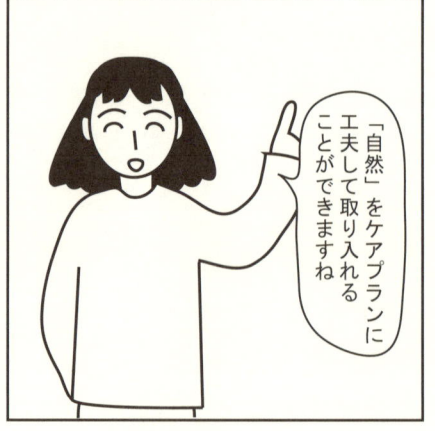
「自然」をケアプランに工夫して取り入れることができますね

32　第2章　KOMI理論を学ぼう！

全体像

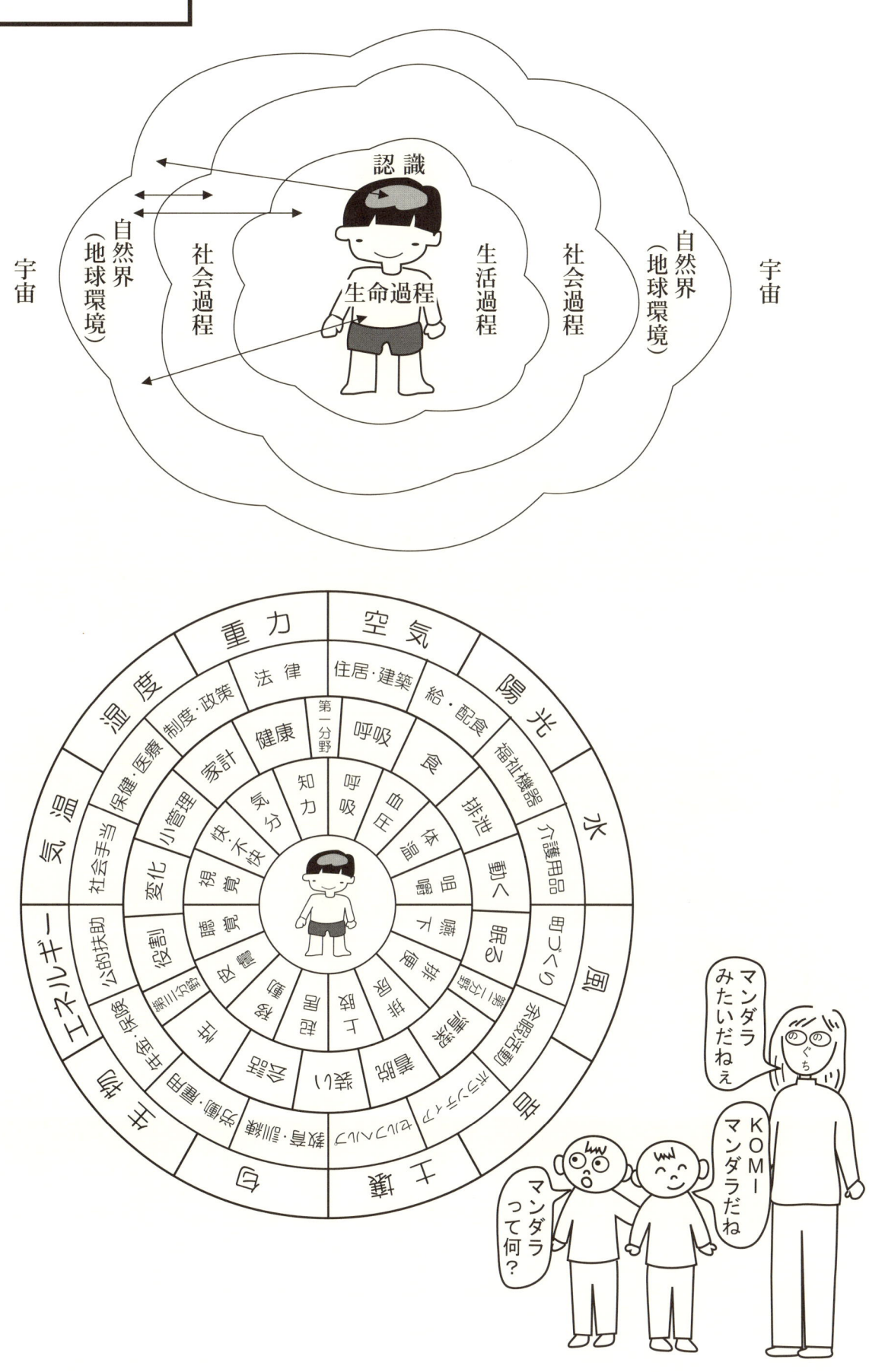

(5) 方法論

「方法論は、対象者の症状や病状や種々の障害によって引き起こされる"生活過程に生じる制限や不自由さ"に着目して、その人が自ら行なえなくなった生活過程を、その人に成り代わって行なうという道筋で援助していくことである。この場合、人体が用意している回復のシステムや生命のメカニズムが発動しやすいように、最良の条件を生活過程のなかに創りだすことである。」

『KOMI理論』

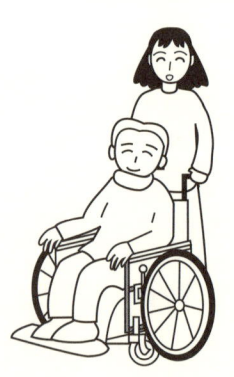

1. 生命過程の16項目

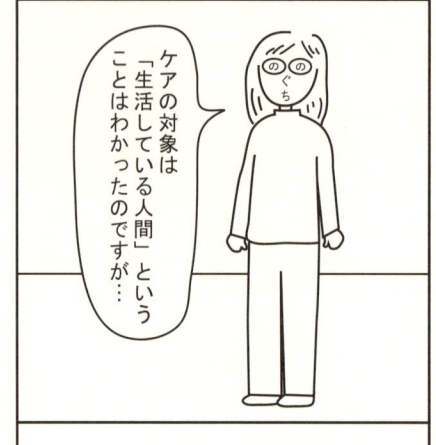

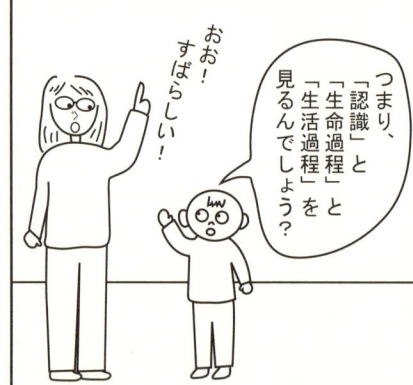

① 呼吸　② 血圧
③ 体温　④ 咀嚼（そしゃく）
⑤ 嚥下（えんげ）　⑥ 排便
⑦ 排尿　⑧ 上肢の自由
⑨ 起居動作（ききょ）　⑩ 移動の自由
⑪ 皮膚の状態　⑫ 聴覚
⑬ 視覚　⑭ 快・不快
⑮ 気分・感情　⑯ 知的活動

2. KOMIレーダーチャート

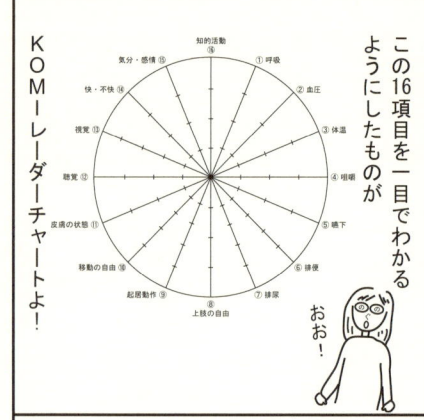

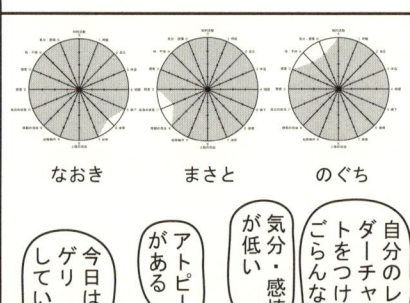

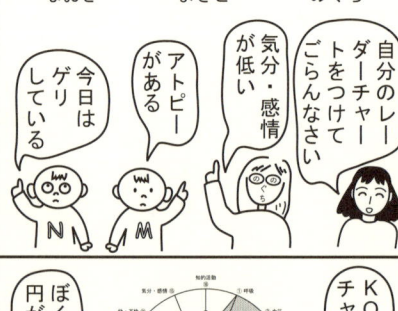

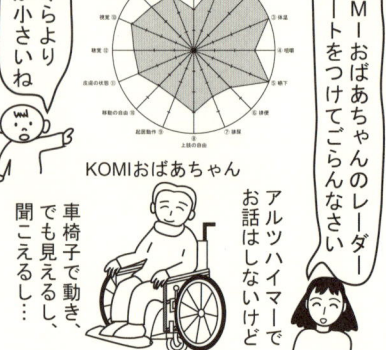

3. KOMIチャート認識面

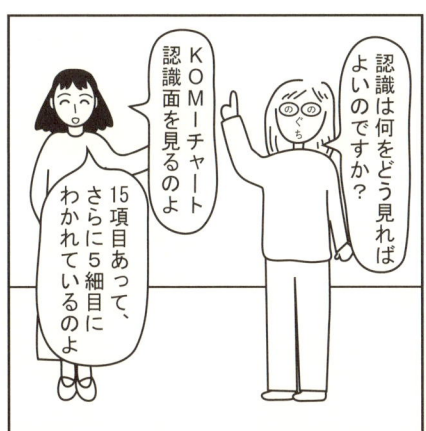

≪生命の維持過程に直接影響する分野≫
① 呼吸する　② 食べる　③ 排泄する
④ 動く　　　⑤ 眠る
≪周囲の人々とのかかわりの質に
　　　　　　　影響する分野≫
⑥ 身体を清潔に保つ　⑦ 衣服の着脱と清潔
⑧ 身だしなみを整える　⑨ 伝える・会話する
⑩ 性にかかわること
≪「社会過程」とつながり、よりその人ら
　しい生活を実現するのに影響する分野≫
⑪ 役割（有用感）をもつ　⑫ 変化を創り出す
⑬ 生活における小管理　⑭ 家計を管理する
⑮ 健康を管理する

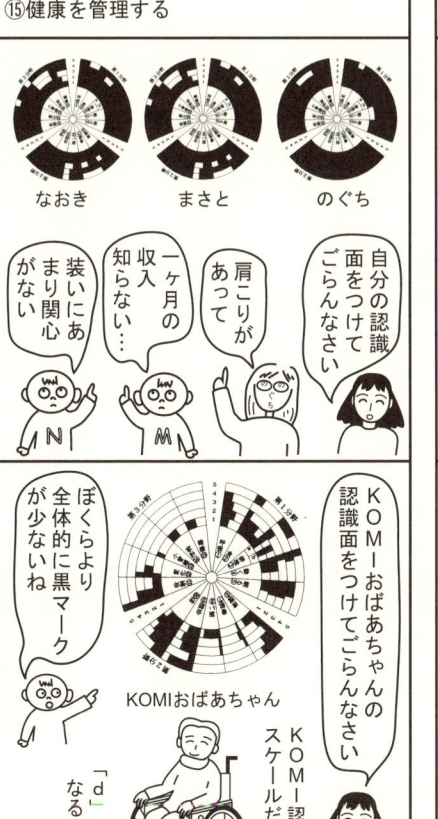

4. KOMIチャート行動面

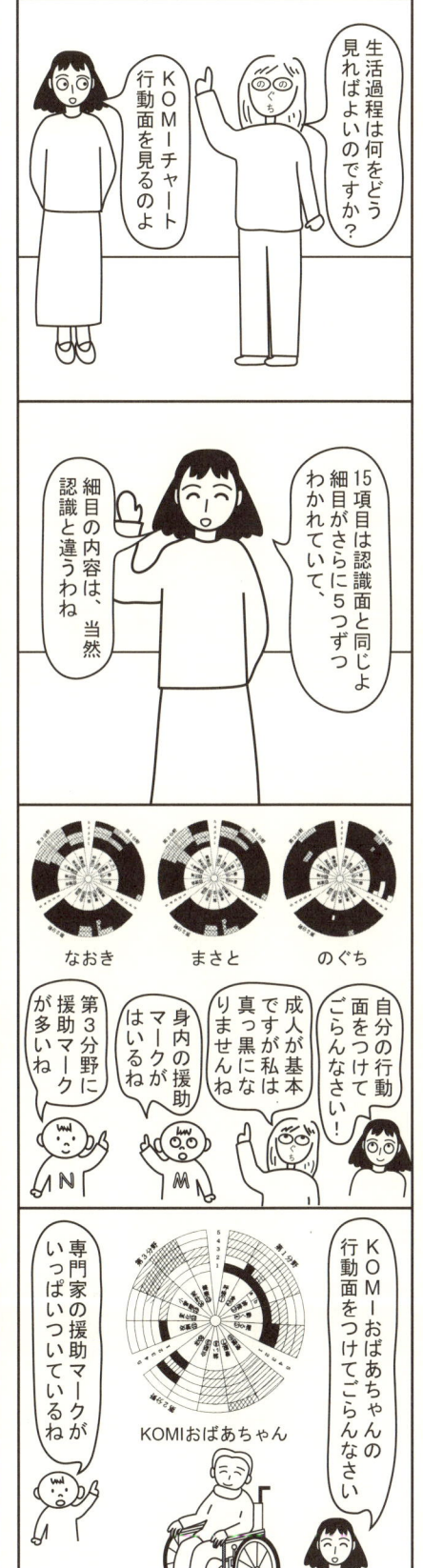

5. レーダーチャートとKOMIチャート

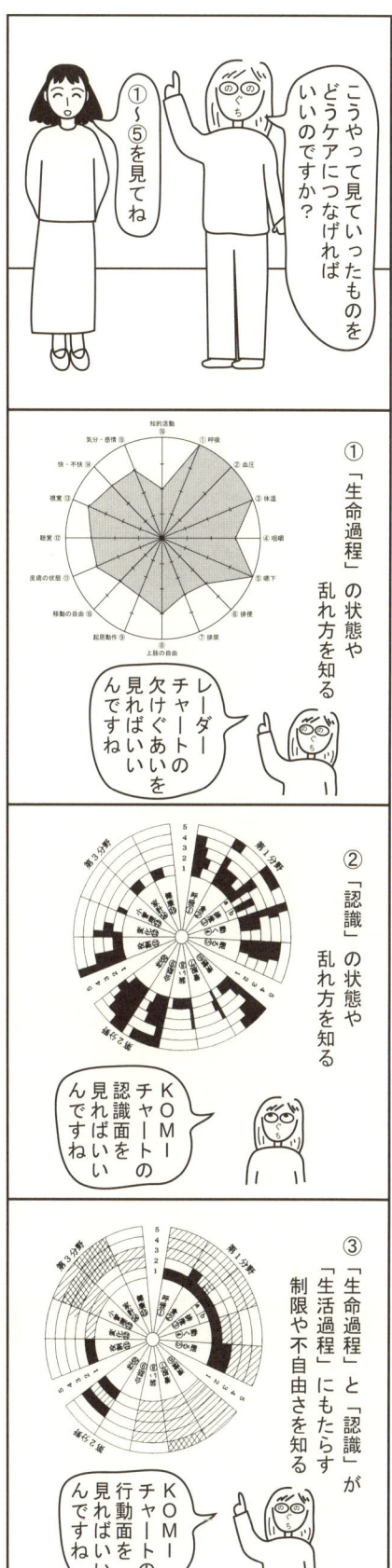

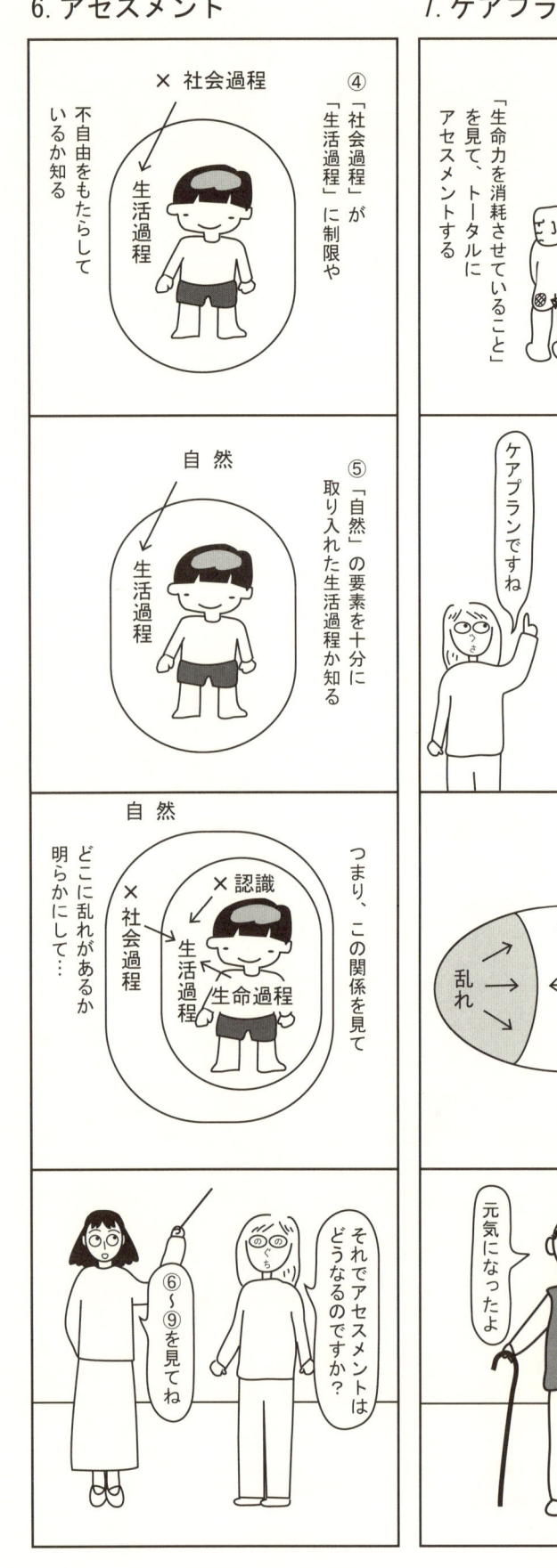

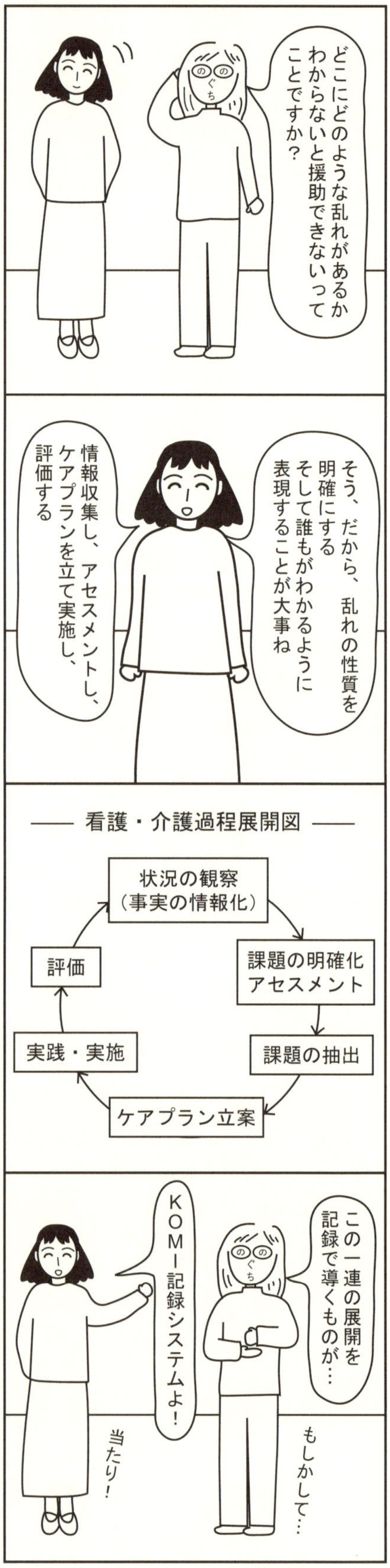

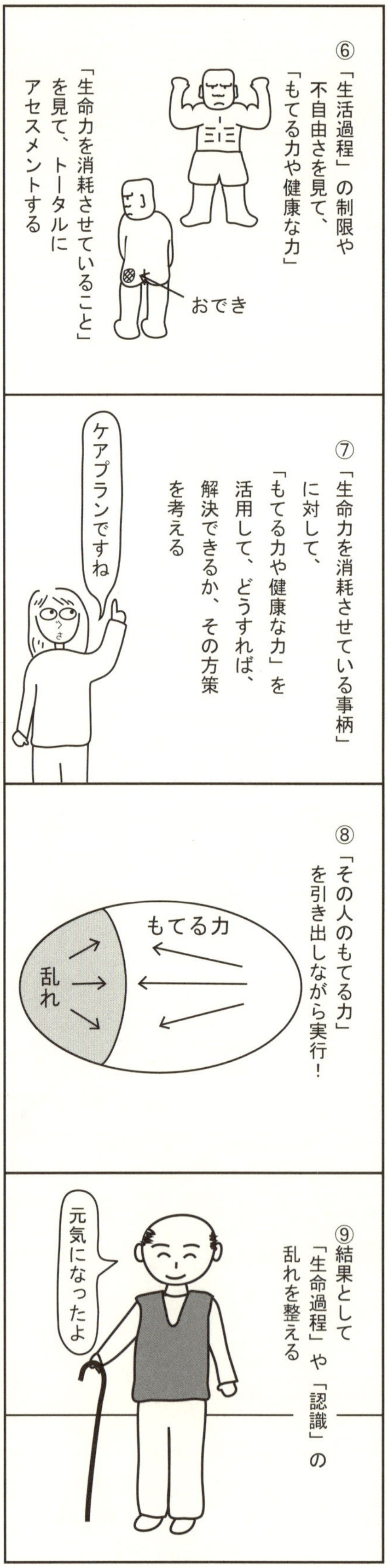

第3章
KOMI記録システムを記入しよう！

第3章

この章は、KOMI記録システムの各シートの書き方が描かれています。特に、KOMIチャート155項目が示す意味と塗り方のポイントが詳しく描かれています。

（コマ1）
KOMI理論がわかってきたので記録を書いてみたいのですが…
何をどう書けばKOMI理論で展開する記録が書けるのですか？
ウフフ

（コマ2）
それはKOMI記録システムよ！
ジャーン！

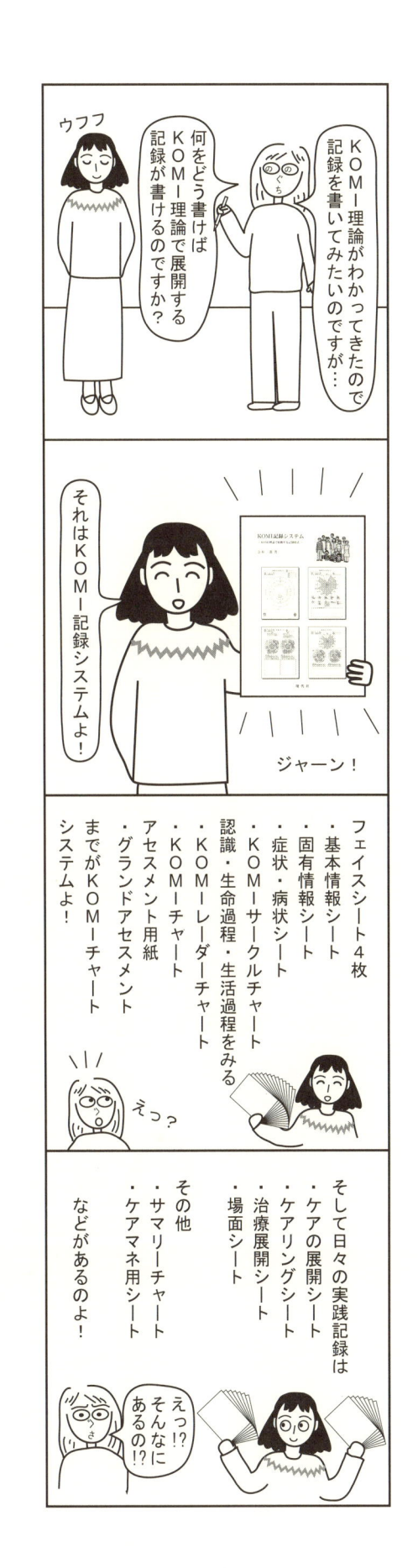

（コマ3）
・フェイスシート4枚
・基本情報シート
・固有情報シート
・症状・病状シート
・KOMIサークルチャート
・認識・生命過程・生活過程をみる
・KOMIレーダーチャート
・KOMIチャート
・アセスメント用紙
・グランドアセスメント
までがKOMIチャートシステムよ！
えっ？

（コマ4）
そして日々の実践記録は
・ケアの展開シート
・ケアリングシート
・治療展開シート
・場面シート
その他
・サマリーチャート
・ケアマネ用シート
などがあるのよ！
えっ!? そんなにあるの!?

(1) 基本情報シートを記入しよう！

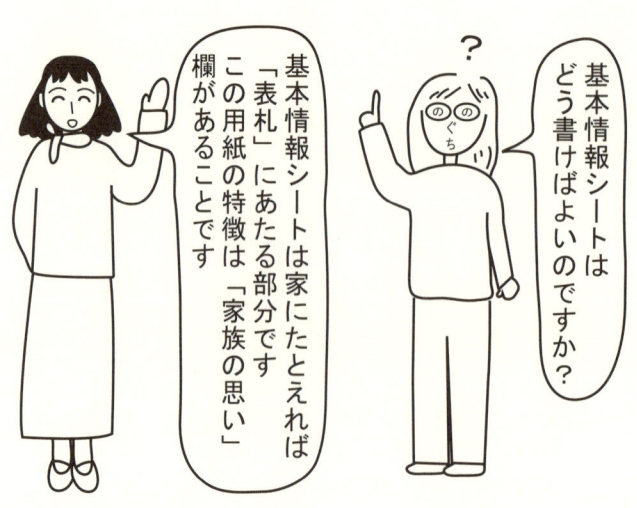

基本情報シート

作成日： 年 月 日

ふりがな 氏 名 様	作成者名	
	所属機関	
No.	部署	職種

生年月日	明・大・昭・平　年　月　日生　（　）歳　　男・女
住 所	〒　　　　　　　　　　　　　　電話1
	電話2
病 名	身長　　cm
	体重　　kg
主訴と その経過	

家族構成
□：男性　□◎：本人　Ⅲ⑪：介護者
○：女性　■●：死亡　網掛：同居者

家族の思い

▲緊急連絡先1　　　　　　　　▲緊急連絡先2

ふりがな 氏 名： 様	ふりがな 氏 名： 様
住 所：〒	住 所：〒
電話1：　　　続柄	電話1：　　　続柄
電話2：	電話2：

▲備 考

のぐち：基本情報シートはどう書けばよいのですか？

基本情報シートは家にたとえれば「表札」にあたる部分です　この用紙の特徴は「家族の思い」欄があることです

38　第3章　KOMI記録システムを記入しよう！

＜病名＞ ＜主訴とその経過＞ ＜家族の思い＞

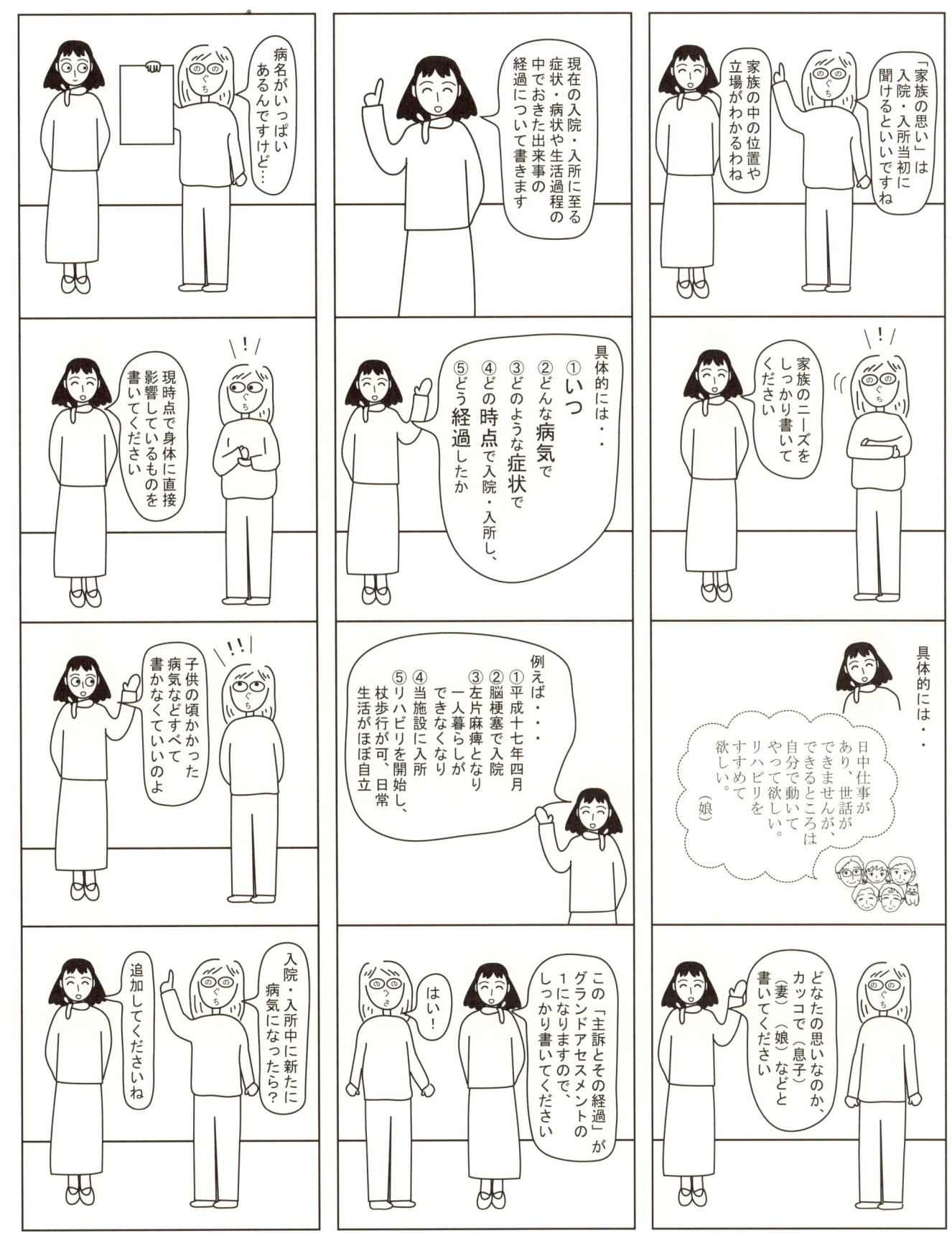

＜病名＞	＜主訴とその経過＞	＜家族の思い＞
病名がいっぱいあるんですけど…	現在の入院・入所に至る症状・病状や生活過程の中でおきた出来事の経過について書きます	「家族の思い」は入院・入所当初に聞けるといいですね／家族の中の位置や立場がわかるわね
現時点で身体に直接影響しているものを書いてください	具体的には‥ ①いつ ②どんな病気で ③どのような症状で ④どの時点で入院・入所し、⑤どう経過したか	家族のニーズをしっかり書いてください
子供の頃かかった病気などすべて書かなくていいのよ	例えば‥‥ ①平成十七年四月 ②脳梗塞で入院 ③左片麻痺となり一人暮らしができなくなり ④当施設に入所 ⑤リハビリを開始し、杖歩行が可、日常生活がほぼ自立	具体的には‥ 日中仕事があり、世話ができませんが、自分で動いてやって欲しい。できるところはリハビリをすすめて欲しい。（娘）
入院・入所中に新たに病気になったら？／追加してくださいね	この「主訴とその経過」がグランドアセスメントの1になりますので、しっかり書いてください／はい！	どなたの思いなのか、カッコで（妻）（息子）（娘）などと書いてください

（1）基本情報シートを記入しよう！

(2) 固有情報シートを記入しよう！

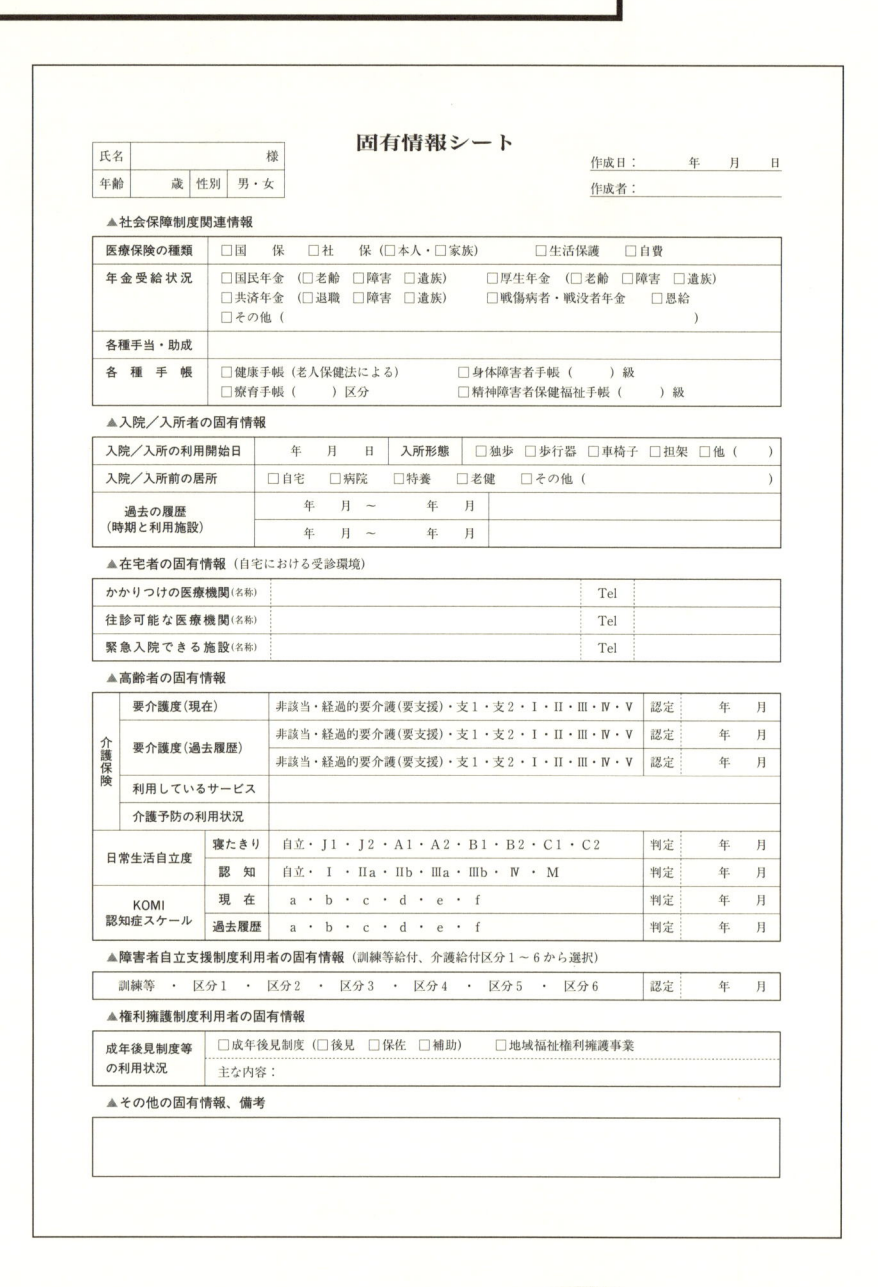

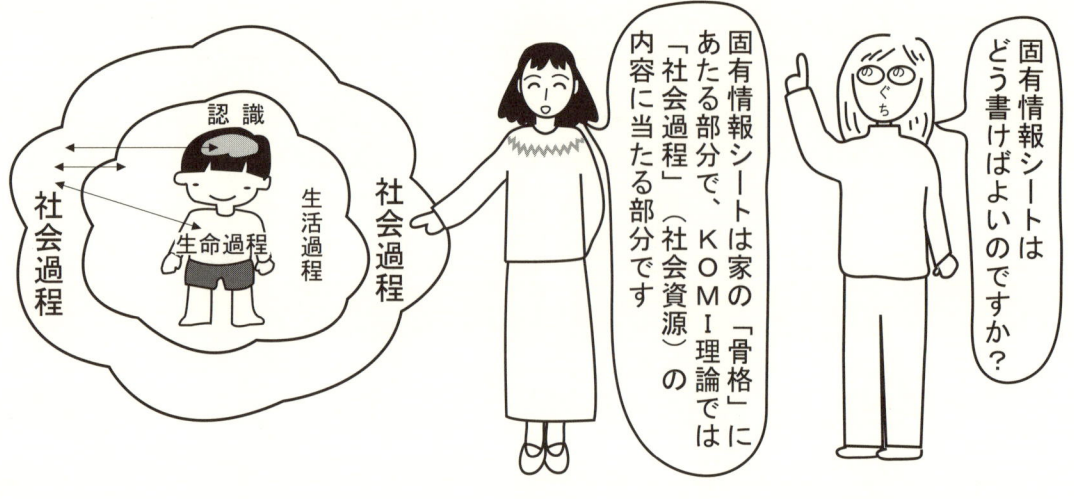

固有情報シート

氏名　　　　　様　　　　　　　　　　　　　　　　作成日：　　年　月　日
年齢　　歳　性別　男・女　　　　　　　　　　　　　作成者：

▲社会保障制度関連情報

医療保険の種類	□国　保　□社　保（□本人・□家族）　　□生活保護　□自費
年金受給状況	□国民年金（□老齢　□障害　□遺族）　□厚生年金（□老齢　□障害　□遺族） □共済年金（□退職　□障害　□遺族）　□戦傷病者・戦没者年金　□恩給 □その他（　　　　　　　　　　　　　　　　　　　　　　　　　　　）
各種手当・助成	
各種手帳	□健康手帳（老人保健法による）　□身体障害者手帳（　）級 □療育手帳（　）区分　　　　　　□精神障害者保健福祉手帳（　）級

▲入院／入所者の固有情報

入院／入所の利用開始日	年　月　日	入所形態	□独歩　□歩行器　□車椅子　□担架　□他（　）
入院／入所前の居所	□自宅　□病院　□特養　□老健　□その他（　　　）		
過去の履歴 （時期と利用施設）	年　月　～　年　月		
	年　月　～　年　月		

▲在宅者の固有情報（自宅における受診環境）

かかりつけの医療機関(名称)		Tel
往診可能な医療機関(名称)		Tel
緊急入院できる施設(名称)		Tel

▲高齢者の固有情報

介護保険	要介護度(現在)	非該当・経過的要介護(要支援)・支1・支2・Ⅰ・Ⅱ・Ⅲ・Ⅳ・Ⅴ	認定	年　月
	要介護度(過去履歴)	非該当・経過的要介護(要支援)・支1・支2・Ⅰ・Ⅱ・Ⅲ・Ⅳ・Ⅴ	認定	年　月
		非該当・経過的要介護(要支援)・支1・支2・Ⅰ・Ⅱ・Ⅲ・Ⅳ・Ⅴ	認定	年　月
	利用しているサービス			
	介護予防の利用状況			
日常生活自立度	寝たきり	自立・J1・J2・A1・A2・B1・B2・C1・C2	判定	年　月
	認　知	自立・Ⅰ・Ⅱa・Ⅱb・Ⅲa・Ⅲb・Ⅳ・M	判定	年　月
KOMI 認知症スケール	現　在	a・b・c・d・e・f	判定	年　月
	過去履歴	a・b・c・d・e・f	判定	年　月

▲障害者自立支援制度利用者の固有情報（訓練等給付、介護給付区分1〜6から選択）

訓練等　・　区分1　・　区分2　・　区分3　・　区分4　・　区分5　・　区分6	認定	年　月

▲権利擁護制度利用者の固有情報

成年後見制度等 の利用状況	□成年後見制度（□後見　□保佐　□補助）　□地域福祉権利擁護事業
	主な内容：

▲その他の固有情報、備考

固有情報シートは
どう書けばよい
のですか？

固有情報シートは家の「骨格」に
あたる部分で、KOMI理論では
「社会過程」（社会資源）の
内容に当たる部分です

社会過程　生活過程　認識　生命過程　社会過程

＜社会保障制度関連情報＞

当てはまる所にチェックすればいいんですね

そうです

在宅の人は「入院・入所者の固有情報」欄は記入しなくていいんですか？

「過去の履歴」欄は書いてくださいね

「在宅者の固有情報」欄は、入院・入所の人は書かなくていいんですか？

入院・入所前にかかっていた医療機関があれば書いてもいいのよ

介護保険は過去の履歴が書けるんですね

要介護度がどう変化したかわかるでしょう

＜KOMI認知症スケール＞

"KOMI認知症スケール"って何ですか？

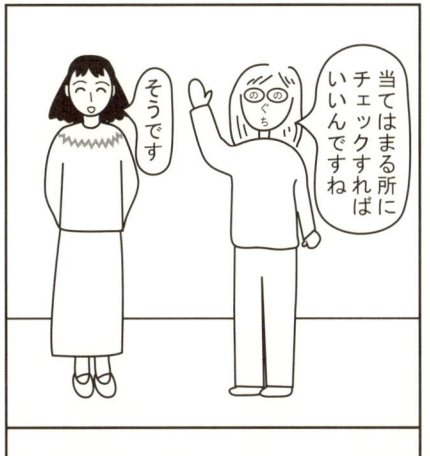

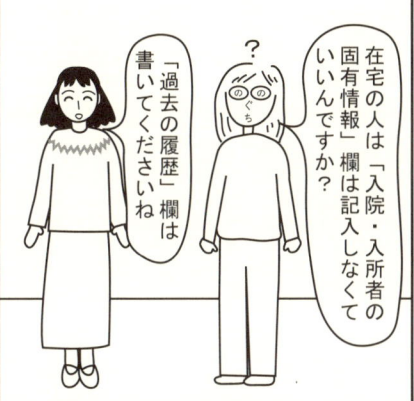

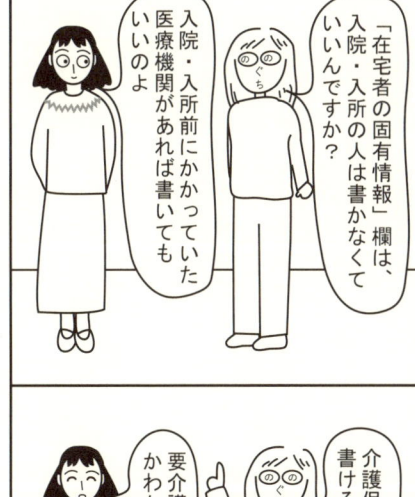

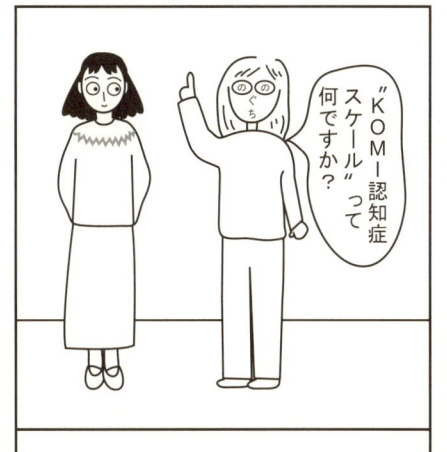

KOMI認知症スケール		
グループ名	黒マークの数	グループの名称
aグループ	77.0〜50.0	記憶欠落期
bグループ	49.9〜40.0	排泄障害出現期
cグループ	39.9〜30.0	混乱期
dグループ	29.9〜20.0	混迷期
eグループ	19.9〜10.0	閉じこもり期
fグループ	9.9〜0	自己安穏期

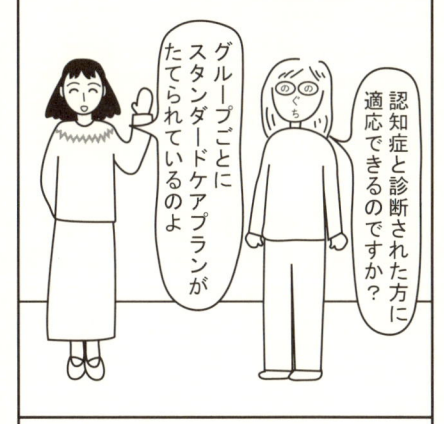

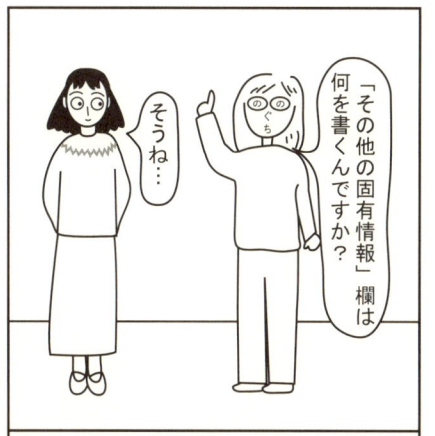

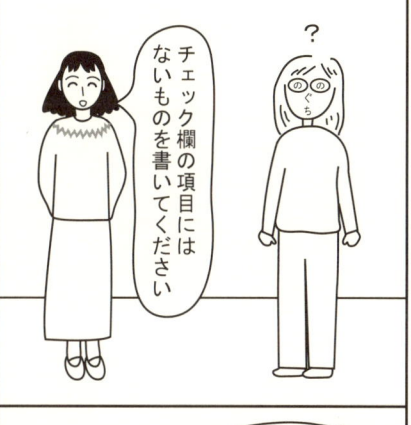

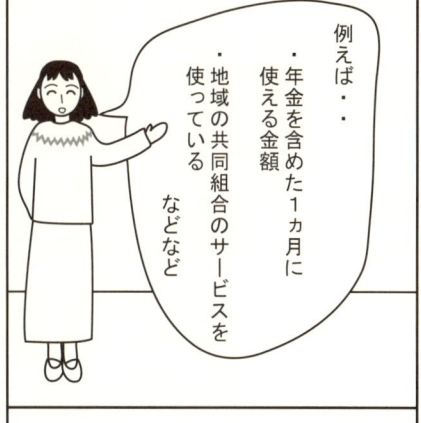

KOMIチャートの認識面を数値によってグループ分けしたものです

認知症と診断された方に適応できるのですか？

グループごとにスタンダードケアプランがたてられているのよ

なるほど！

※くわしくは『KOMI記録システム』185〜203頁を見てね

＜その他の固有情報、備考＞

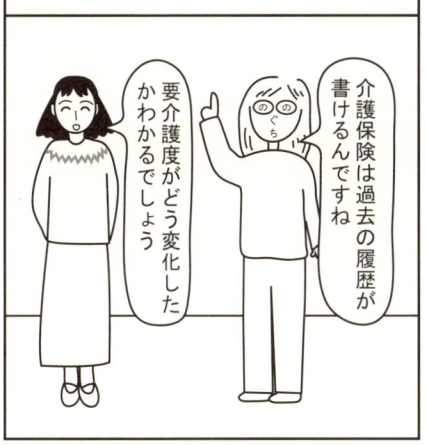

「その他の固有情報」欄は何を書くんですか？

そうね…

チェック欄の項目にはないものを書いてください

例えば…
・年金を含めた1ヵ月に使える金額
・地域の共同組合のサービスを使っている
などなど

社会資源をどのように どの程度利用しているか一目みるだけでわかりますね

なーるほど！

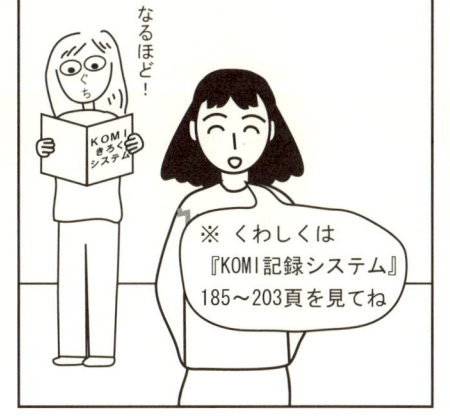

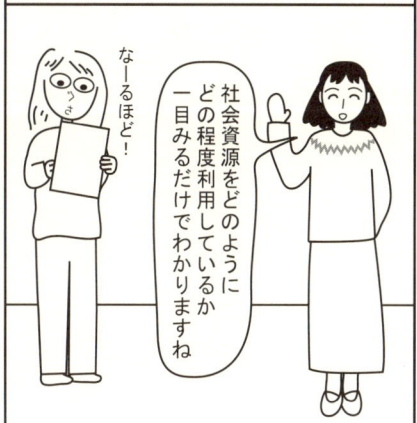

(2) 固有情報シートを記入しよう！

(3) 症状・病状シートを記入しよう！

症状・病状シート

氏名　　　　様
年齢　　歳　性別　男・女

作成日：　年　月　日
作成者：

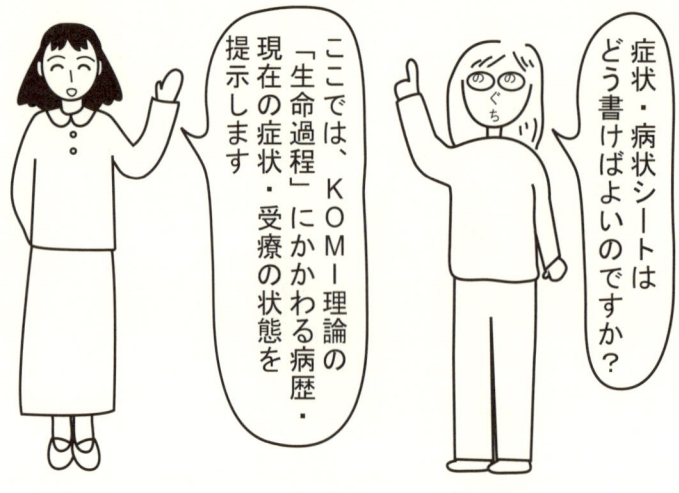

▲現在ある症状

▲既往症

▲現在飲んでいる薬

薬品名	どんな症状に有効か

▲感染症　　　　　　　　　　▲アレルギー

□無・□有（　　　　　）　　□無・□有（　　　　　）

▲主な介護者の状態

氏　名	
連絡先 Tel	
年　齢	歳　本人との関係：
健康状態	□良好　□すぐれない　□治療中の疾患あり　□入院が必要（疾患名　）
就労状態 就労形態	□就労していない　□就労している　□自営　□常勤　□非常勤（週　日）
経済状態	□安定している　□不安定　□年金生活　□生活保護

介護意欲	□十分にある　□不安大　□喪失気味　□喪失
生活リズム	□整っている　□乱れがち　□完全に乱れている
交代可能性	□可能性あり　□可能性検討中　□可能性なし
現在の介護状態	□問題なし　□介護者間の意思疎通が希薄　□介護疲れが激しく休息が必要　□経済的援助が必要　□介護時間の明らかな不足　□介護知識の明らかな不足　□住環境の改善が必要　□福祉機器類の活用が必要　□その他（　　）
介護協力者	□無　□有　主介護者との関係：
協力者の支援内容	□家事中心　□移送　□話し相手　□配食　□受診付き添い　□電話での安否確認　□その他

▲備　考

症状・病状シートはどう書けばよいのですか？

ここでは、KOMI理論の「生命過程」にかかわる病歴・現在の症状・受療の状態を提示します

＜現在ある症状＞

1コマ目
- 症状はどう書くのですか？
- 自覚症状以外でも、援助者が観察できる症状があれば書いてください

2コマ目
- 脳梗塞、失語症とか？
- ？

3コマ目
- 病名ではなく、脳梗塞だったら片麻痺、失語症だったら言葉が出にくい、など症状を書いてください
- ！

4コマ目
- 本人が訴えなくても、褥瘡があれば、仙骨部の痛み、とか痒み、不快感、違和感もね
- ！！

＜既往症＞

1コマ目
- この欄は、基本情報シートの病名欄に入らなかったものも書きます

2コマ目
```
肺炎      70歳
腰痛症    74〜78歳
```
- 年齢が入るのよ
- ふーん

3コマ目
- 既往を全部書くのですか？
- 過去の健康状態に大きな影響を与えたものや

4コマ目
- 同じ症状を繰り返している場合には、書くことでその人の特徴が把握できるのよ
- ！

＜主な介護者の状態＞

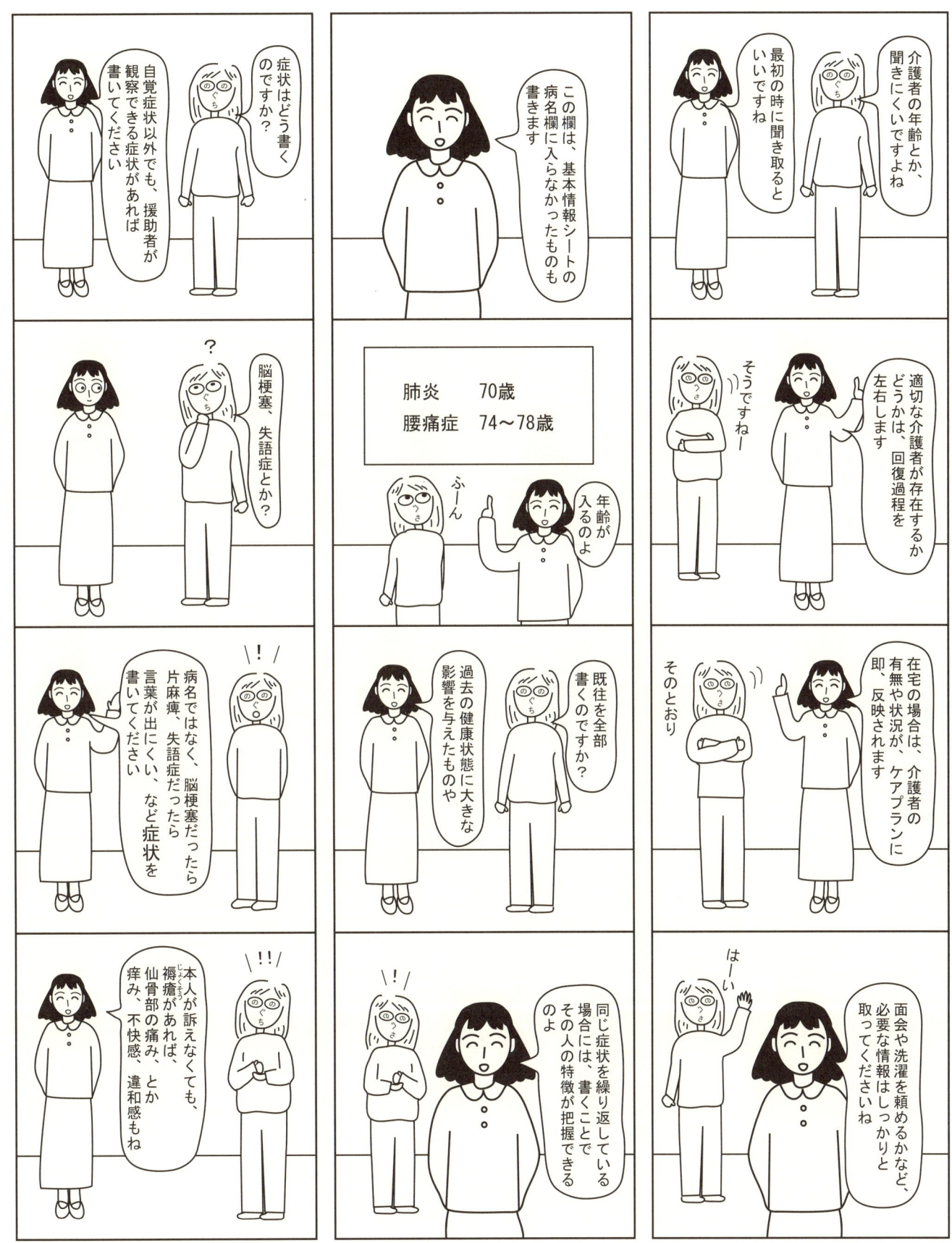

1コマ目
- 介護者の年齢とか、聞きにくいですよね
- 最初の時に聞き取るといいですね

2コマ目
- 適切な介護者が存在するかどうかは、回復過程を左右します
- そうですね〜

3コマ目
- 在宅の場合は、介護者の有無や状況が、ケアプランに即、反映されます
- そのとおり

4コマ目
- 面会や洗濯を頼めるかなど、必要な情報はしっかりと取ってくださいね
- はーい

（3）症状・病状シートを記入しよう！

(4) KOMIサークルチャートを記入しよう！

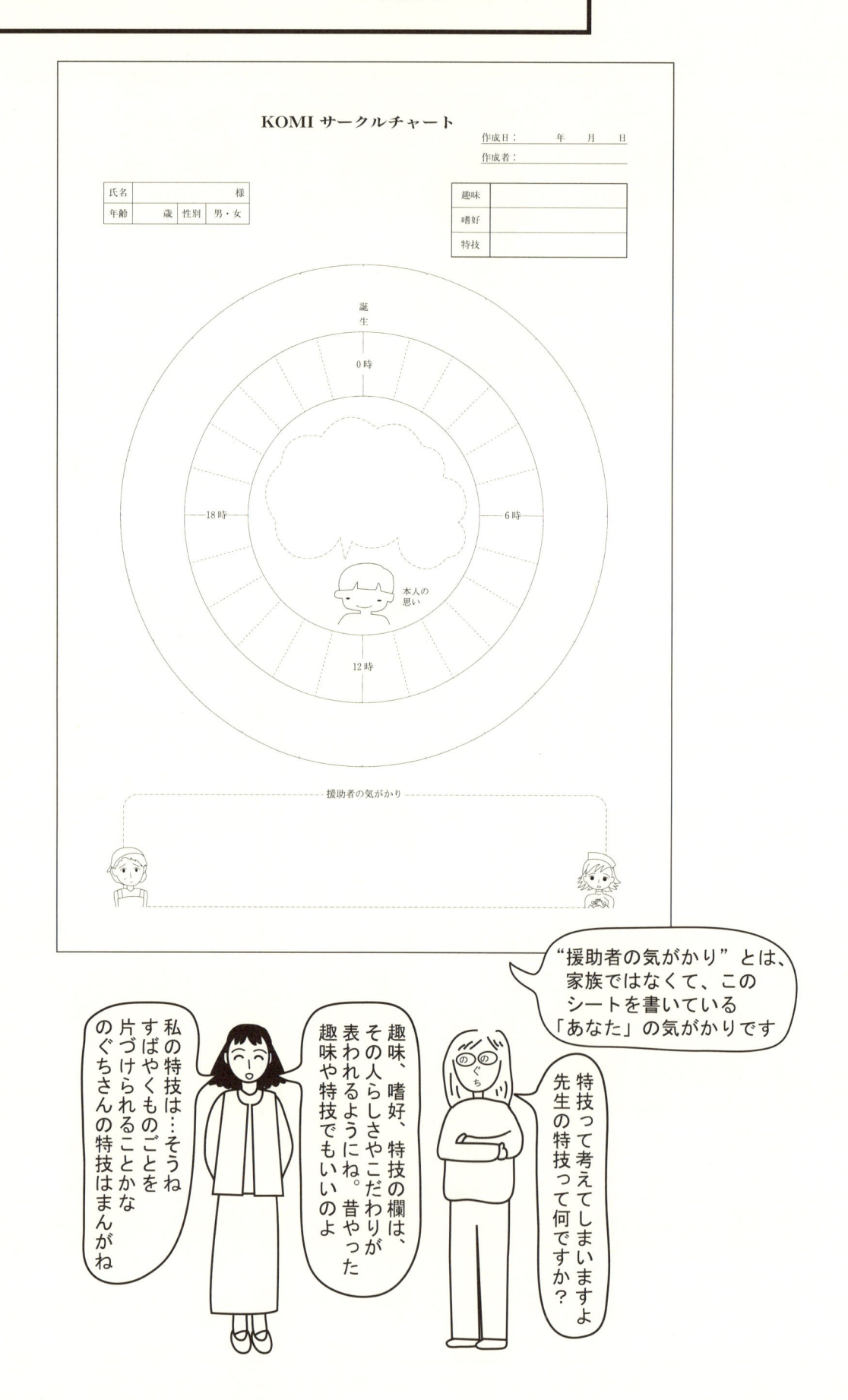

KOMI サークルチャート

作成日： 年 月 日
作成者：

氏名		様
年齢	歳 性別	男・女

趣味	
嗜好	
特技	

誕生
0時
18時　　　6時
本人の思い
12時

援助者の気がかり

> "援助者の気がかり"とは、家族ではなくて、このシートを書いている「あなた」の気がかりです

> 特技って考えてしまいますよ　先生の特技って何ですか？（のぐち）

> 趣味、嗜好、特技の欄は、その人らしさやこだわりが表われるようにね。昔やった趣味や特技でもいいのよ

> 私の特技は…そうねすばやくものごとを片づけられることかな　のぐちさんの特技はまんがね

44　第3章　KOMI記録システムを記入しよう！

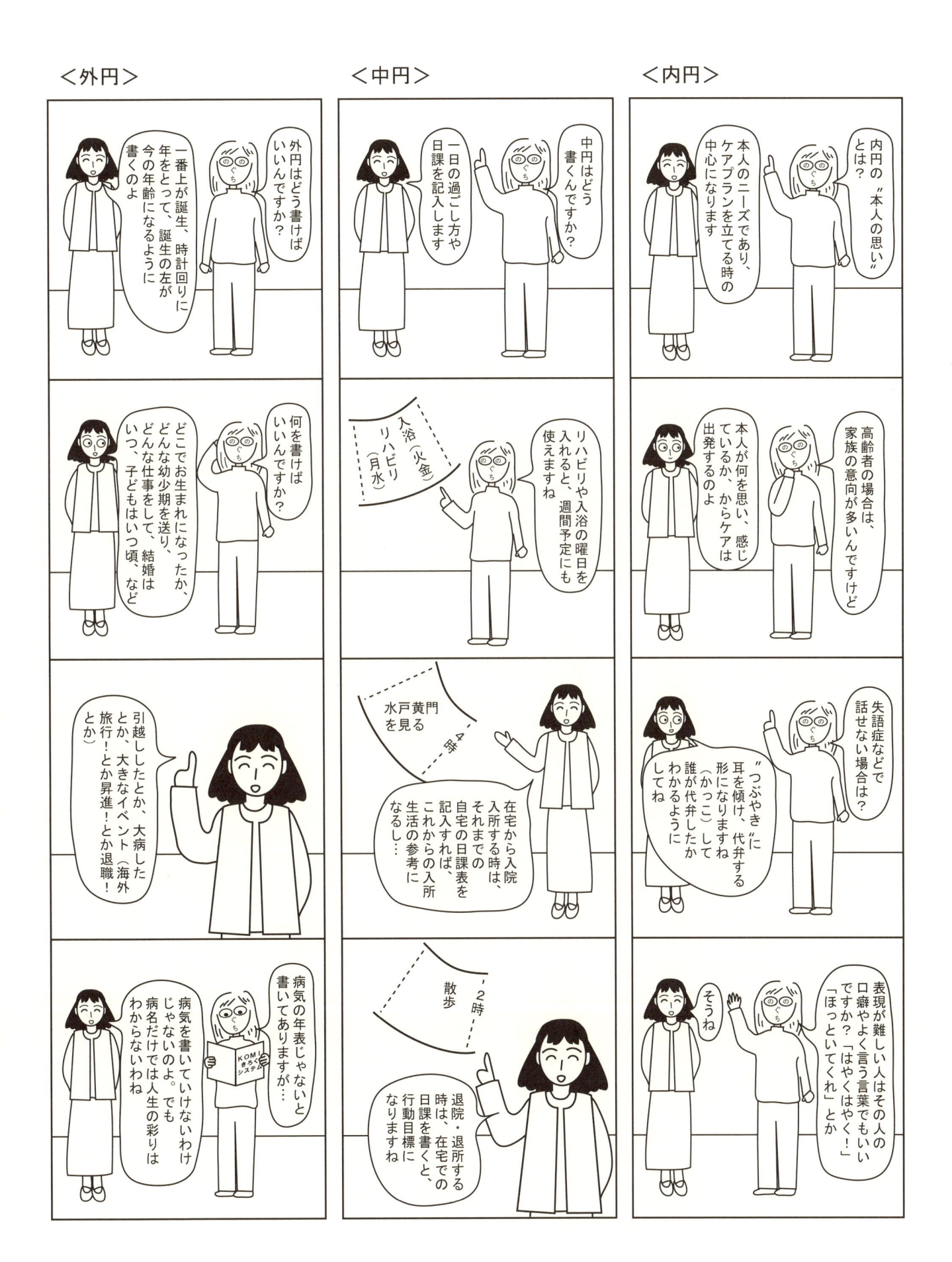

(4) KOMIサークルチャートを記入しよう！ 45

(5) KOMIレーダーチャートを記入しよう！

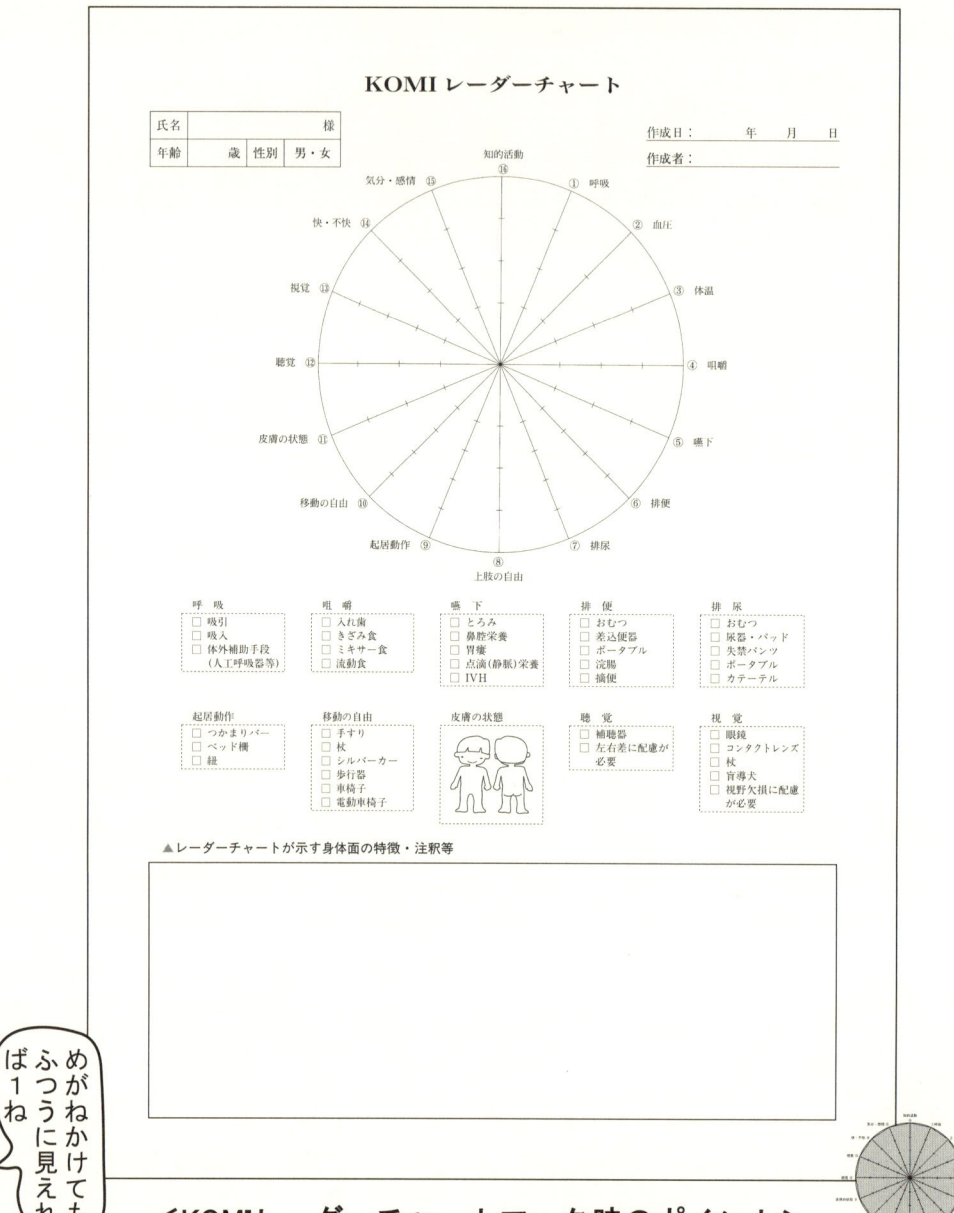

KOMIレーダーチャート

| 氏名 | | 様 | 作成日： 年 月 日 |
| 年齢 | 歳 性別 男・女 | | 作成者： |

チャート軸項目：
- ⑯ 知的活動
- ⑮ 気分・感情
- ⑭ 快・不快
- ⑬ 視覚
- ⑫ 聴覚
- ⑪ 皮膚の状態
- ⑩ 移動の自由
- ⑨ 起居動作
- ⑧ 上肢の自由
- ⑦ 排尿
- ⑥ 排便
- ⑤ 嚥下
- ④ 咀嚼
- ③ 体温
- ② 血圧
- ① 呼吸

呼吸
- □ 吸引
- □ 吸入
- □ 体外補助手段（人工呼吸器等）

咀嚼
- □ 入れ歯
- □ きざみ食
- □ ミキサー食
- □ 流動食

嚥下
- □ とろみ
- □ 鼻腔栄養
- □ 胃瘻
- □ 点滴（静脈）栄養
- □ IVH

排便
- □ おむつ
- □ 差込便器
- □ ポータブル
- □ 浣腸
- □ 摘便

排尿
- □ おむつ
- □ 尿器・パッド
- □ 失禁パンツ
- □ ポータブル
- □ カテーテル

起居動作
- □ つかまりバー
- □ ベッド柵
- □ 紐

移動の自由
- □ 手すり
- □ 杖
- □ シルバーカー
- □ 歩行器
- □ 車椅子
- □ 電動車椅子

皮膚の状態

聴覚
- □ 補聴器
- □ 左右差に配慮が必要

視覚
- □ 眼鏡
- □ コンタクトレンズ
- □ 杖
- □ 盲導犬
- □ 視野欠損に配慮が必要

▲レーダーチャートが示す身体面の特徴・注釈等

> めがねかけてもふつうに見えれば1ね

> 生命力が大きいね

<KOMIレーダーチャートマーク時のポイント>

1. KOMIレーダーチャートは対象者の「身体的状況」が一目でわかるようになっています！ つまり、円が真丸に近く大きいほど、生命力が大きい、または、生活過程に制限がないことを示しています。
「数字の小さいほうが健康状態に近いことを表わす」ので、お間違えなく！

2. 薬の服用を認めたうえで、現在の症状や状態をチェックします。たとえば、降圧の薬を飲んでおり、血圧が安定しているならば、1.正常 となりますが、注釈欄に服用していることを書きます。

3. めがねや手すり、杖などの用具や器具を使っている場合も、使っている状態で、どのような生活の不自由があるか、判定し、チェック欄にチェックします。

4. 1～3、または1～5の間に、1.5や2.5などの中間値はありません。1、2、3、4、5のどれかに判定し、個別の状況を注釈欄に書きます。

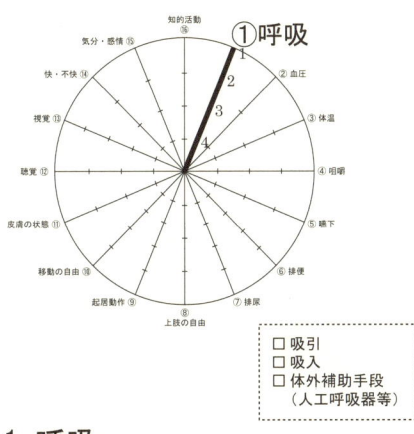

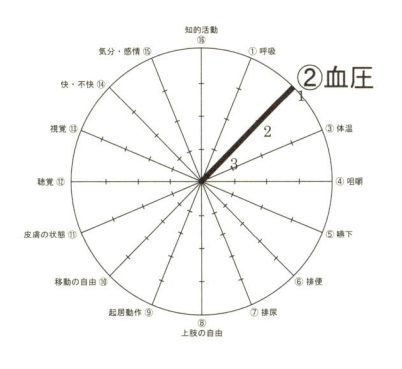

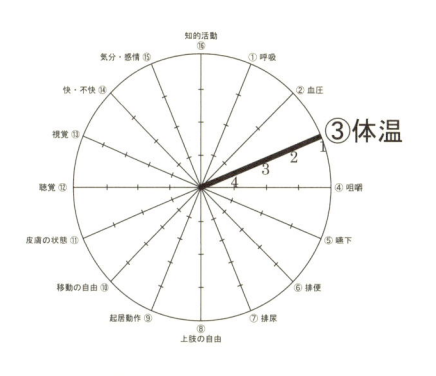

1. 呼吸

1. 自然な呼吸

「まあ我々は自然な呼吸だよね」
「そうだね」

2. 軽い息切れ・息苦しさ

「ちょっと動いて息切れすると2だね」
はあはあ

3. 強度の息切れ・息苦しさ

「酸素吸入や在宅酸素の場合は、2か3になります、程度によって」
シュワー
さんそ

4. 気管切開（自力での呼吸不可）

「気管切開（自力での呼吸不可）の場合は、4になります」
カニューレ

2. 血圧

1. 正常範囲

最高血圧　最低血圧
140以下かつ90以下

「測ってみる？」
「ぼくたち正常だよね」

2. 要注意

最高血圧　最低血圧
141〜159または91〜94

「ママ測れるの？」

3. 異常

　　　　　最高血圧　　最低血圧
（高血圧）160以上または95以上
（低血圧）100以下

「低いの―！？」
「うーんママは低血圧かもね」

4.

「薬を飲んで正常な場合は1につけます」
「ただし注釈に書く」

▼レーダーチャートが示す身体面の特徴・注釈等

2. 血圧・・・降圧剤を飲んで血圧は安定している

3. 体温

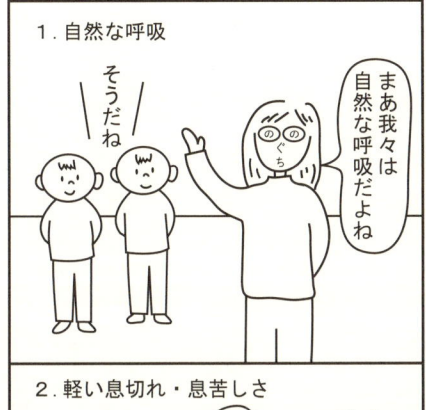

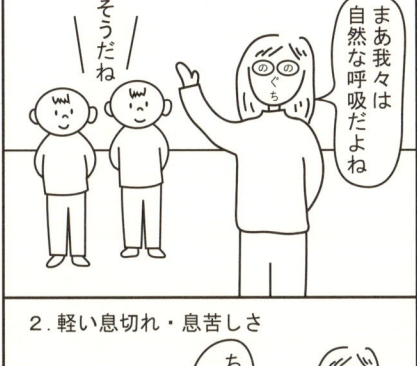

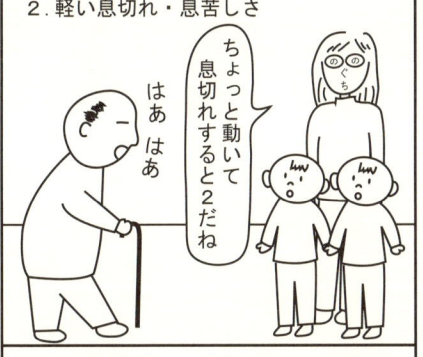

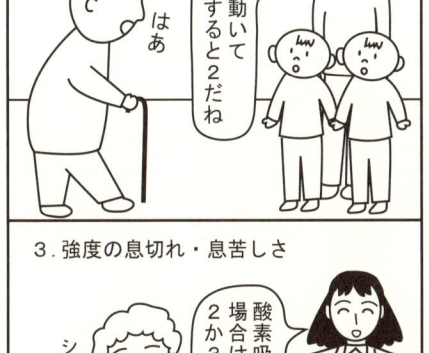

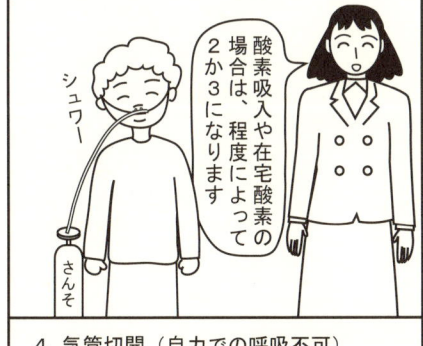

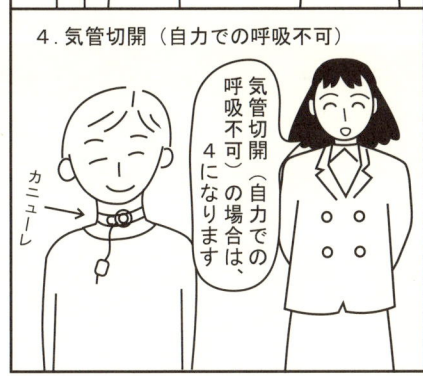

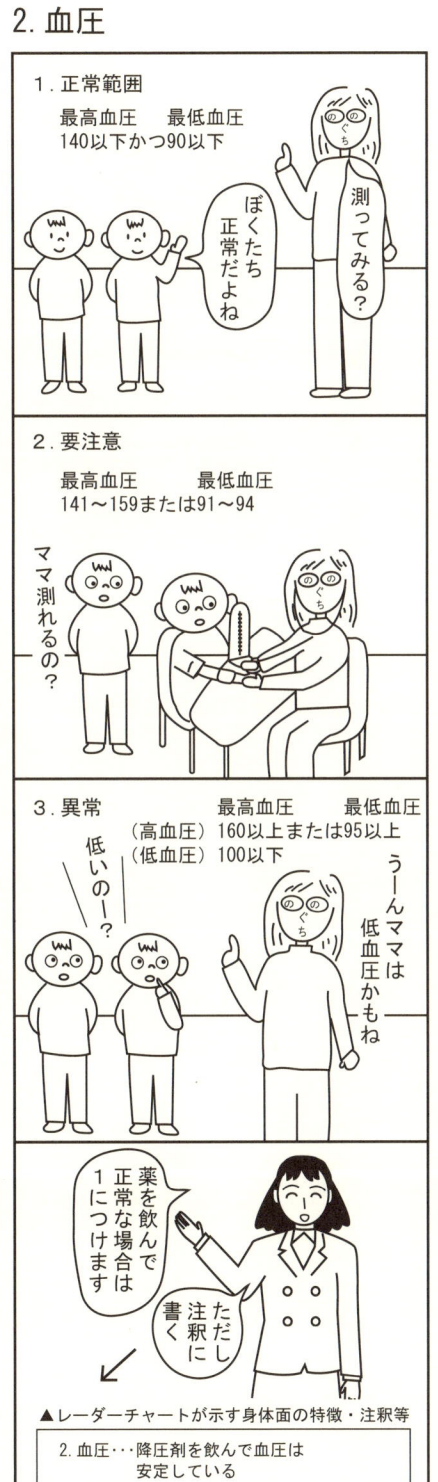

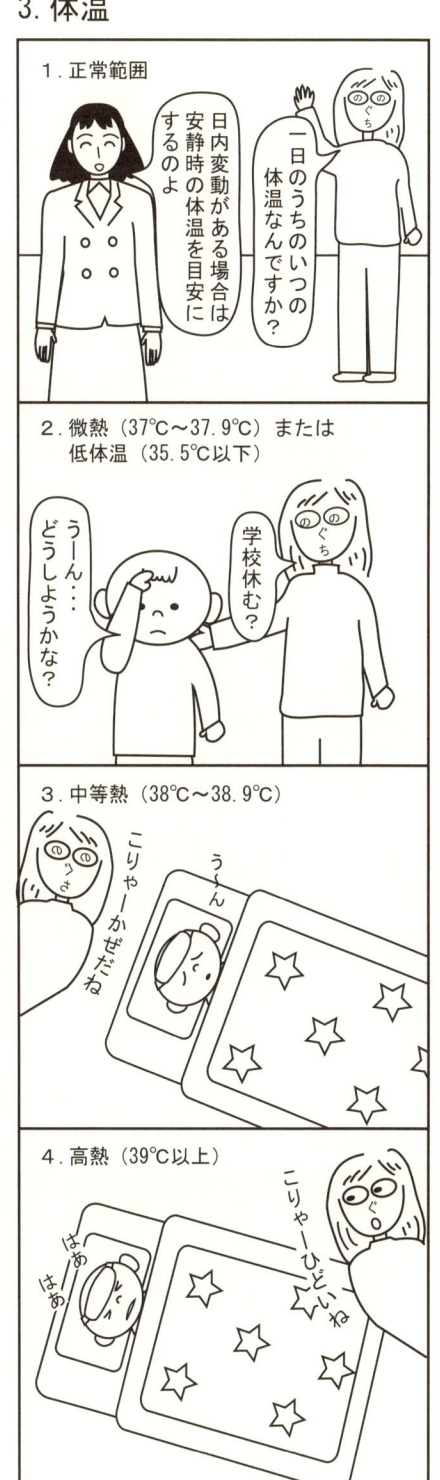

1. 正常範囲

「日内変動がある場合は安静時の体温を目安にするのよ」
「一日のうちのいつの体温なんですか？」

2. 微熱（37℃〜37.9℃）または低体温（35.5℃以下）

「学校休む？」
「うーん…どうしようかな？」

3. 中等熱（38℃〜38.9℃）

「こりゃーかぜだね」
うーん

4. 高熱（39℃以上）

「こりゃーひどいね」
はあはあ

4. 咀嚼（そしゃく）

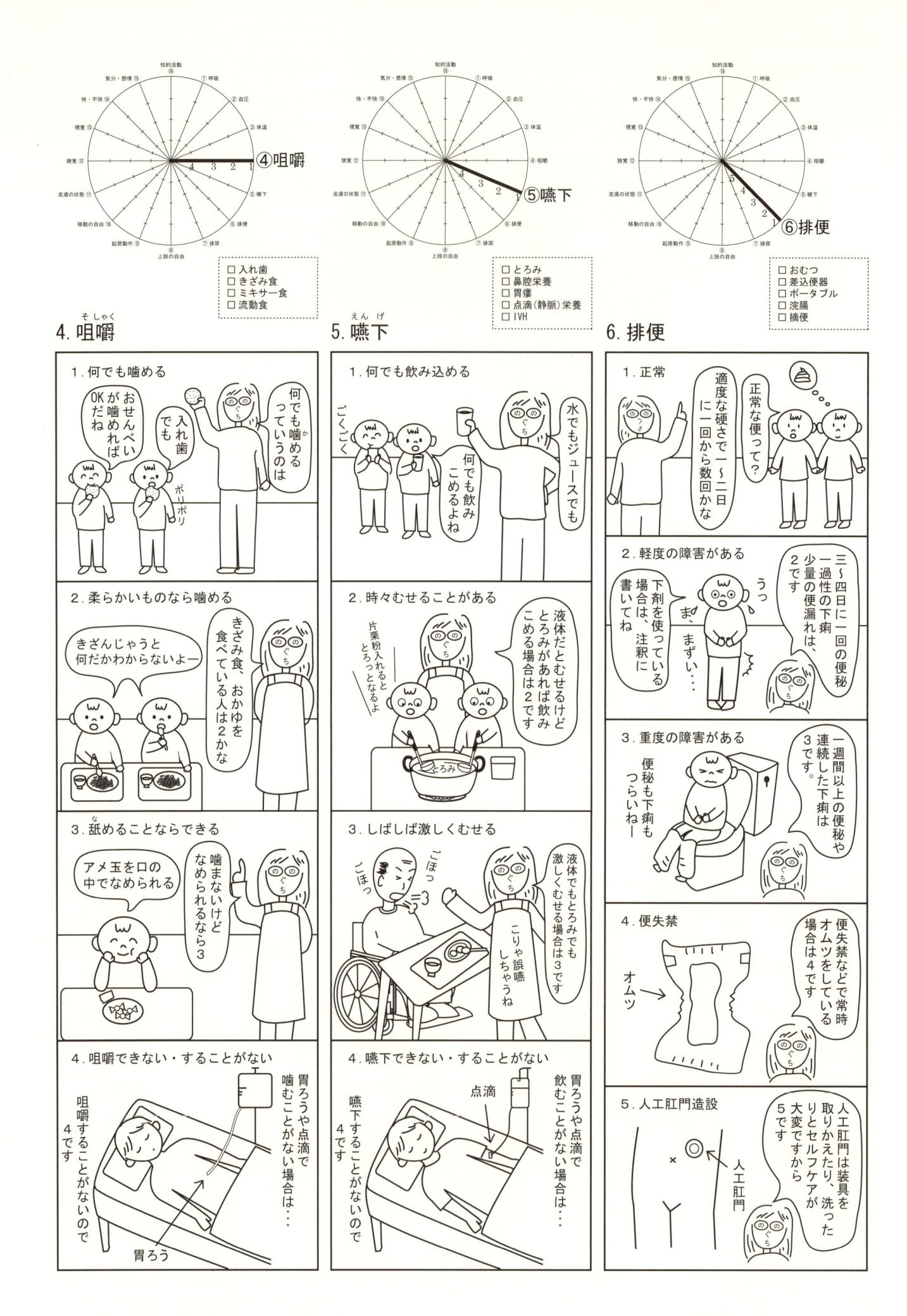

1. 何でも噛める
2. 柔らかいものなら噛める
3. 舐めることならできる
4. 咀嚼できない・することがない

5. 嚥下（えんげ）

1. 何でも飲み込める
2. 時々むせることがある
3. しばしば激しくむせる
4. 嚥下できない・することがない

6. 排便

1. 正常
2. 軽度の障害がある
3. 重度の障害がある
4. 便失禁
5. 人工肛門造設

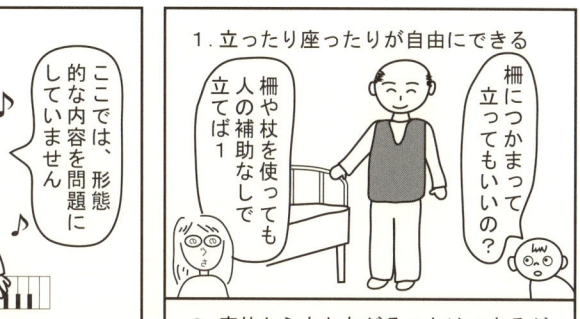

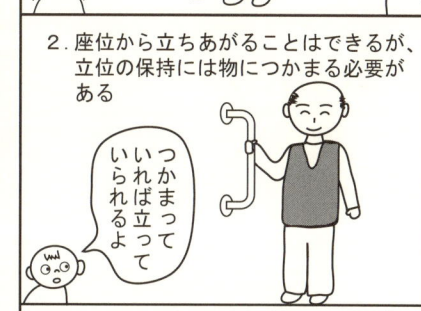

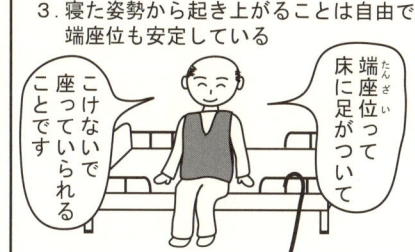

7. 排尿

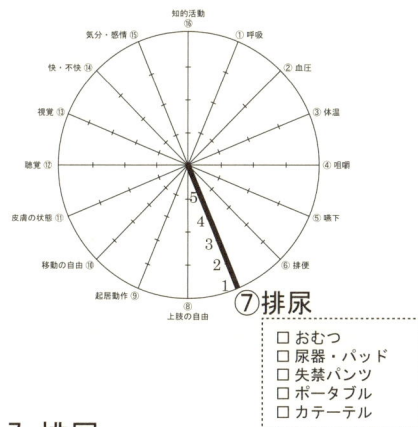

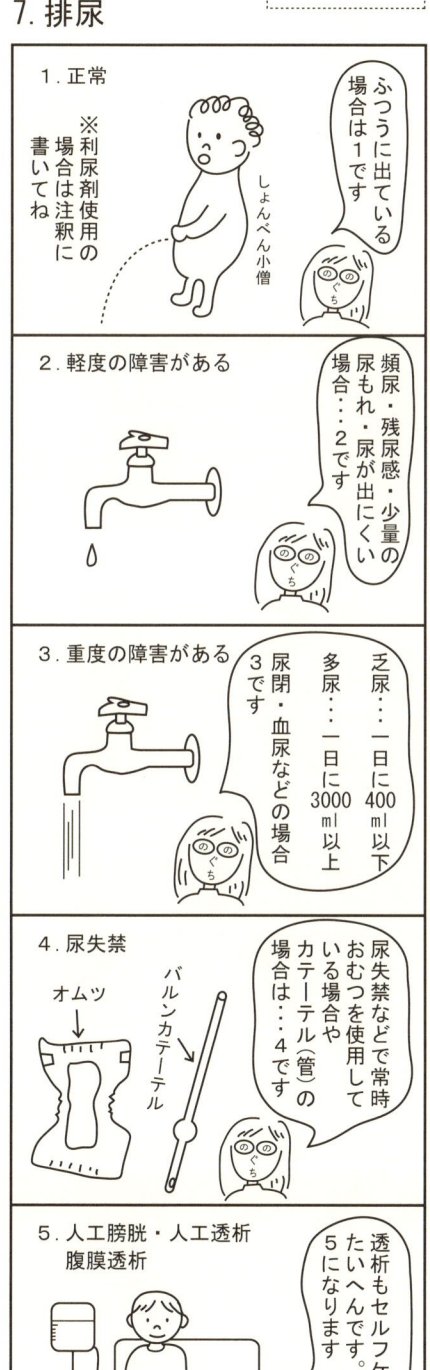

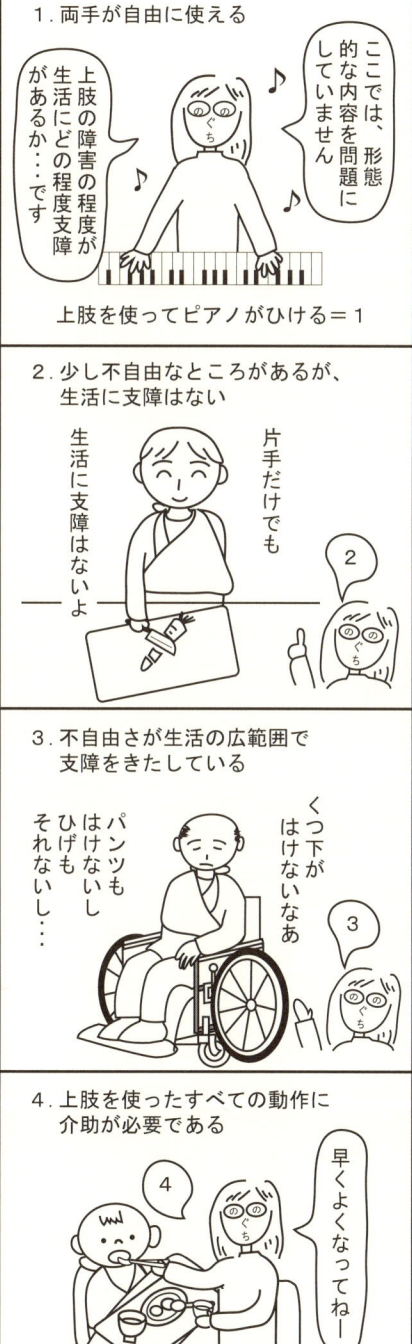

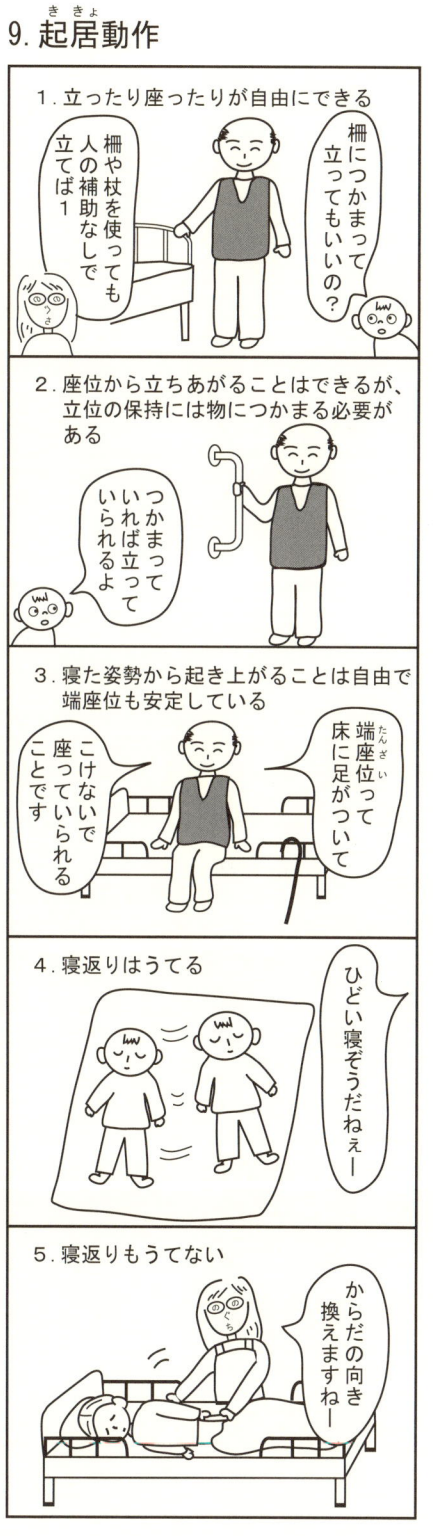

☐ おむつ
☐ 尿器・パッド
☐ 失禁パンツ
☐ ポータブル
☐ カテーテル

1. 正常
※利尿剤使用の場合は注釈に書いてね
しょんべん小僧
ふつうに出ている場合は1です

2. 軽度の障害がある
頻尿・残尿感・尿もれ・少量の尿が出にくい場合…2です

3. 重度の障害がある
乏尿…一日に400ml以下
多尿…一日に3000ml以上
尿閉・血尿などの場合3です

4. 尿失禁
オムツ
バルンカテーテル
尿失禁などで常時おむつを使用している場合やカテーテル（管）の場合は…4です

5. 人工膀胱・人工透析 腹膜透析
透析もセルフケアがたいへんです。5になります

8. 上肢の自由

1. 両手が自由に使える
ここでは、形態的な内容を問題にしていません
上肢の障害の程度が生活にどの程度支障があるか…です
上肢を使ってピアノがひける＝1

2. 少し不自由なところがあるが、生活に支障はない
片手だけでも生活に支障はないよ
2

3. 不自由さが生活の広範囲で支障をきたしている
くつ下がはけないなぁ
パンツもはけないしひげもそれないし…
3

4. 上肢を使ったすべての動作に介助が必要である
早くよくなってね
4

9. 起居動作（ききょ）

☐ つかまりバー
☐ ベット棚
☐ 紐

1. 立ったり座ったりが自由にできる
柵につかまって立ってもいいの？
柵や杖を使っても人の補助なしで立てば1

2. 座位から立ちあがることはできるが、立位の保持には物につかまる必要がある
つかまっていれば立っていられるよ

3. 寝た姿勢から起き上がることは自由で端座位も安定している
端座位って床に足がついて座っていることです
こけないで座っていられる

4. 寝返りはうてる
ひどい寝ぞうだねぇー

5. 寝返りもうてない
からだの向き換えますねー

(5) KOMIレーダーチャートを記入しよう！　49

10. 移動の自由

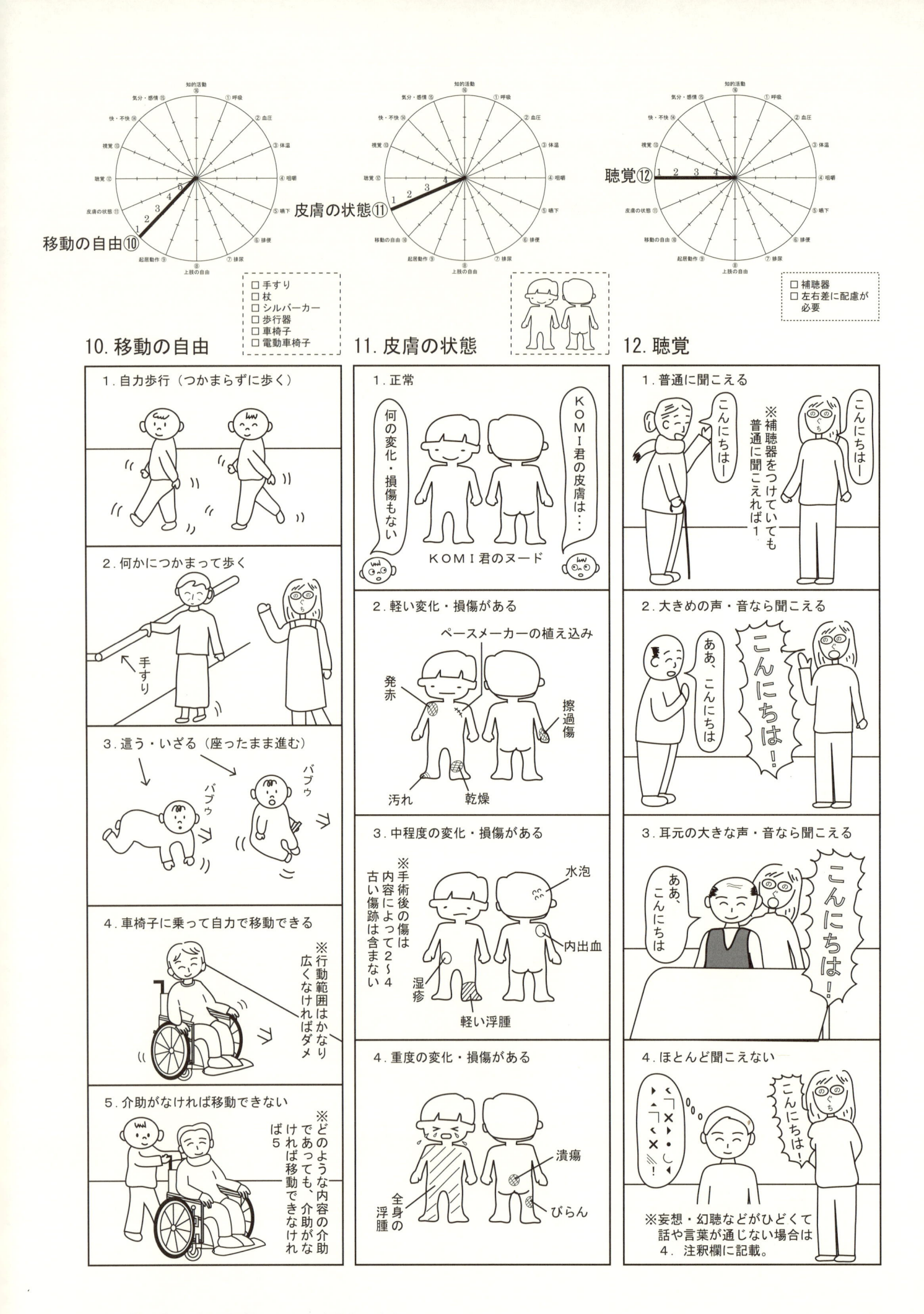

1. 自力歩行（つかまらずに歩く）
2. 何かにつかまって歩く
3. 這う・いざる（座ったまま進む）
4. 車椅子に乗って自力で移動できる
   ※行動範囲はかなり広くなければダメ
5. 介助がなければ移動できない
   ※どのような内容の介助であっても、介助がなければ移動できなければ5

□ 手すり
□ 杖
□ シルバーカー
□ 歩行器
□ 車椅子
□ 電動車椅子

11. 皮膚の状態

1. 正常
   KOMI君の皮膚は…何の変化・損傷もない
   KOMI君のヌード
2. 軽い変化・損傷がある
   発赤、汚れ、乾燥、ペースメーカーの植え込み、擦過傷
3. 中程度の変化・損傷がある
   水泡、内出血、湿疹、軽い浮腫
   ※手術後の傷は内容によって2〜4　古い傷跡は含まない
4. 重度の変化・損傷がある
   全身の浮腫、潰瘍、びらん

12. 聴覚

□ 補聴器
□ 左右差に配慮が必要

1. 普通に聞こえる
   こんにちはー
   ※補聴器をつけていても普通に聞こえれば1
2. 大きめの声・音なら聞こえる
   ああ、こんにちは　こんにちは！
3. 耳元の大きな声・音なら聞こえる
   ああ、こんにちは　こんにちは！
4. ほとんど聞こえない
   「×▷×◁」　こんにちは！
   ※妄想・幻聴などがひどくて話や言葉が通じない場合は4．注釈欄に記載。

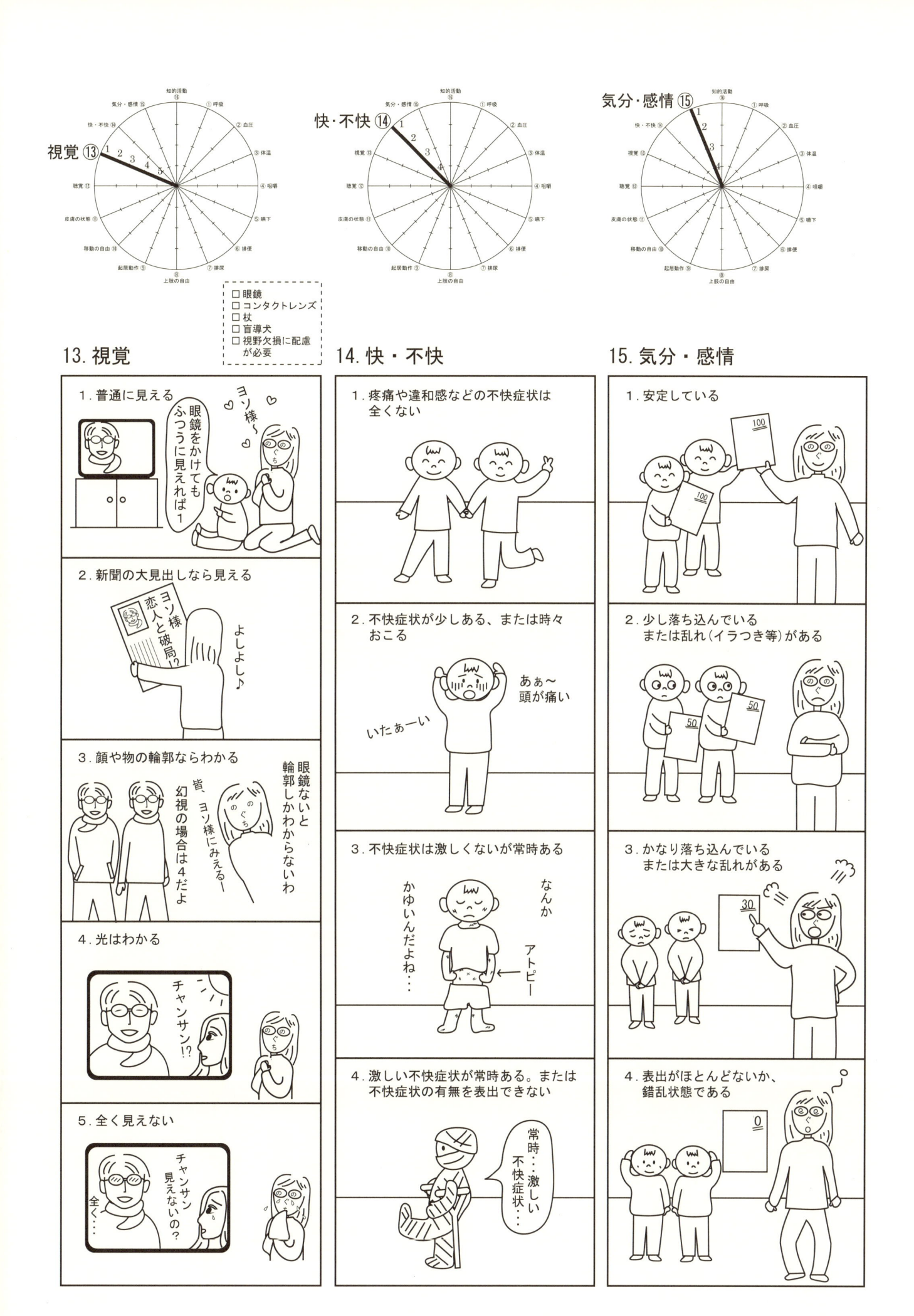

13. 視覚

1. 普通に見える
2. 新聞の大見出しなら見える
3. 顔や物の輪郭ならわかる
4. 光はわかる
5. 全く見えない

チェック項目：
- 眼鏡
- コンタクトレンズ
- 杖
- 盲導犬
- 視野欠損に配慮が必要

14. 快・不快

1. 疼痛や違和感などの不快症状は全くない
2. 不快症状が少しある、または時々おこる
3. 不快症状は激しくないが常時ある
4. 激しい不快症状が常時ある。または不快症状の有無を表出できない

15. 気分・感情

1. 安定している
2. 少し落ち込んでいる または乱れ（イラつき等）がある
3. かなり落ち込んでいる または大きな乱れがある
4. 表出がほとんどないか、錯乱状態である

(5) KOMIレーダーチャートを記入しよう！

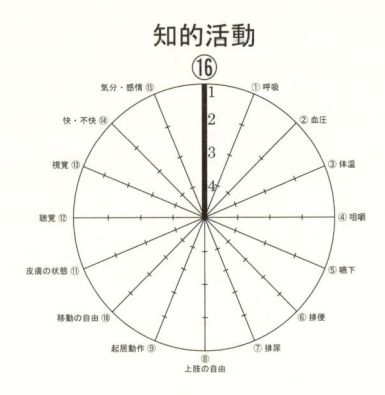

16. 知的活動（記憶・見当識等）

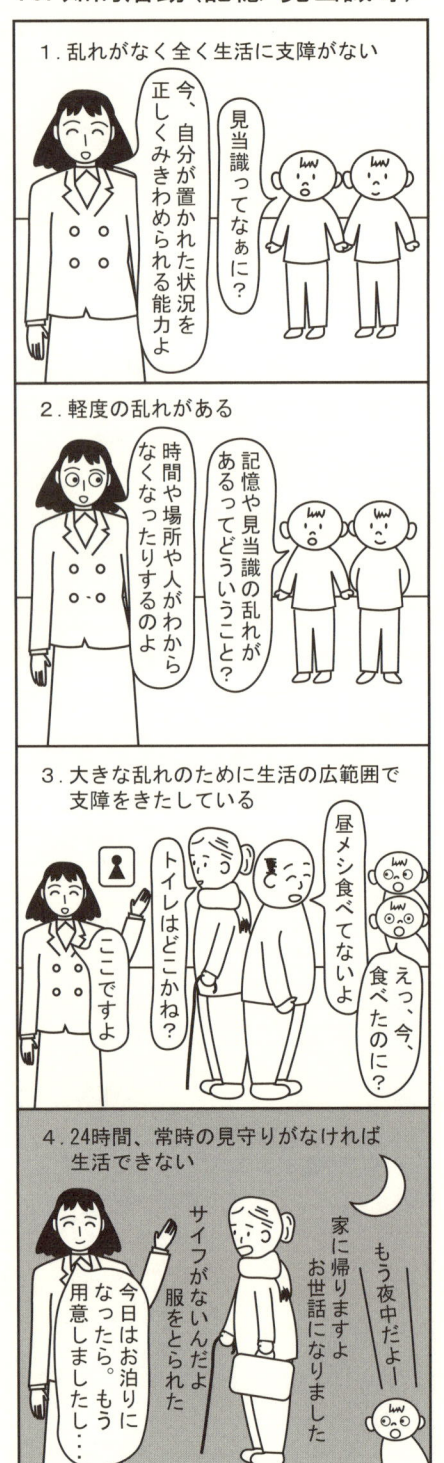

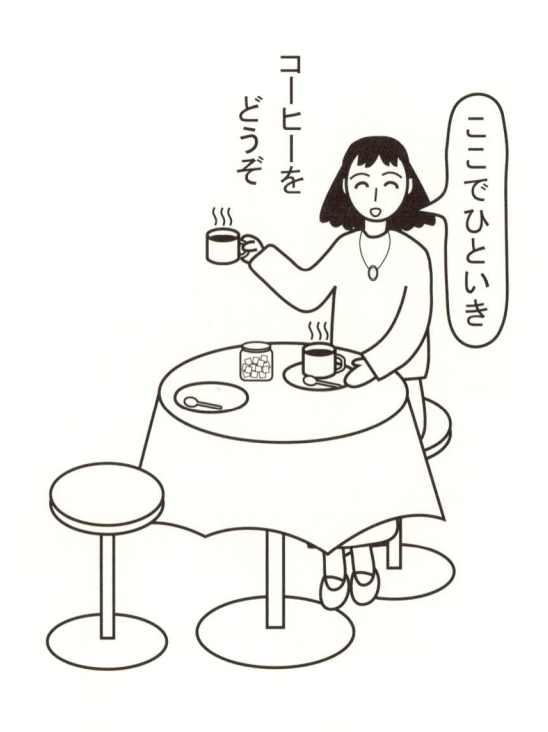

1. 乱れがなく全く生活に支障がない
「今、自分が置かれた状況を正しくみきわめられる能力よ」
「見当識ってなあに？」

2. 軽度の乱れがある
「時間や場所や人がわからなくなったりするのよ」
「記憶や見当識の乱れがあるってどういうこと？」

3. 大きな乱れのために生活の広範囲で支障をきたしている
「ここですよ」「トイレはどこかね？」「昼メシ食べてないよ」「えっ、今、食べたのに？」

4. 24時間、常時の見守りがなければ生活できない
「今日はお泊りになったら。もう用意しましたし…」「サイフがないんだよ」「服をとられた」「家に帰りますよお世話になりました」「もう夜中だよー」

ここでひといき

コーヒーをどうぞ

(6) KOMIチャートを記入しよう！

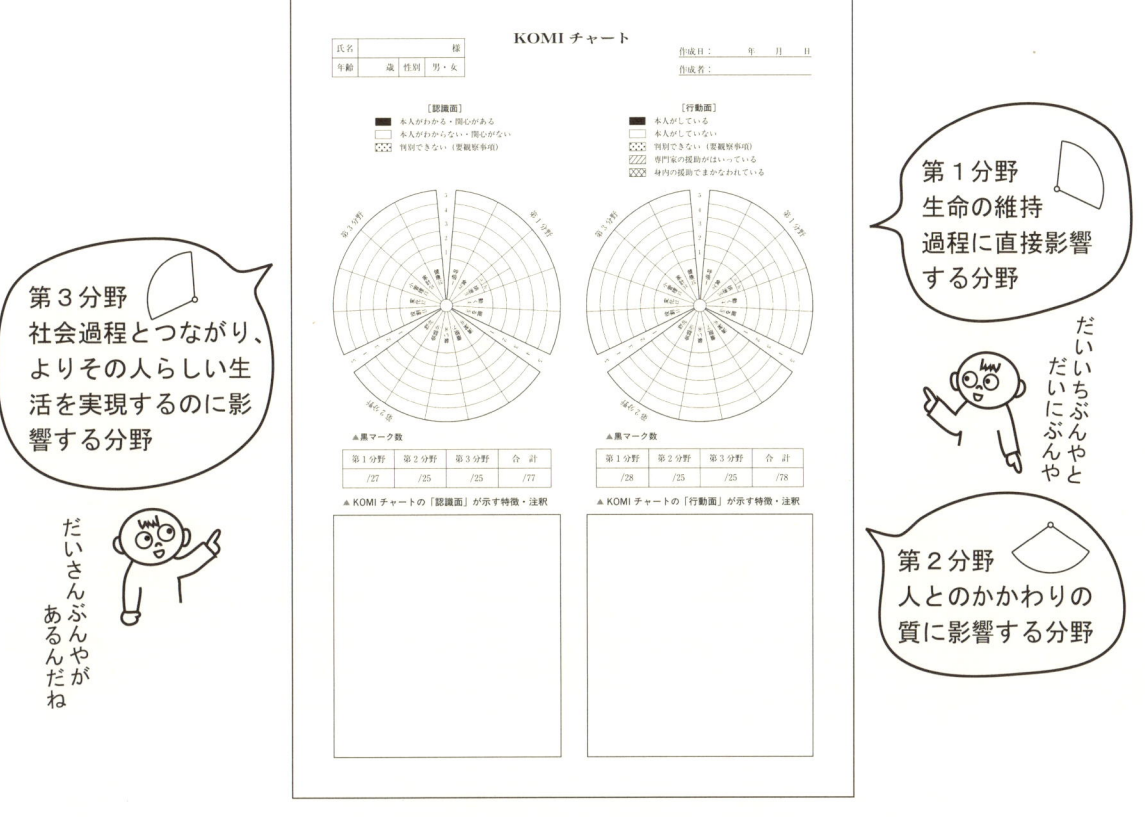

（吹き出し）
- 第3分野　社会過程とつながり、よりその人らしい生活を実現するのに影響する分野
- だいさんぶんやがあるんだね
- 第1分野　生命の維持過程に直接影響する分野
- だいいちぶんやとだいにぶんや
- 第2分野　人とのかかわりの質に影響する分野

＜KOMIチャートのポイント＞

1. KOMIチャートは、人間社会における"当たり前の生活の実現"を目指して作られているので、"当たり前の生活"をイメージしてください。
2. KOMIチャートは、"一人暮らしをしている、健康で自立した成人の生活像を基準"に作られています。　ここが最大のポイント。
3. 認識面は
   - ■ 本人がわかる・関心がある
   - □ 本人がわからない・無関心
   - ▨ 判断できない（情報不足・要観察事項）

   （吹き出し）3色はいります。10%きざみでつけられるんだよ

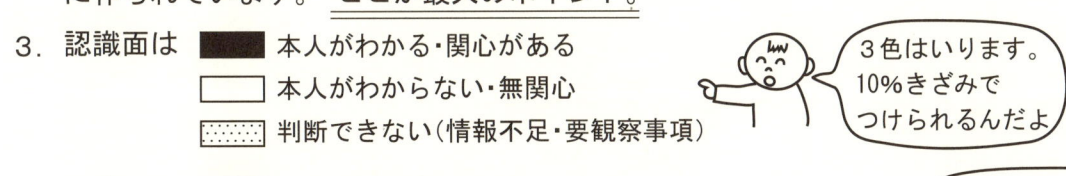

   行動面は
   - ■ 本人が現時点でできる・やっている
   - □ 本人が現時点でできない・やっていない・やれない
   - ▨ 判断できない（情報不足・要観察事項）
   - ▥ 専門家の援助が入っている
   - ▦ 身内の援助（ボランティアを含む）でまかなわれている

   （吹き出し）5色はいります。これも10%きざみでつけられるんだよ

4. ここ3～7日間の状態でつけてみてください。事実をありのままにつけてね。
5. 質問事項ではないので、インタビュー形式をとらずよく観察してつけてください。

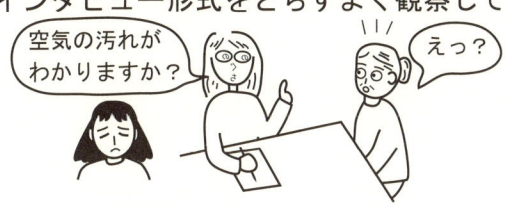

（イラストの吹き出し）空気の汚れがわかりますか？　／　えっ？

〔第1分野〕

①呼吸する
〔認識面〕

ⅰ：24時間、365日、新鮮な空気が室内に確保されているか。
ⅱ：陽光を浴びることができているか。
ⅲ：室内の清潔が保たれているか。
ⅳ：暖かさや涼しさや湿度などが確保されているか。
　つまり、看護・介護にとって呼吸とは、「空気の質」に気をつかうことなのである。
『KOMI理論』

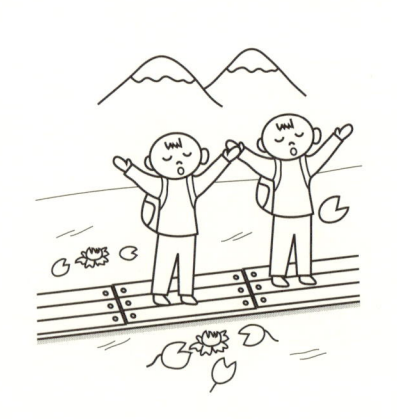

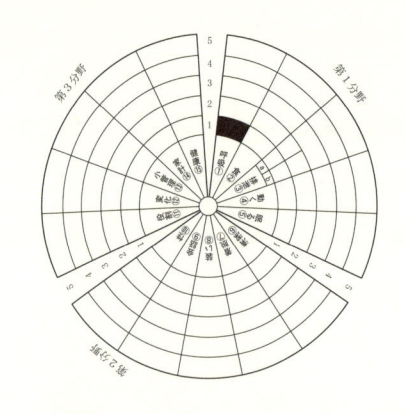

1. 空気の汚れ（匂い・よどみ・ムッとする感じ）がわかる

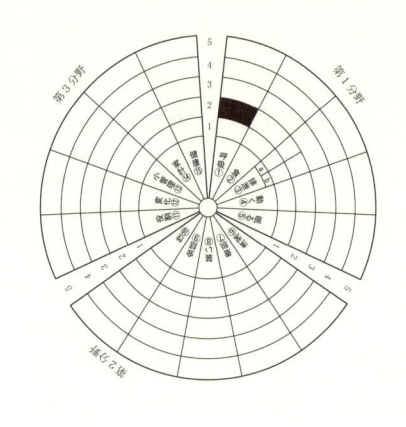

「空気の汚れがわからないってどういう場合ですか？」
「そうね、例えば…」

「おじゃましまーす」
「これはこれはいらっしゃい」
「うっ！匂う！」

「足が悪くてね」
「空気がよどんでるわ」
「くさくないのかなぁ」

「ヘルパーさんに来ていただいたらどうですか？」
「そうですか？別に困ってないですけど…」
「空気の汚れがわからないのね」

2. 暑さ・寒さがわかる

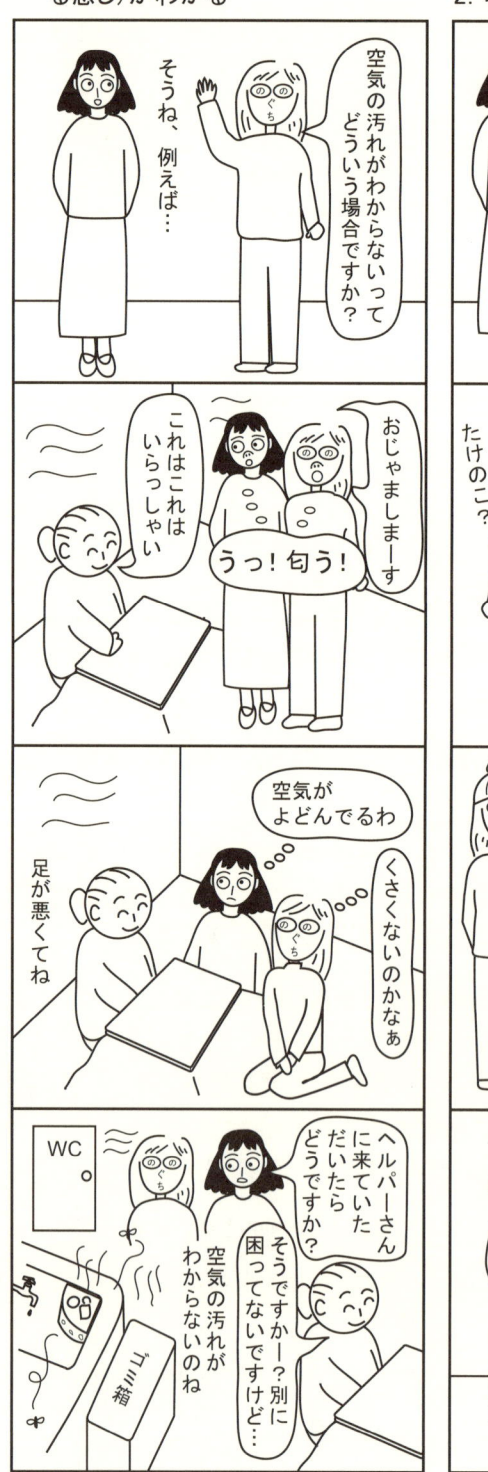

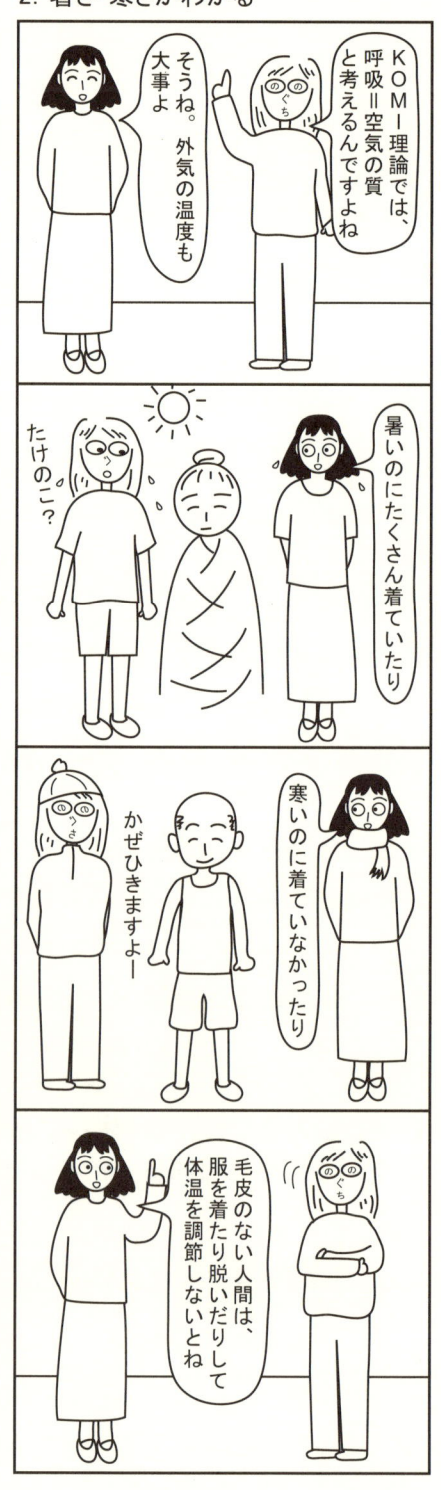

「KOMI理論では、呼吸＝空気の質と考えるんですよね」
「そうね。外気の温度も大事よ」

「暑いのにたくさん着ていたり」
「たけのこ？」

「寒いのに着ていなかったり」
「かぜひきますよー」

「毛皮のない人間は、服を着たり脱いだりして体温を調節しないとね」

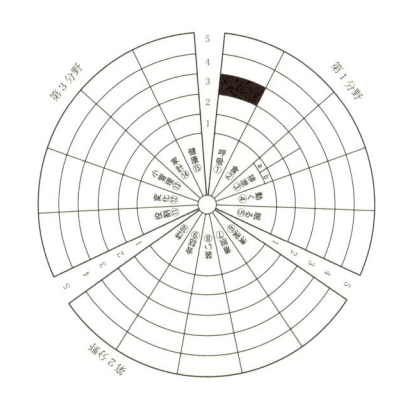

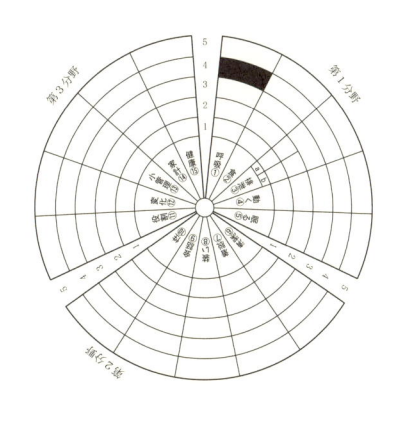

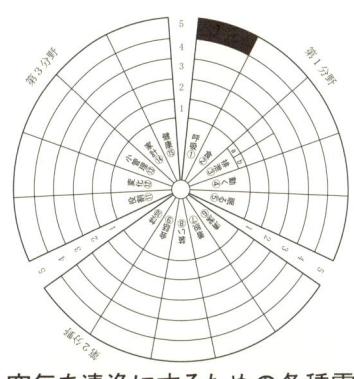

3. 陽光を気持ちよく感じる　　4. 新鮮な空気は気持ちよいと感じる　　5. 空気を清浄にするための各種電気製品（掃除機・冷暖房器具など）の使い方や扱い方がわかる

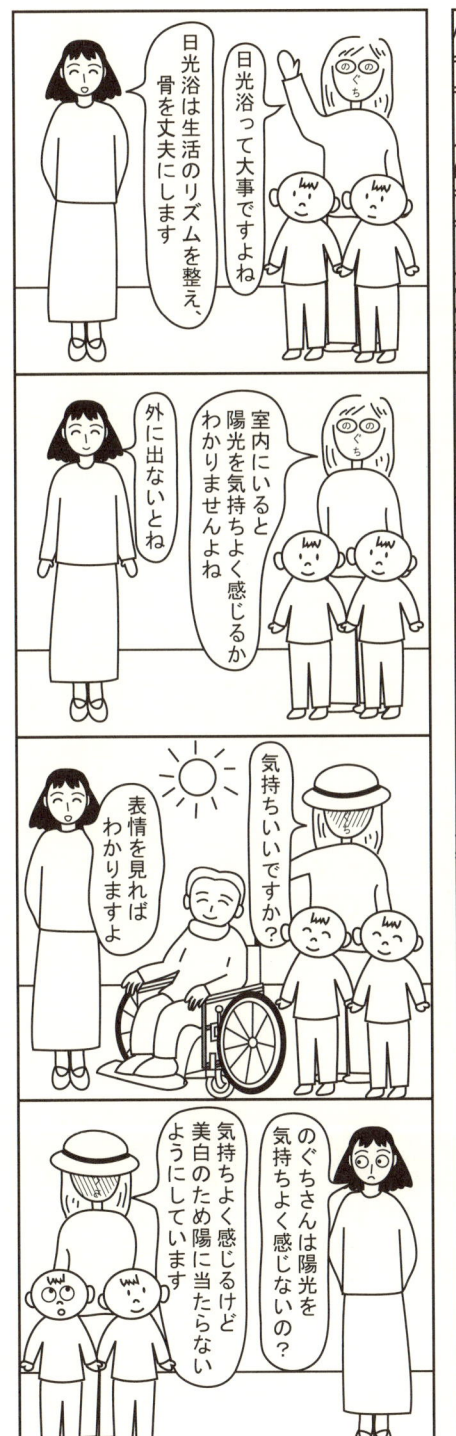

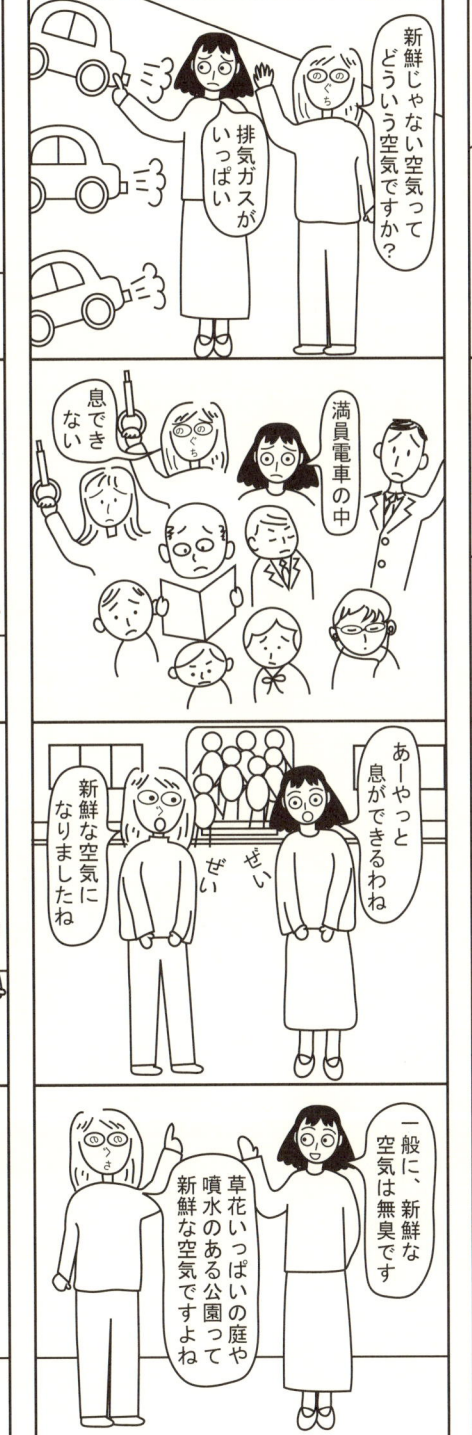

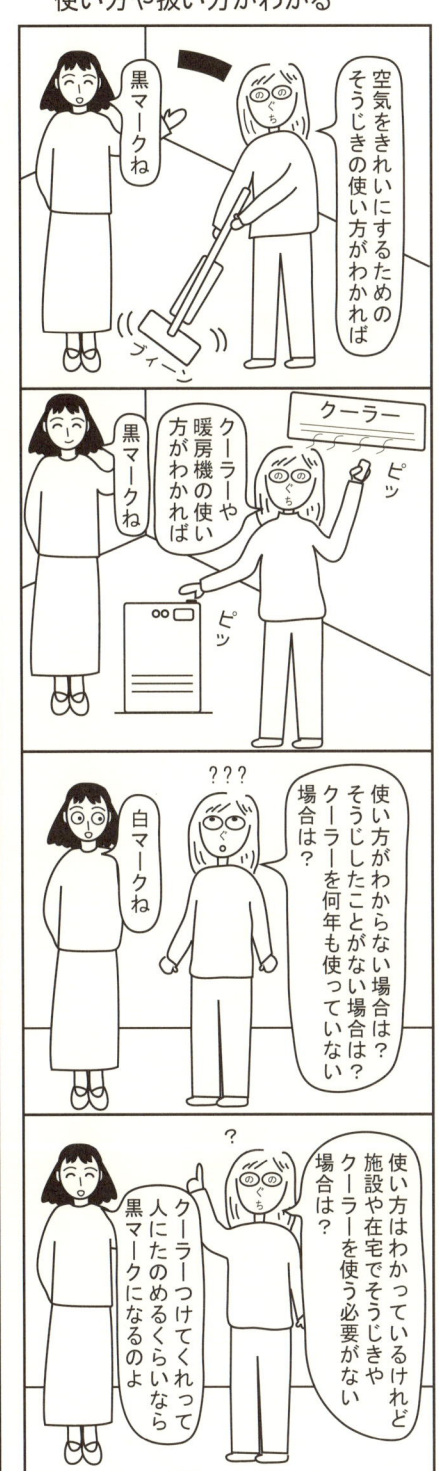

(6) KOMIチャートを記入しよう！

[第1分野]

①呼吸する
〔行動面〕

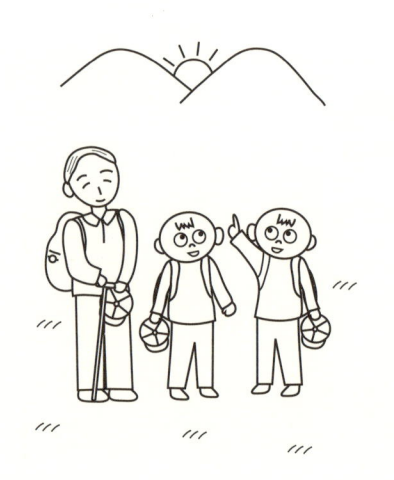

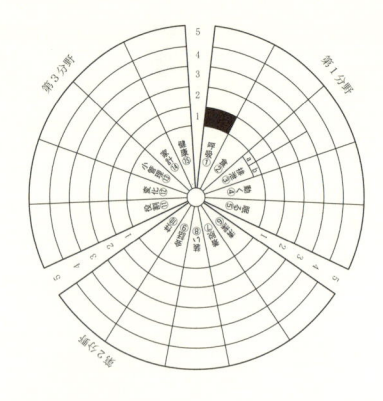

1. 自力で自然に呼吸している
※ この細目は援助マークが入りません。

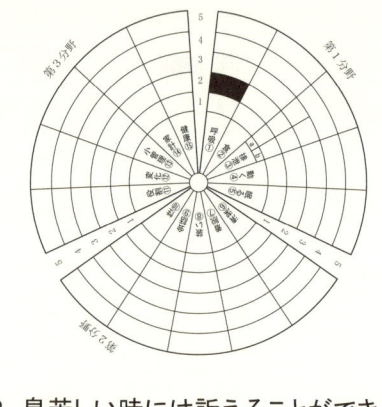

2. 息苦しい時には訴えることができる
※ この細目も援助マークが入りません。

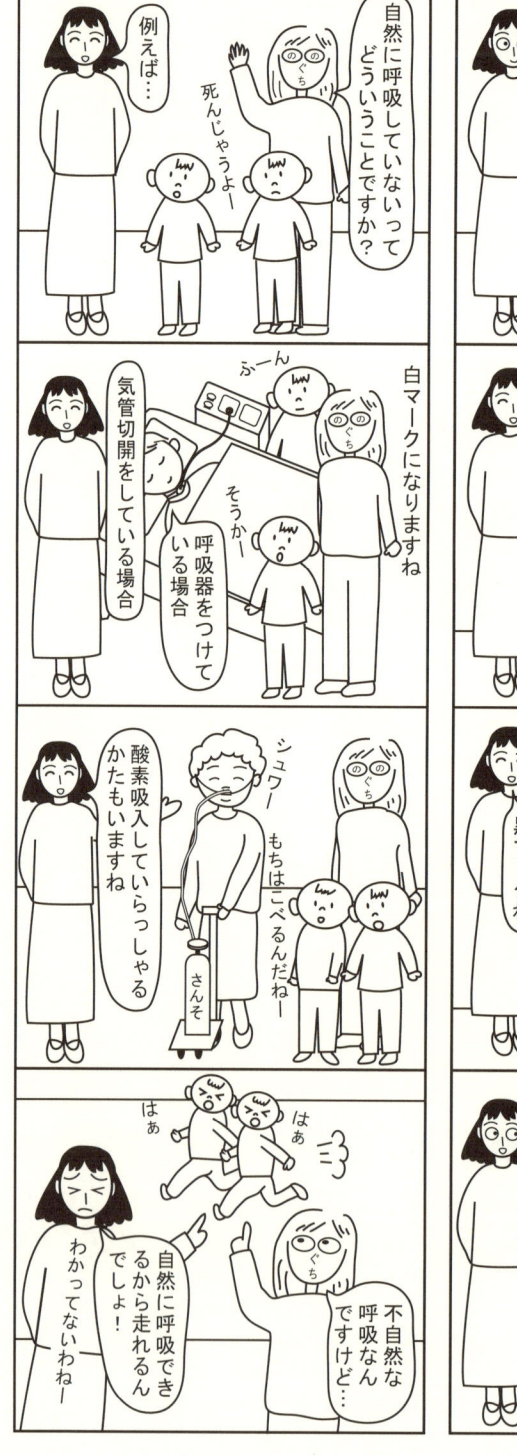

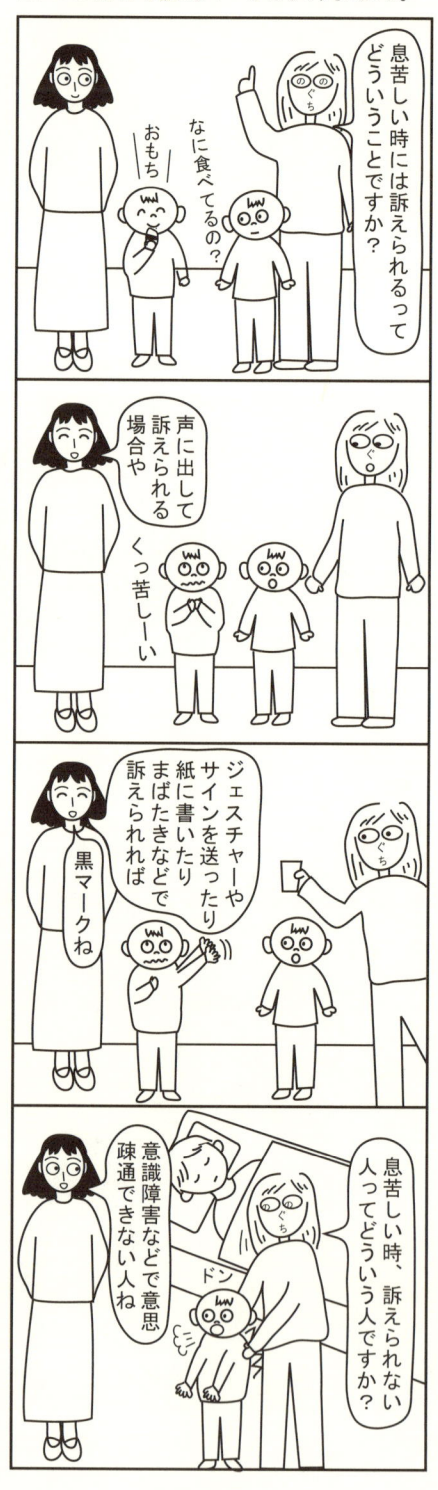

「新鮮な空気に次いで病人が求める二番目のものは、陽光をおいてほかにはない。」
「色あせてしぼみかかった植物や、ひ弱で蒼白い人間を、太陽の光のただ中に置いてみよう。弱り過ぎていないかぎり、どちらも健康と生気をよみがえらせるであろう。」
ナイチンゲール『看護覚え書』

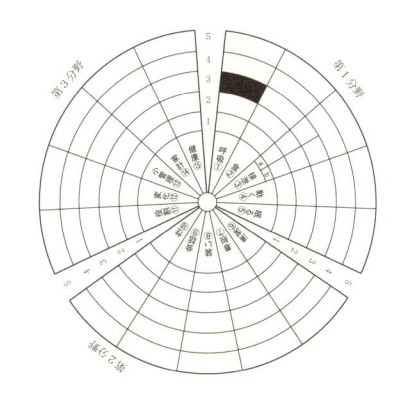

※ 入所の場合、この3つは、援助マーク（斜線や青）が多いです。

3. 自分で部屋の換気をしている

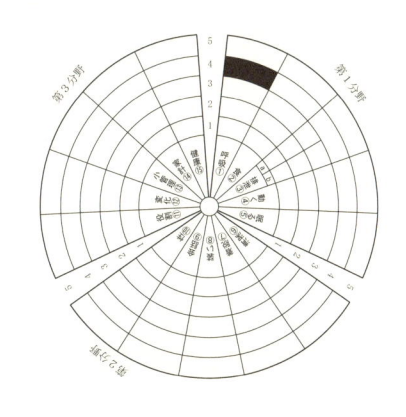

4. 自分で部屋の温度・湿度の調節をしている

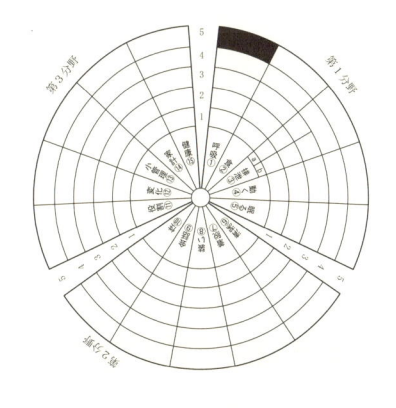

5. 自分で陽光を取り込んだり、陽光を浴びたりしている

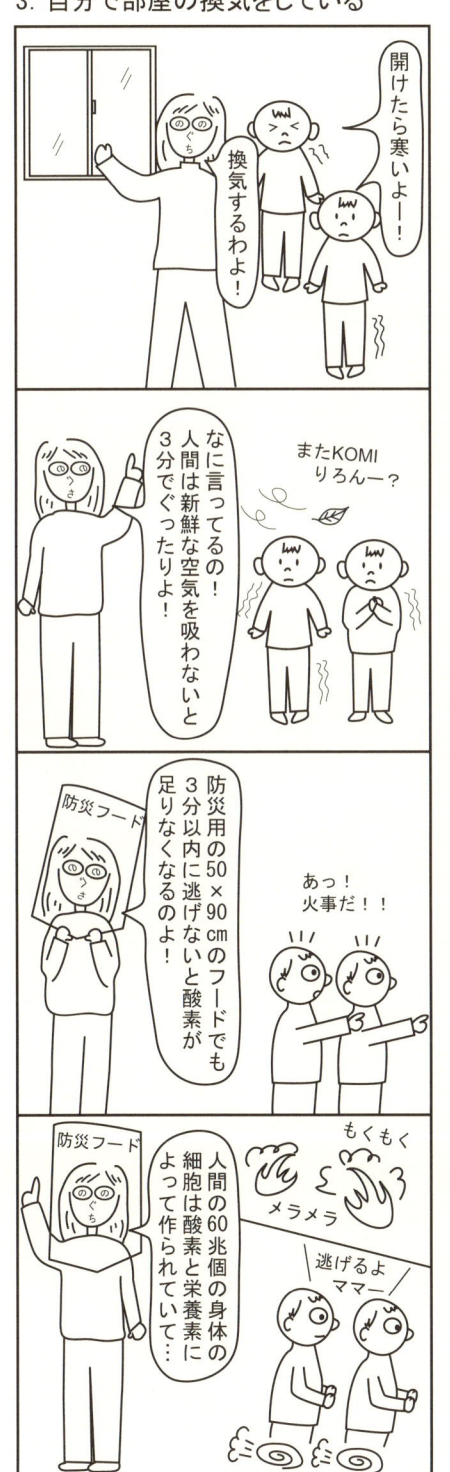

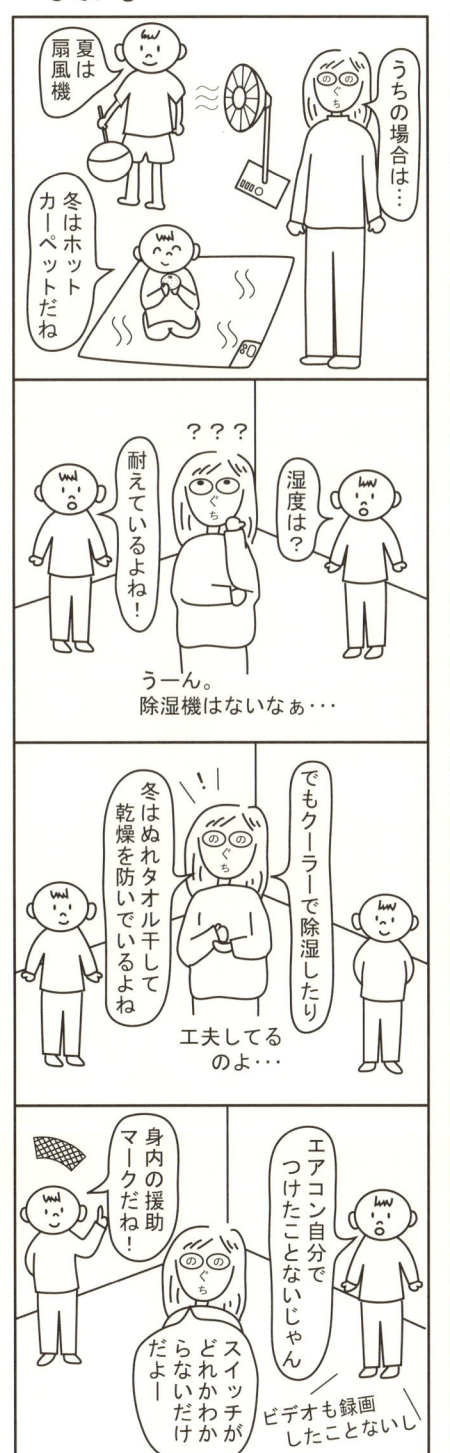

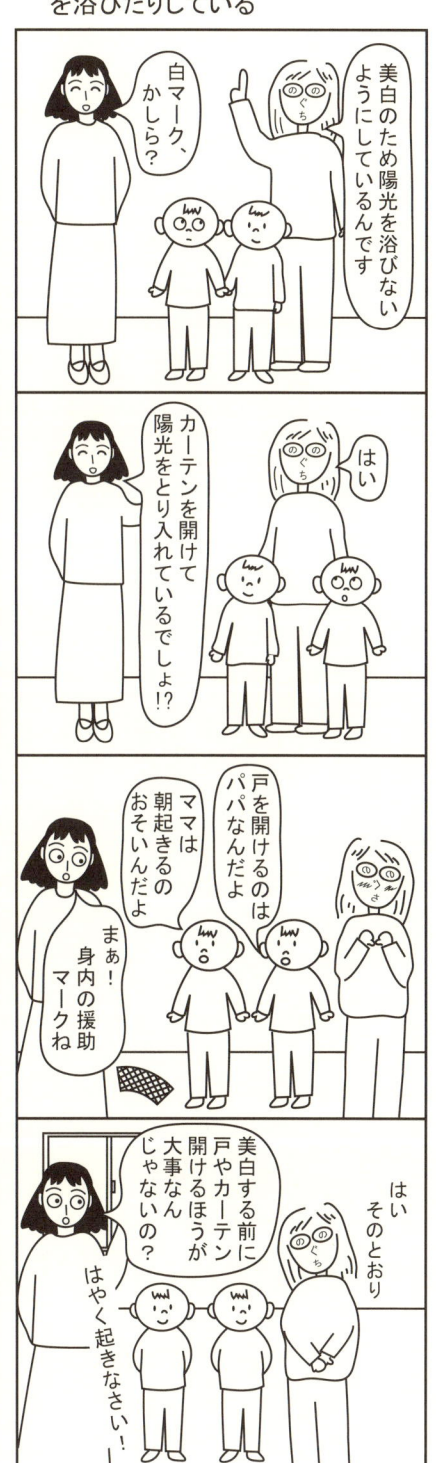

(6) KOMIチャートを記入しよう！　57

〔第1分野〕

②食べる
　〔認識面〕

「人間は口から食べて、自らの舌で味わうことによって、おいしいという感覚を呼び起こすのであって、それによって生命力が広がるのである。この生命の力は計算で計れるものではないだけに、単にカロリーが満たされることや、栄養素を体内に入れることのみを優先させたケアをすべきではない。消化管も筋肉で構成されている。筋肉は使わなければ衰え、萎縮してしまう。さらに消化管にさまざまな食物が入ることによって、それらに見合った多くの酵素が体内で作られ、それら栄養素を分解する仕組みを持っている。そうした体内での消化力もまた休ませてはならない。したがって、口から食べることのできる人は、あくまでも自分の力を使って食べることによって、消化管そのものを動かし、健康な自然のメカニズムを確保すべきである。ここに看護・介護でなければできない独自の働きがある。」

『KOMI理論』

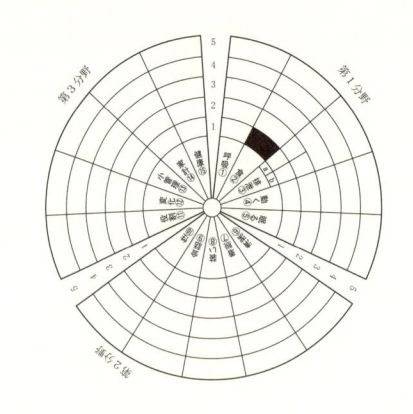

1. 食べ物がわかる

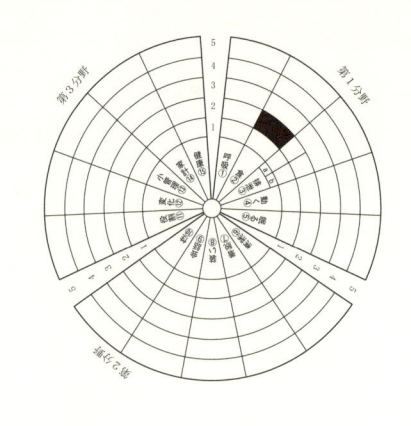

食べ物がわからないってどういうことですか？
ふつうわかりますよね

食べ物に関心がない場合や異食の場合があります

認知症が進んでも食べ物がわかることは多いです
人間は最期まで口から食べたいですね

口から食べることで味覚・嗅覚と脳が活性化され…
もうないね
聞いていないわね…

2. 空腹を感じ、異常食欲がない

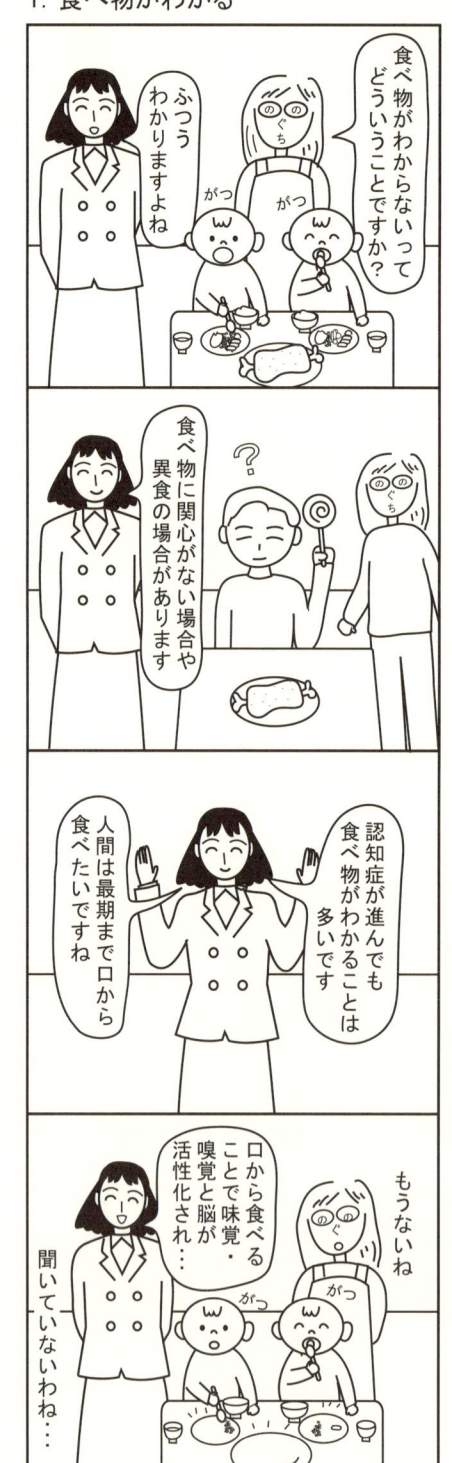

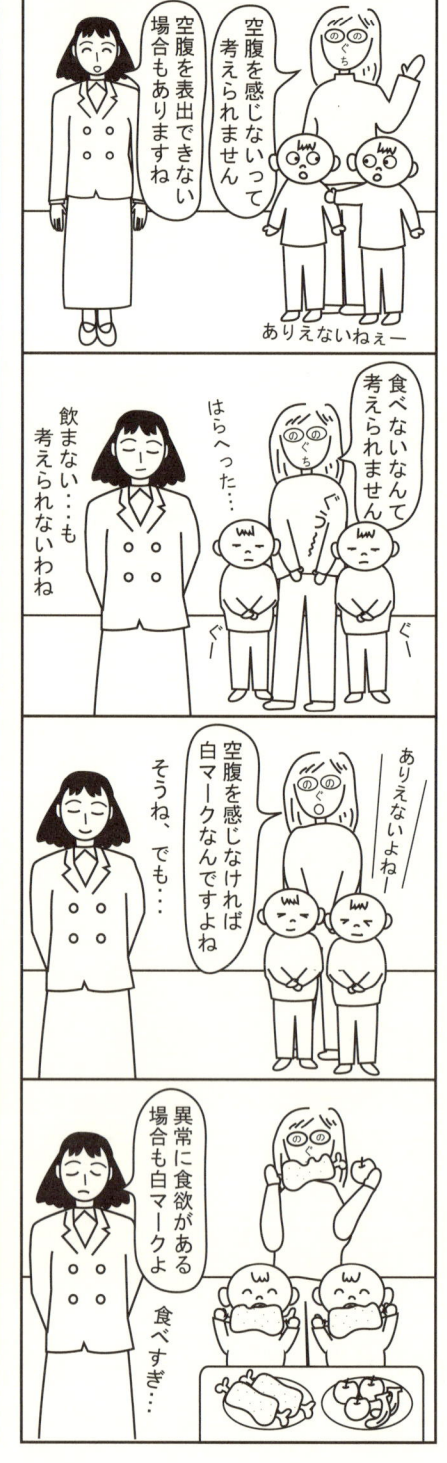

空腹を感じないって考えられません
空腹を表出できない場合もありますね
ありえないねぇー

食べないなんて考えられません
はらへった…
飲まない…も考えられないわね

空腹を感じなければ白マークなんですよね
そうね、でも…
ありえないよね…

異常に食欲がある場合も白マークよ
食べすぎ…

58　第3章　KOMI記録システムを記入しよう！

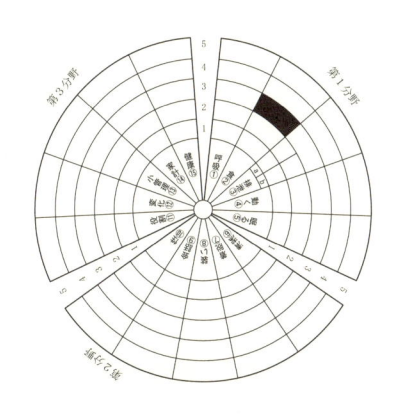

3. 適切な食物量や水分量がわかる（過食や拒食にならない）

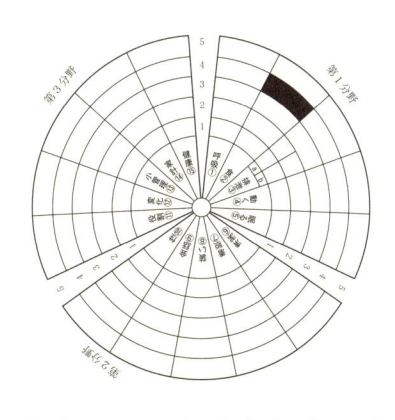

コマ1:
- 最近太り気味で…
- 適切な食物量ってどのくらいですか？
- のぐちさんなら1800〜2000kcal/日ぐらいかしら？

コマ2:
- やっぱり食べすぎか…
- それは、ケーキやチョコレートもはいるんですよね
- もちろんよ

コマ3:
- 適切な水分量ってどのくらいかしらね
- 食事の水分量以外で700〜1000ml/日くらいかしらね

コマ4:
- それには、お酒もはいるんですか？
- お酒は食事量に入れるのよ。先生よく太らないですね…
- お酒は食事量に入れるのよ。カロリーがあるから

4. 健康にとってどんな食物がよいかわかる

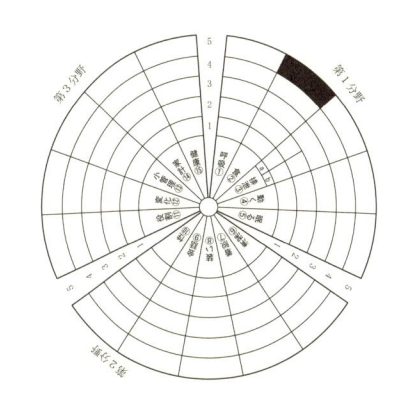

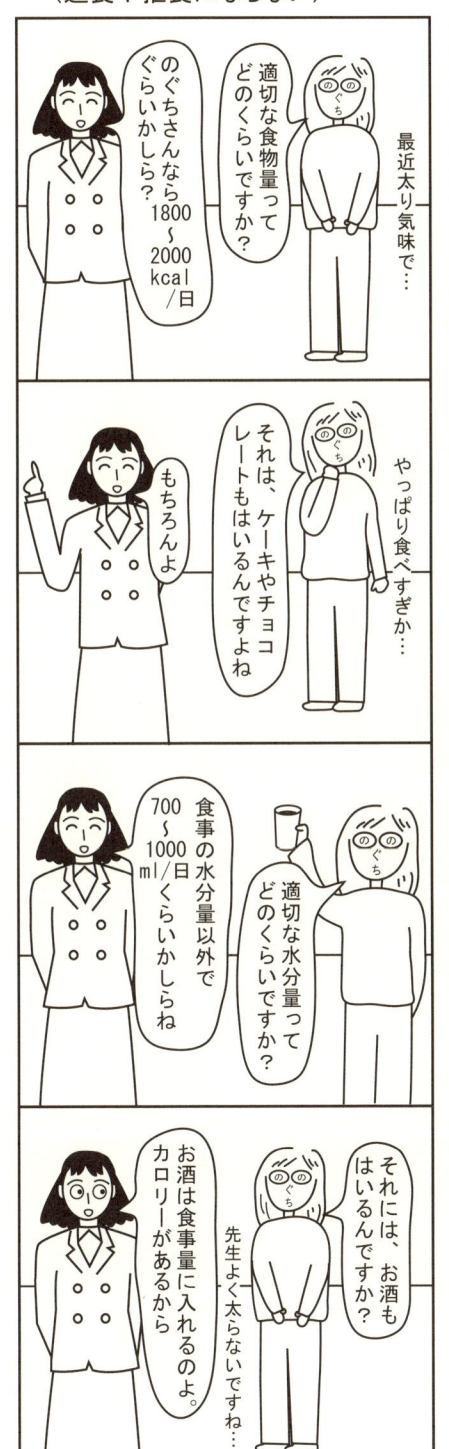

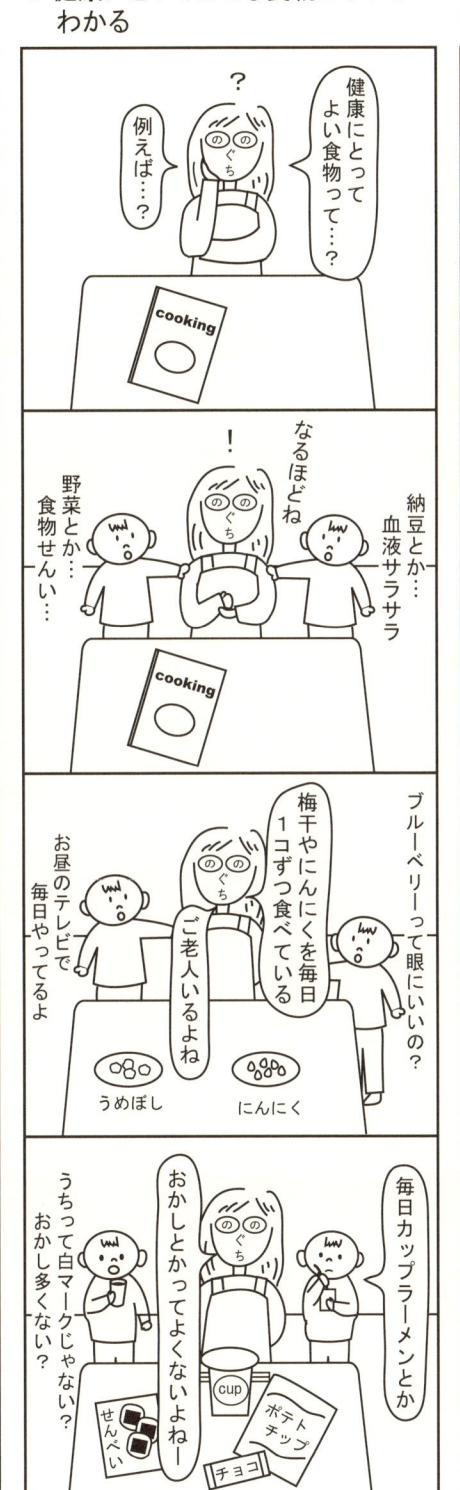

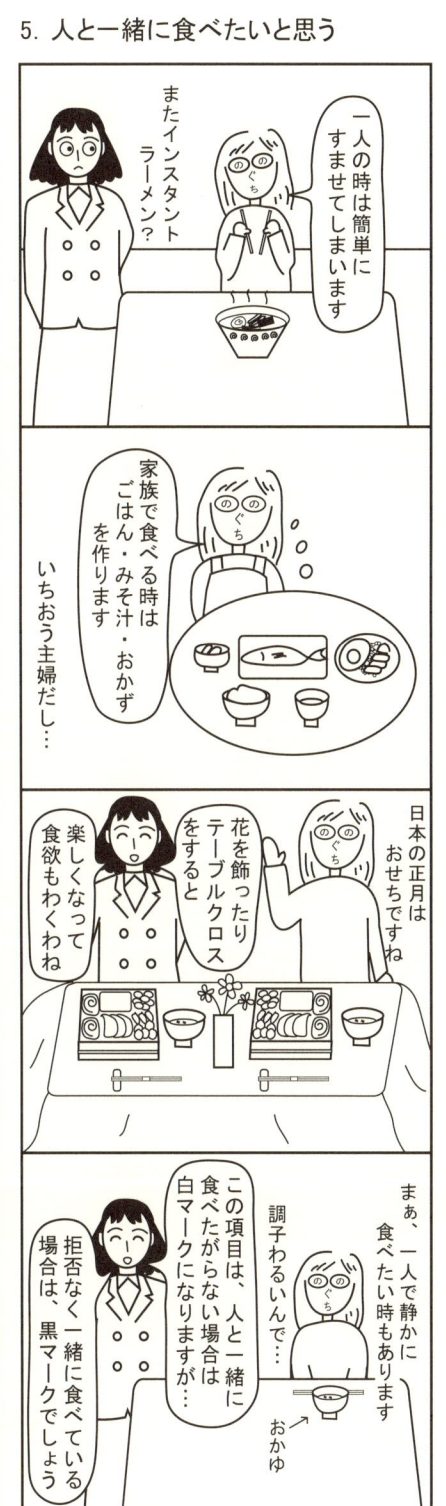

コマ1:
- 健康にとってよい食物って…？
- 例えば…？
- ？

コマ2:
- 納豆とか…
- なるほどね
- 野菜とか…食物せんい…
- 血液サラサラ

コマ3:
- ブルーベリーって眼にいいの？
- 梅干やにんにくを毎日1コずつ食べている
- ご老人いるよね
- お昼のテレビで毎日やってるよ
- うめぼし
- にんにく

コマ4:
- 毎日カップラーメンとか
- おかしとかってよくないよねー
- うちって白マークじゃおかし多くない？
- せんべい
- チョコ
- ポテトチップ
- cup

5. 人と一緒に食べたいと思う

コマ1:
- 一人の時は簡単にすませてしまいます
- またインスタントラーメン？

コマ2:
- 家族で食べる時はごはん・みそ汁・おかずを作ります
- いちおう主婦だし…

コマ3:
- 日本の正月はおせちですね
- 花を飾ったりテーブルクロスをすると楽しくなって食欲もわくわね

コマ4:
- まあ、一人で静かに食べたい時もあります
- 調子わるいんで…
- おかゆ
- この項目は、人と一緒に食べたがらない場合は白マークになりますが…拒否なく一緒に食べている場合は、黒マークでしょう

(6) KOMIチャートを記入しよう！　59

〔第1分野〕

②食べる
〔行動面〕

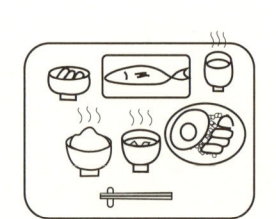

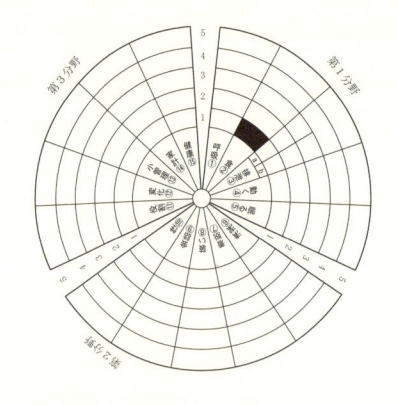

1. 経口的に摂取している
※ この細目は援助マークが入りません。

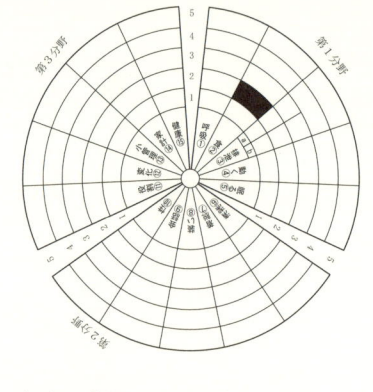

2. 自力で摂取している
（介助なしで食べている）

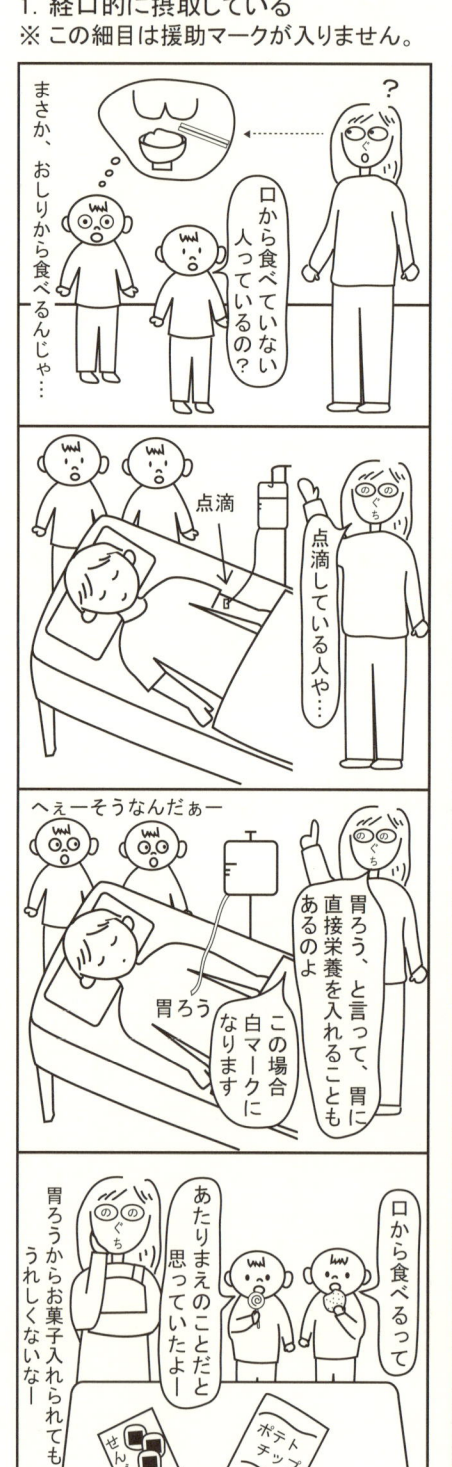

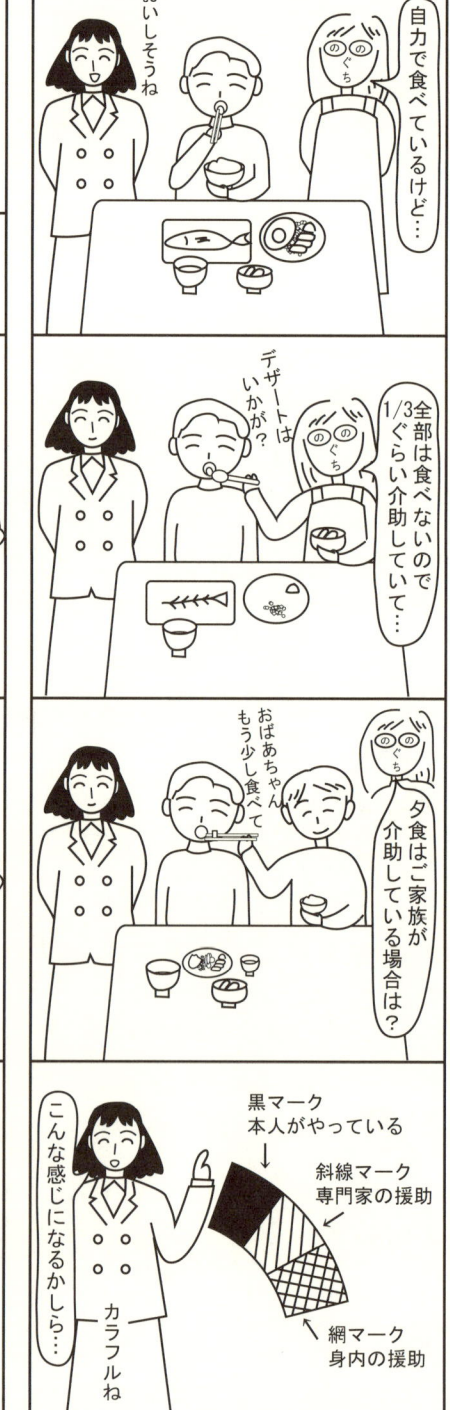

「食べる」というテーマを考えるにあたって考慮すべき点は

ⅰ：この方は今、何なら食べられるか（メニュー）

ⅱ：どのくらいの量を食べられるか（量）

ⅲ：どの時間（いつ）なら食べられるか（時間）

ⅳ：どのようにしたら食べられるか（方法の工夫）
　　　　　『KOMI理論』

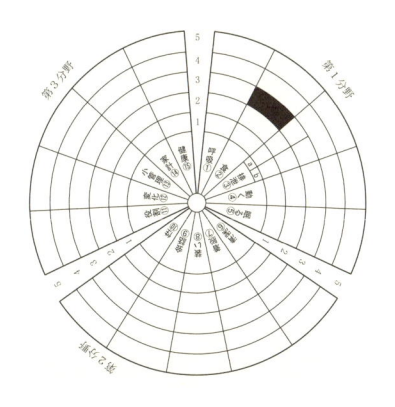

3. 食事内容に大きな偏り（食事の量と質の偏り）がない

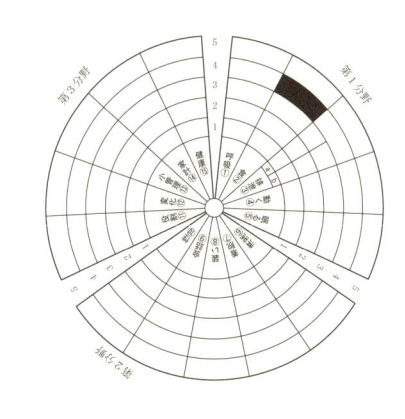

- 入所している場合は…
  栄養士さんがメニューを考えて作ってくださるので好き嫌いなく食べれば、斜線マークね
  ②食-3だよ！

- 家にいる場合は…
  ママが作ってくれるから網マークだね。でも好きなものしか作らないから少し白マークがはいるかなぁ

- 朝は夫が用意してくれて、昼は弁当買って夜は自分で作っている場合…
  一週間ぐらいで考えてね
  うーん

- 作ってもらっているけど好き嫌いがあって偏って食べている場合…
  食べ残しや量が少ない場合 白マークも入る
  そのままを書けばいいのよ
  うーんむずかしいぞー

4. 自分で配膳・下膳をしている

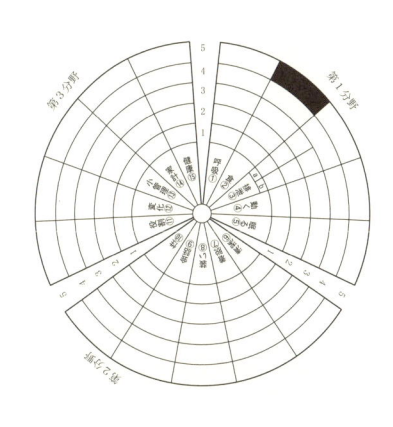

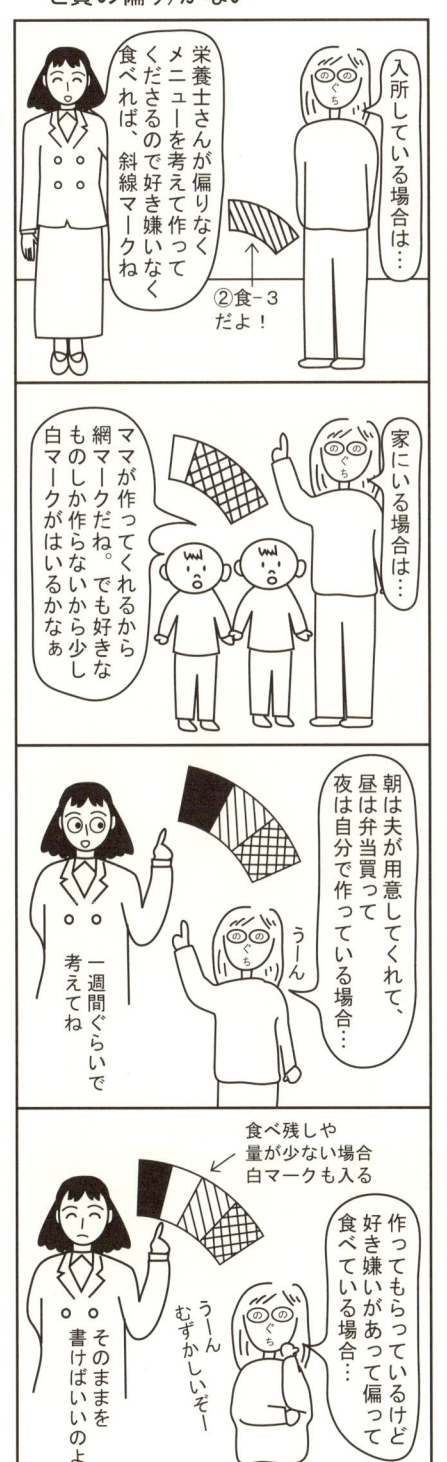

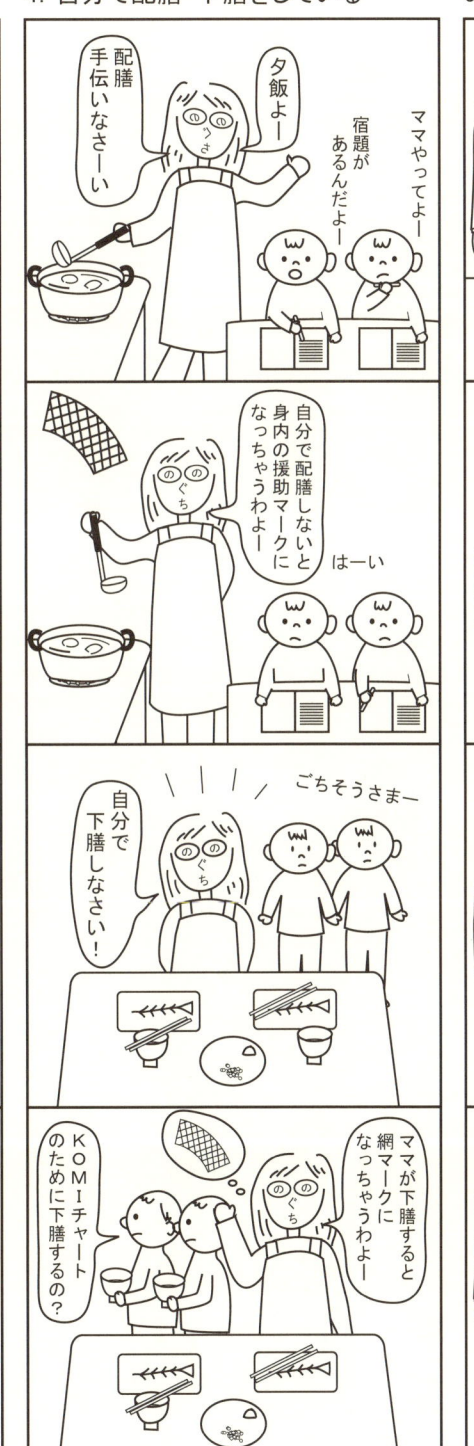

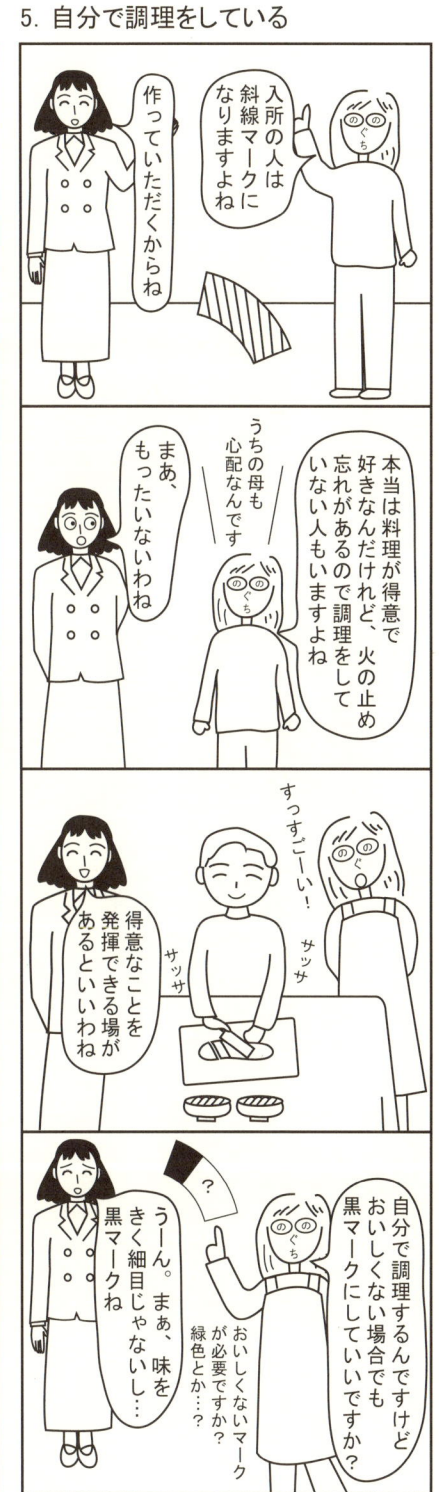

- 配膳手伝いなさーい
  夕飯よー
  ママやってよー
  宿題があるんだよー

- 自分で配膳しないと身内の援助マークになっちゃうわよ
  はーい

- 自分で下膳しなさい！
  ごちそうさまー

- ママが下膳すると網マークになっちゃうわよ
  KOMIチャートのために下膳するの？

5. 自分で調理をしている

- 入所の人は斜線マークになりますよね
  作っていただくからね

- 本当は料理が得意で好きなんだけれど、火の止め忘れがあるので調理をしていない人もいますよね
  うちの母も心配なんです
  まあ、もったいないわね

- 得意なことを発揮できる場があるといいわね
  すっすごーい！
  サッサ

- 自分で調理するんですけどおいしくない場合でも黒マークにしていいですか？
  うーん。まあ、味をきく細目じゃないし…黒マークね
  おいしくないマークが必要ですか？緑色とか…？

〔第1分野〕

③排泄する
　〔認識面〕

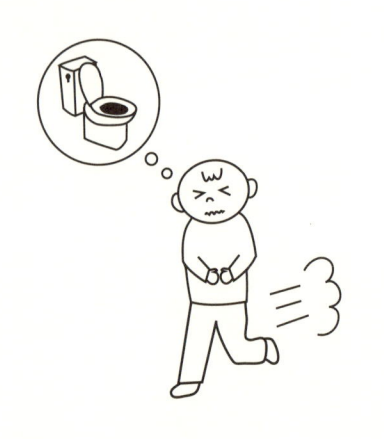

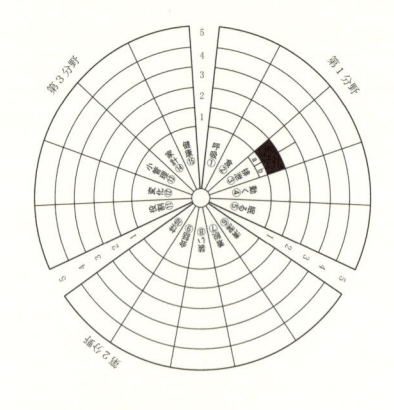

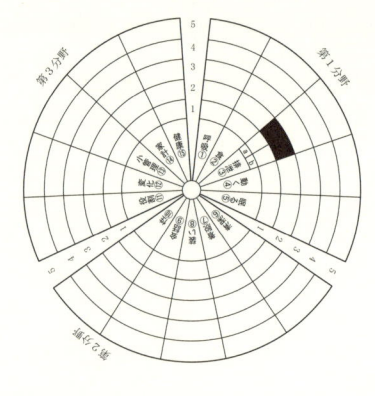

1. 便意・尿意がわかる
　a. 便意　b. 尿意

2. 排泄終了がわかる
　a. 便　b. 尿

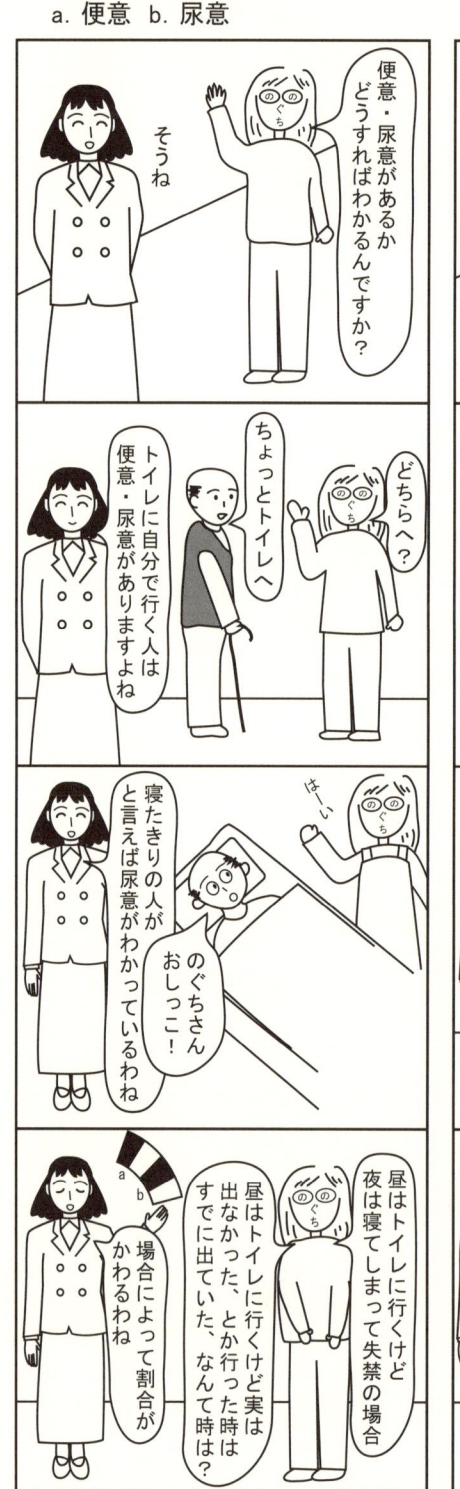

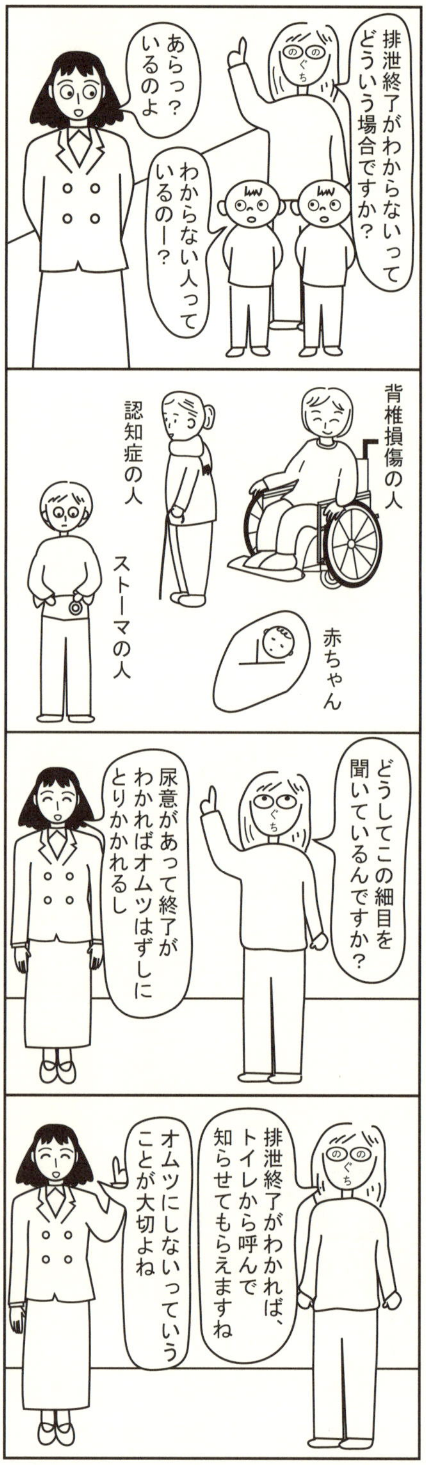

「排泄物は『毒性物質』であるという意識を持ってケアにあたるべきである。便秘という問題は、生活過程を営む人間だけに現象するもので、生活のなかで作られ、健康を害する。」

『KOMI理論』

1コマ目（左列）
- 便意・尿意があるかどうすればわかるんですか？
- そうね

2コマ目（左列）
- どちらへ？
- ちょっとトイレへ
- トイレに自分で行く人は便意・尿意がありますよね

3コマ目（左列）
- のぐちさんおしっこ！
- はーい
- 寝たきりの人がと言えば尿意がわかっているわね

4コマ目（左列）
- 昼はトイレに行くけど実は出なかった、とか行った時はすでに出ていた、なんて時は？
- 昼はトイレに行くけど夜は寝てしまって失禁の場合
- 場合によって割合がかわるわね

1コマ目（右列）
- 排泄終了がわからないってどういう場合ですか？
- わからない人っているのー？
- あらっ？いるのよ

2コマ目（右列）
- 背椎損傷の人
- 認知症の人
- ストーマの人
- 赤ちゃん

3コマ目（右列）
- どうしてこの細目を聞いているんですか？
- 尿意があって終了がわかればオムツはずしにとりかかれるし

4コマ目（右列）
- 排泄終了がわかれば、トイレから呼んで知らせてもらえますね
- オムツにしないっていうことが大切よね

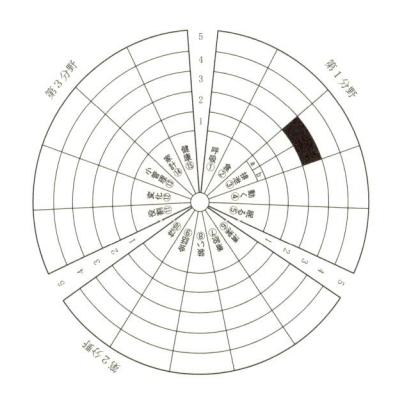

3. 今、どこで排泄すべきかわかる

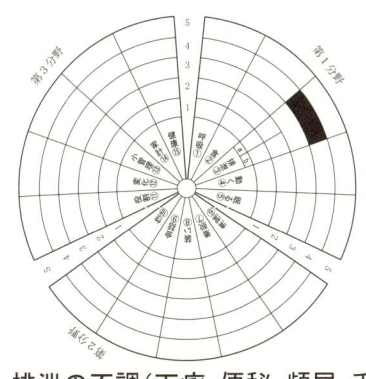

4. 排泄の不調（下痢・便秘・頻尿・乏尿など）に対して解決するための方策がわかる

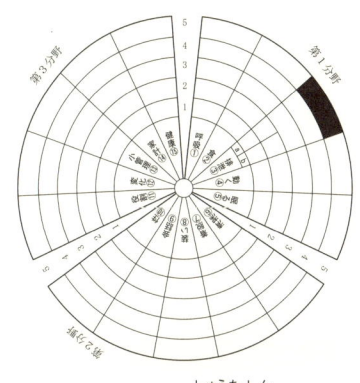

5. 世話されることに羞恥心やためらいなどの気持ちがある

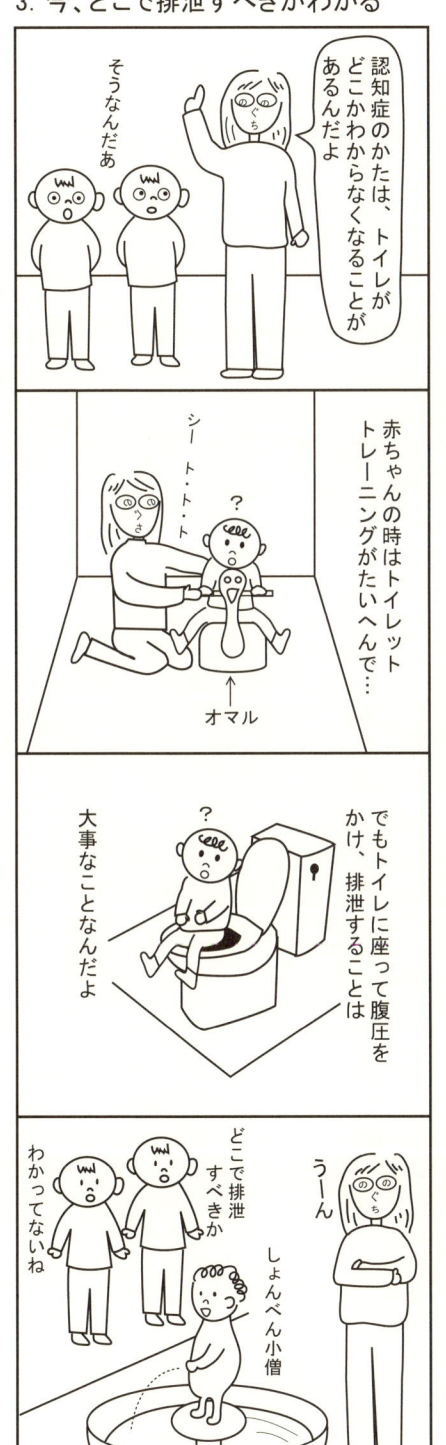

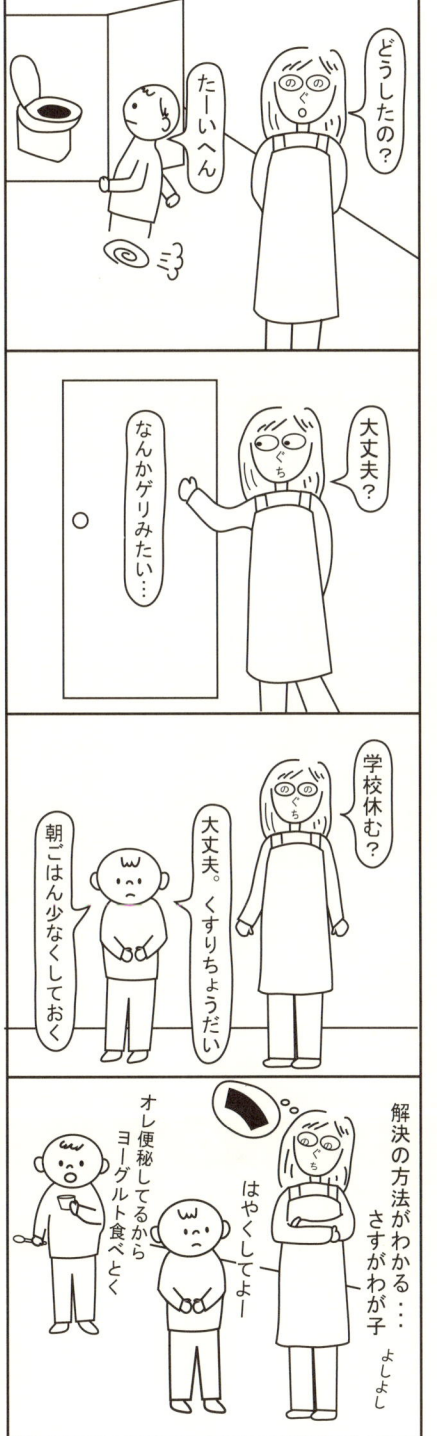

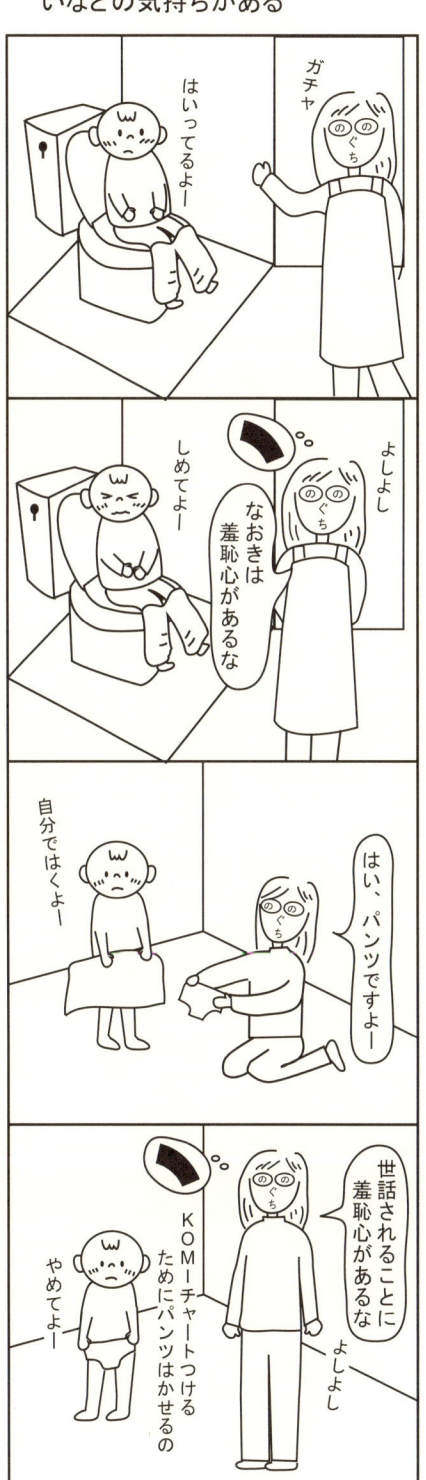

(6) KOMIチャートを記入しよう！

〔第1分野〕

③排泄する〔行動面〕

「この項目では『自立』と『当たり前さ』を大切にする。例えば、ベッドは本来眠るところであって、決して排泄の場所ではないということをよくわきまえて、できるかぎり排泄はトイレで！ということを鉄則にするのである。」
『KOMI理論』

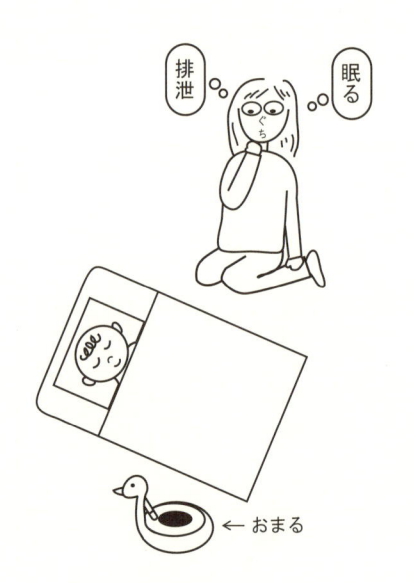

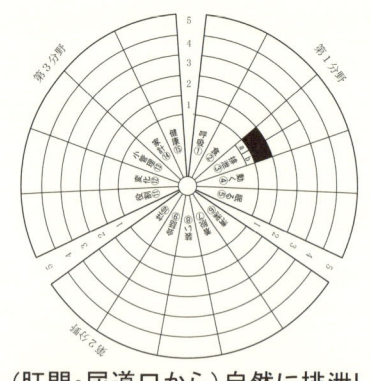

1. （肛門・尿道口から）自然に排泄している　a. 便　b. 尿
※ この細目は援助マークが入りません

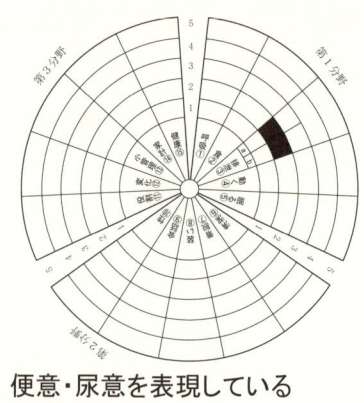

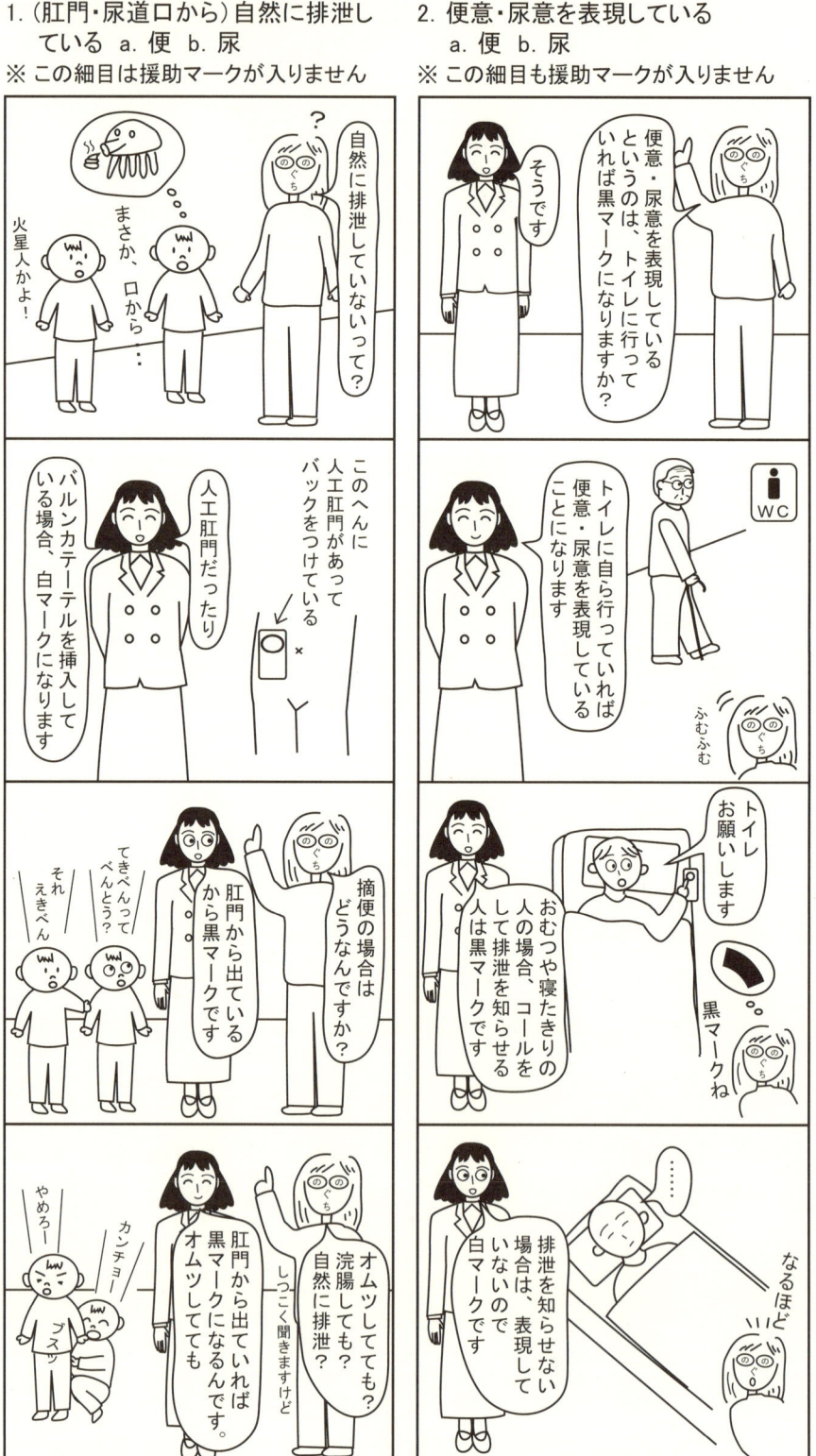

2. 便意・尿意を表現している　a. 便　b. 尿
※ この細目も援助マークが入りません

64　第3章　KOMI記録システムを記入しよう！

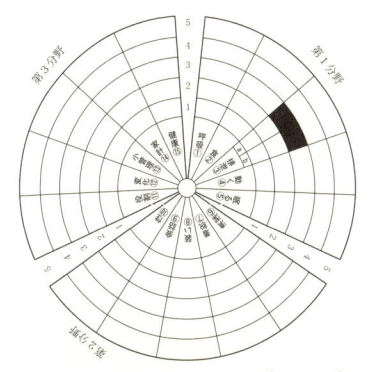

3. ベッド上でなく、トイレ（ポータブルトイレも含む）で排泄している
   a. 便　b. 尿

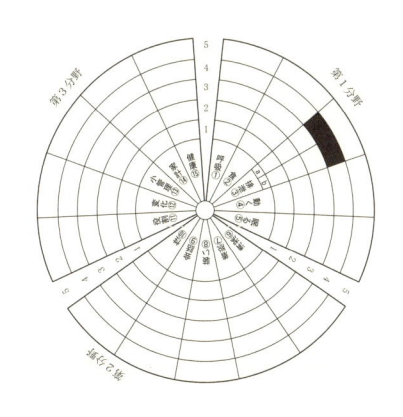

4. 自分で局所を清潔にしている

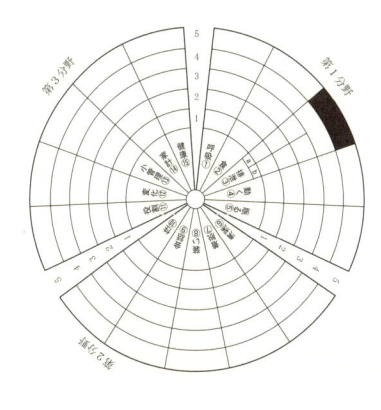

5. 自分で着衣の上げ下ろしをしている

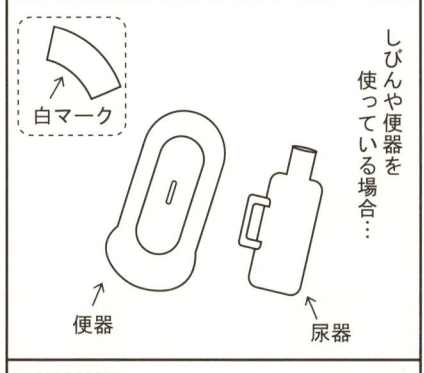

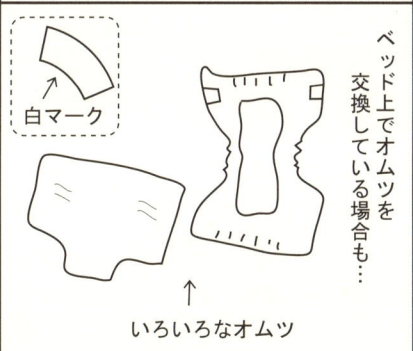

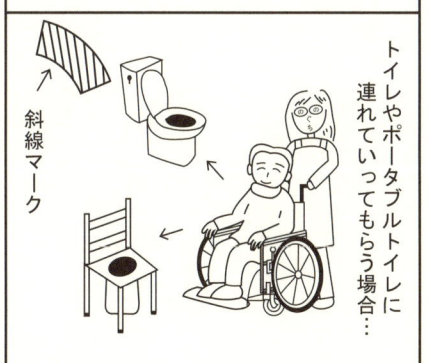

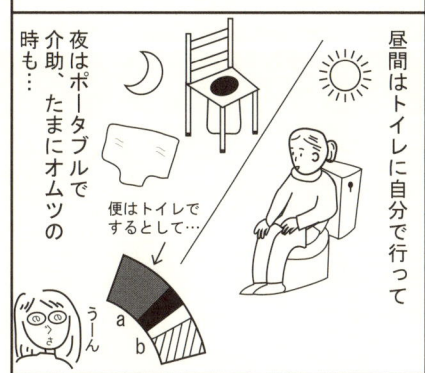

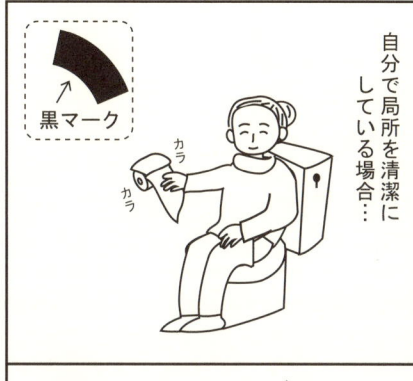

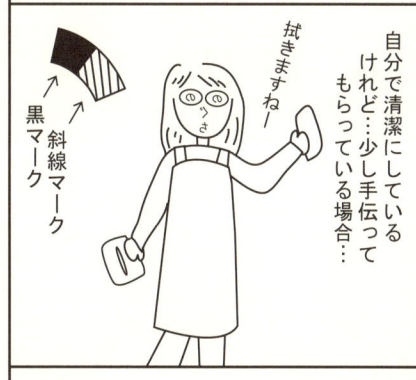

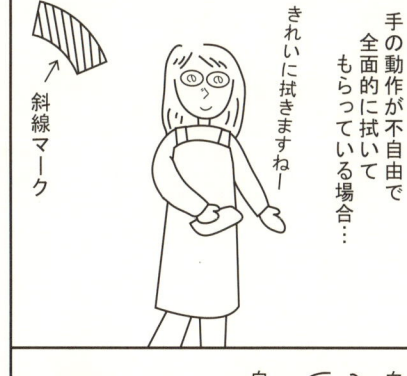

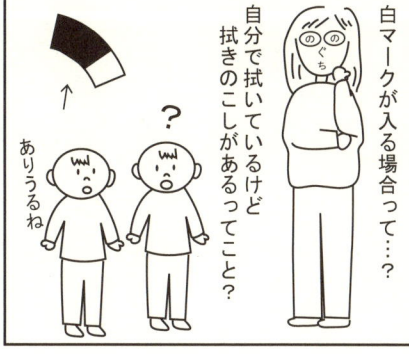

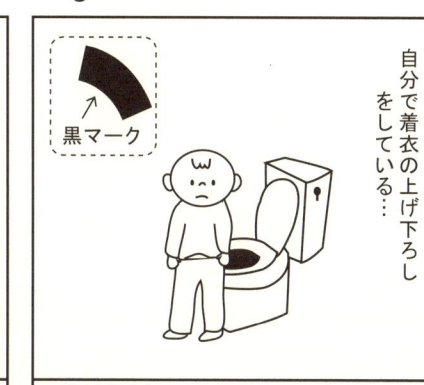

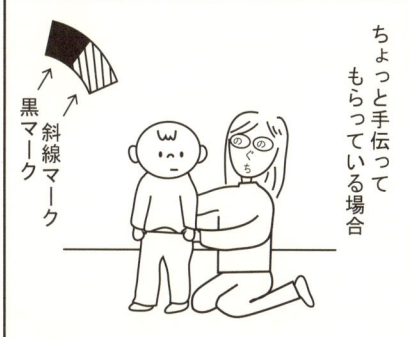

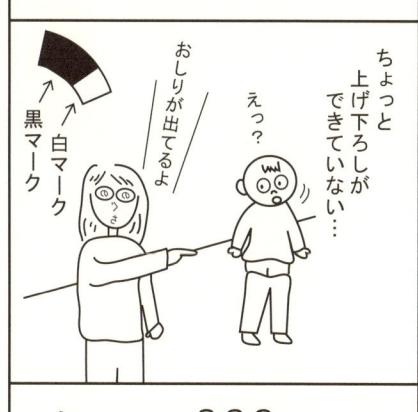

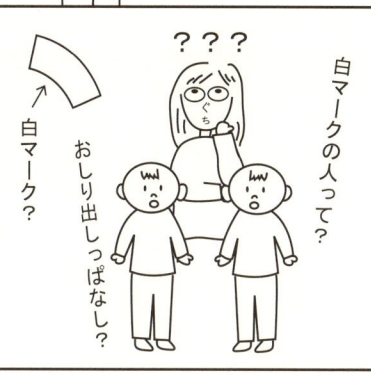

(6) KOMIチャートを記入しよう！　65

〔第1分野〕

④動く
　〔認識面〕

「人間という動物は、眠っている時でさえ身体のどこかを動かしているものである。筋肉は使わなければ萎縮（いしゅく）を起こし、機能は退化してしまう。高齢者の場合は、1週間も寝込んでしまえば、起き上がるのが困難になる。したがって、人間はどんなに辛い症状があっても、動かせる筋肉は動かし、血液循環をよくし、運動不足によって体内の老廃物を蓄積しないように、生活上の工夫をしていかなければならないのである。」
『KOMI理論』

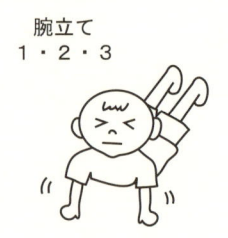

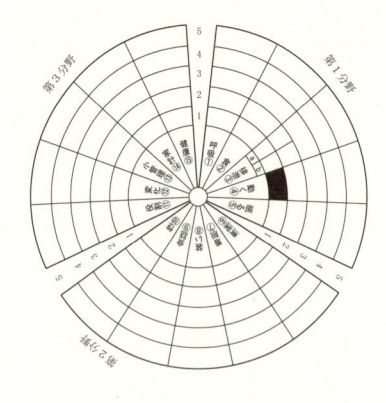

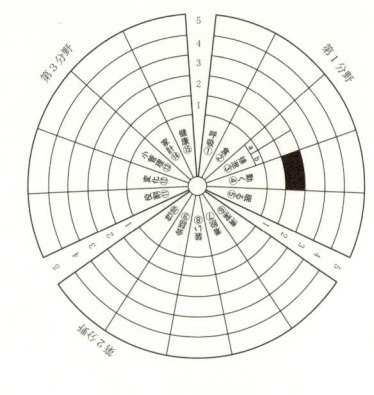

腕立て
1・2・3

1. 日常のすべての動作に痛みや苦痛を感じない（苦痛など何もない）

のぐち「日常のすべての動作に痛みや苦痛を感じないっていうのは、ああいうのですかね？」
うひょひょー
そうね

のぐち「年取るごとにあちこち痛いところが増えますねー」「どこが悪いってわけじゃないけど」
のぐちさん、いくつ？

「痛みや苦痛がある場合白マークだけど苦痛を表現できない場合も白マークよ」
うーむ

「いやー肩こりひどいし…」「白マークですかね」表現できるけど
少しでも痛みや苦痛があれば白マークよ

2. 動きたいという意欲・意志がある

「あんまり動きたくないなぁ」「でも動いちゃいけないと言われたら」
動きたいよねー

「動きたいという意志は」
あまりなさそう…

「動きたくなるような楽しいレクリエーションを」

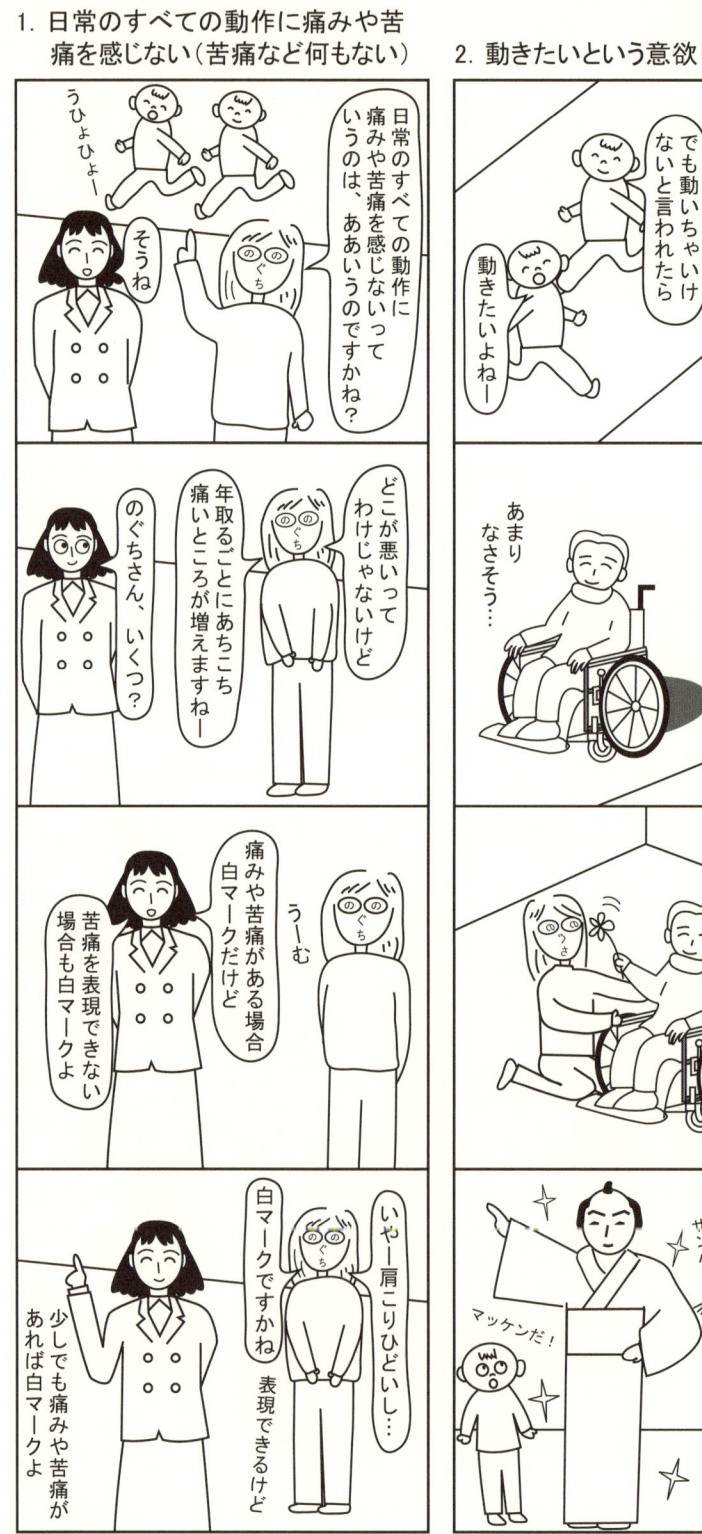

マッケン・サンバⅡ！
ビバ！サンバ！
マッケーン
マッケンだ！

66　第3章　KOMI記録システムを記入しよう！

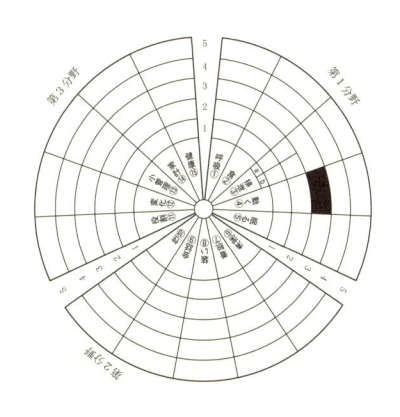

3. 健康にとって運動や作業が大切であると思う

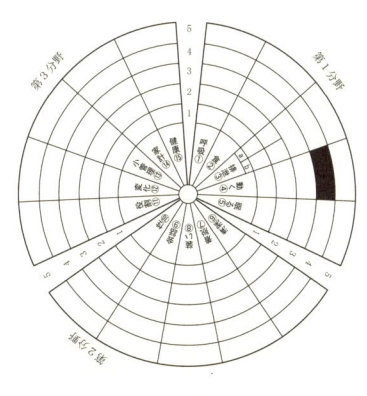

4. できる動作や作業は自分の力でやりたいと思う

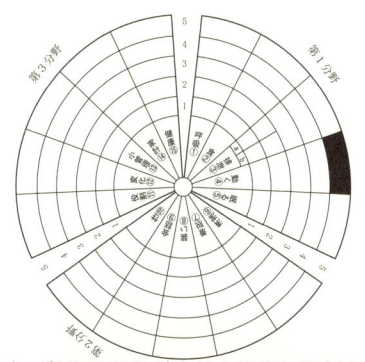

5. 今、自分の行動が自他を過度に消耗させたり、危害を加えたりしていないと自覚している（徘徊・閉じこもり・自傷や他傷行為などが見られない）

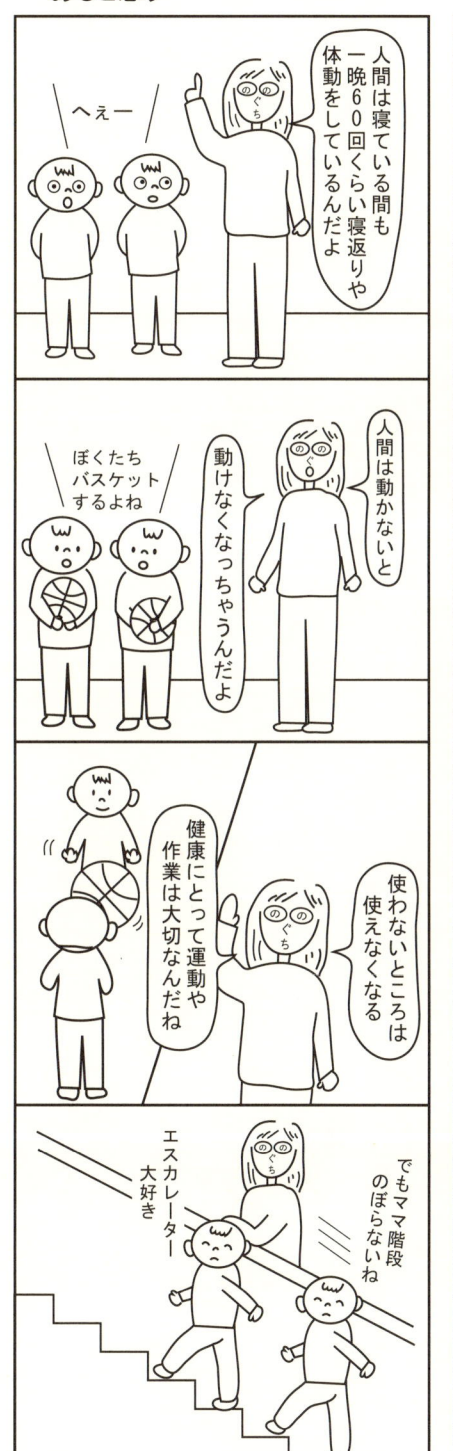

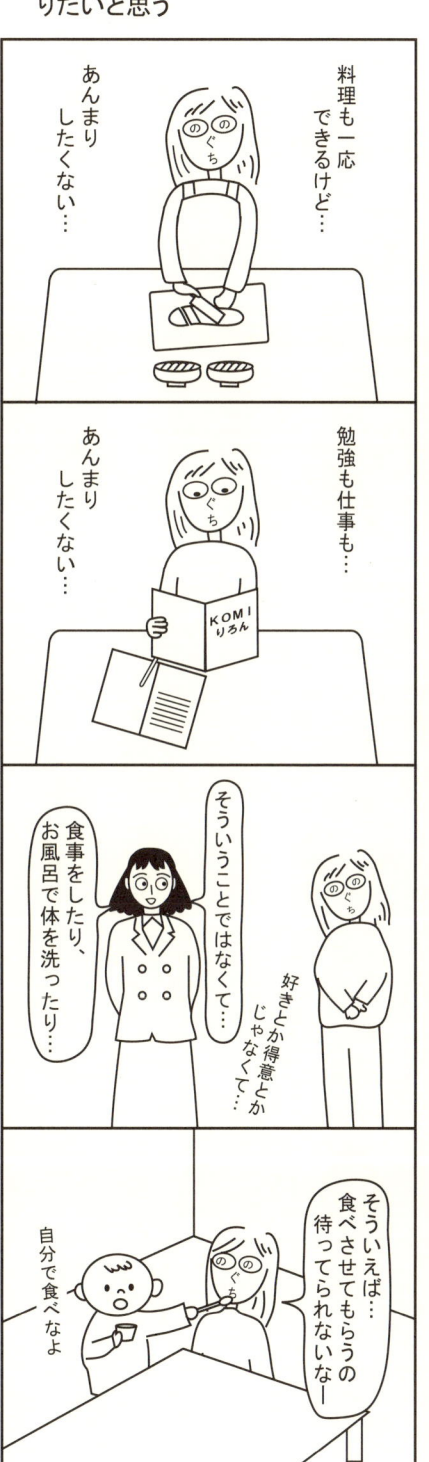

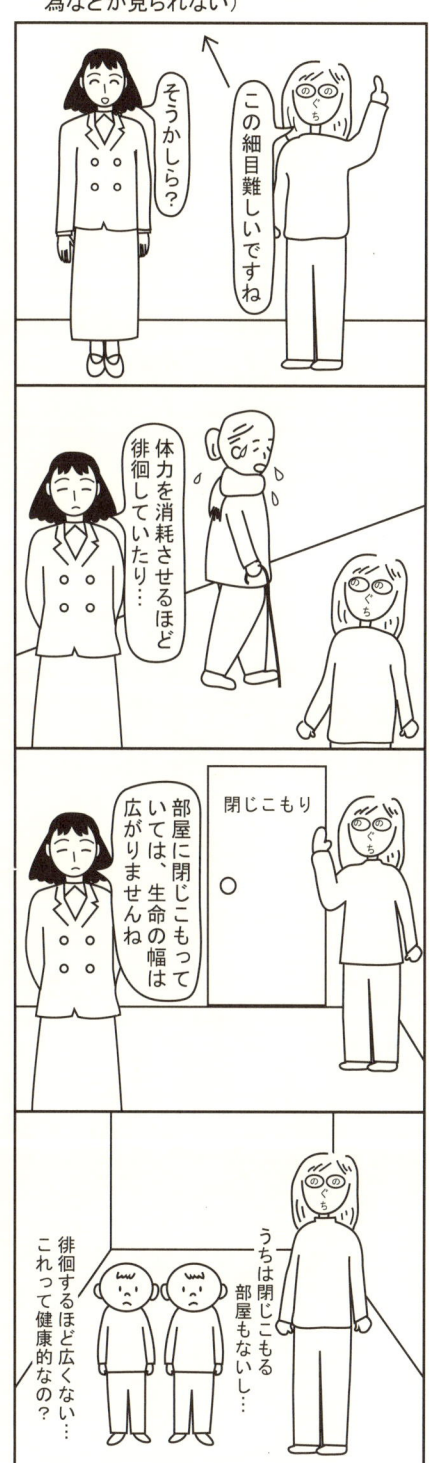

〔第1分野〕

④動く
〔行動面〕

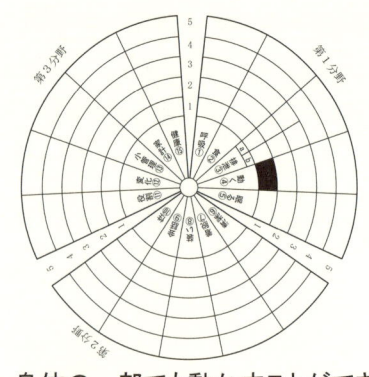

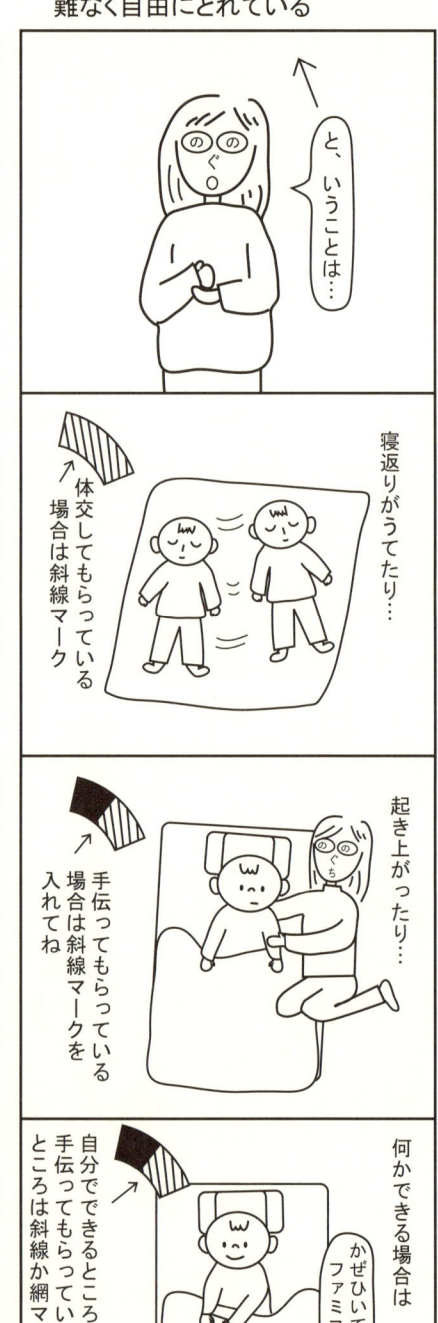

「寝たきりを予防するためには、積極的に起き上がり、ベッドに端座位になることを勧めたい。背中の筋肉に力がつけば、徐々に座位の姿勢でいられる時間が増え、車椅子に座ることもできるようになる。そして車椅子に座ることができれば、今度は車椅子を使って食堂やデイルームに出られるし、外に散歩にも出かけられるようになるのである。そうなれば刺激が多く脳に届くことになって、脳の各分野が活性化するのである。」
『KOMI理論』

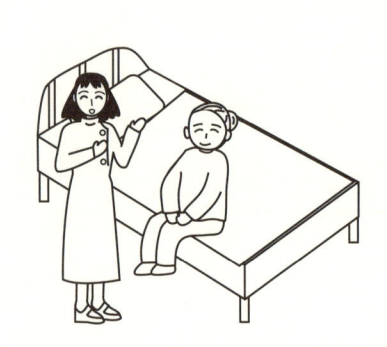

1. 身体の一部でも動かすことができる
※ この細目は援助マークが入りません

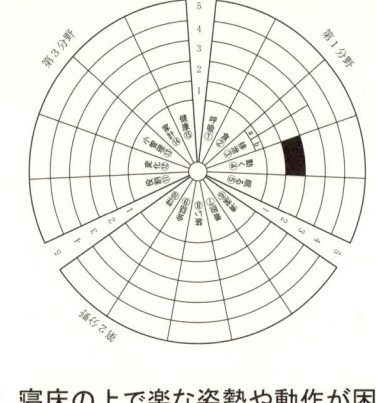

2. 寝床の上で楽な姿勢や動作が困難なく自由にとれている

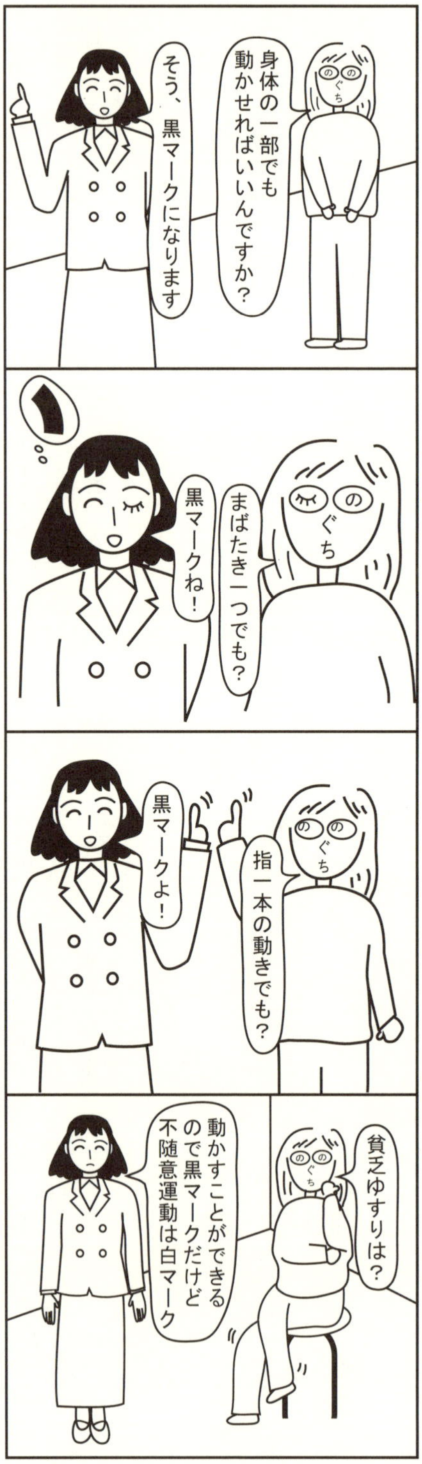

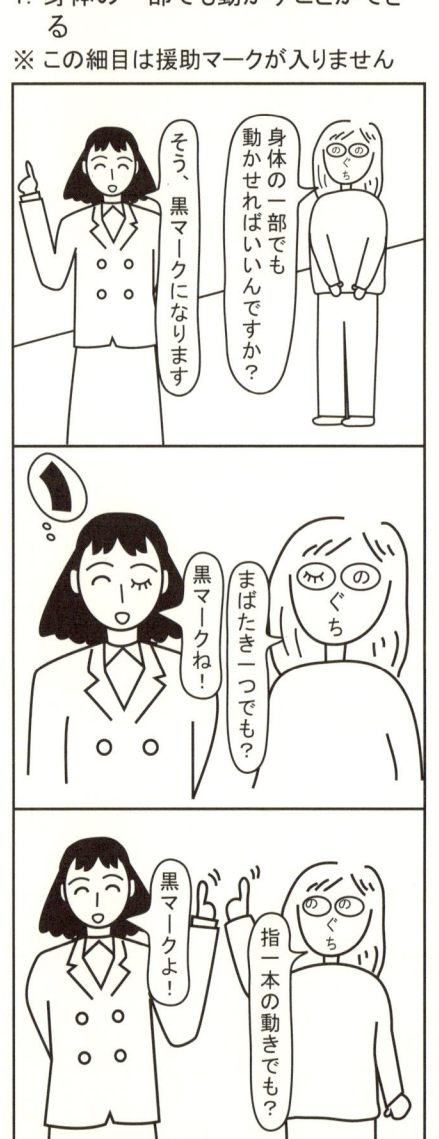

[1コマ目] そう、黒マークになります／身体の一部でも動かせればいいんですか？

[2コマ目] まばたき一つでも？／黒マークね！

[3コマ目] 指一本の動きでも？／黒マークよ！

[4コマ目] 貧乏ゆすりは？／動かすことができるので黒マークだけど不随意運動は白マーク

[右1コマ目] と、いうことは…

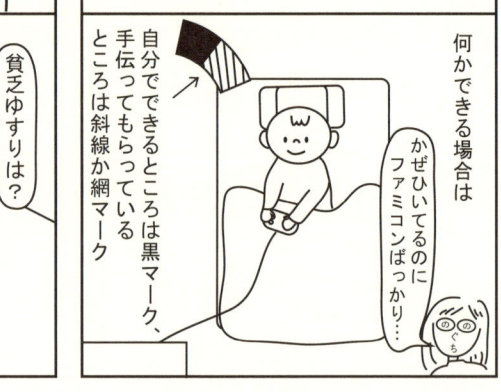

[右2コマ目] 寝返りがうてたり…／体交してもらっている場合は斜線マーク

[右3コマ目] 起き上がったり…／手伝ってもらっている場合は斜線マークを入れてね

[右4コマ目] 何かできる場合は／自分でできるところは黒マーク、手伝ってもらっているところは斜線か網マーク／かぜひいてるのにファミコンばっかり…

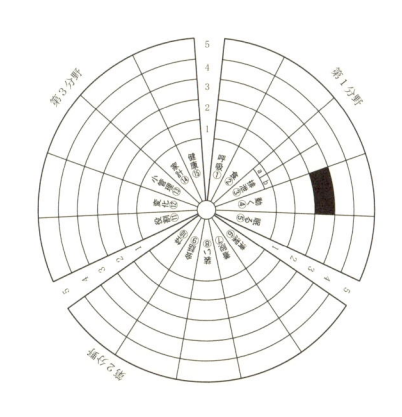

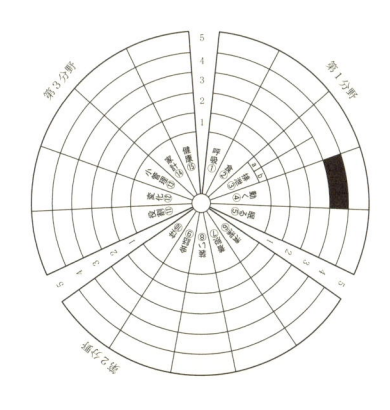

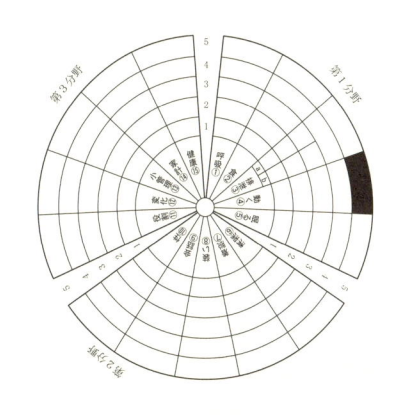

3. 室内では自力で困難なく自由に動いている

4. 住まいの外（家屋周囲）に、困難なく自力で自由に出入りしている

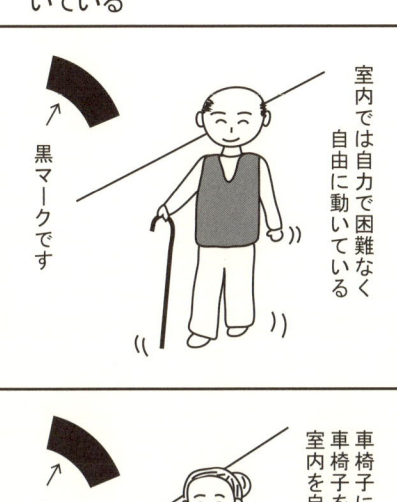

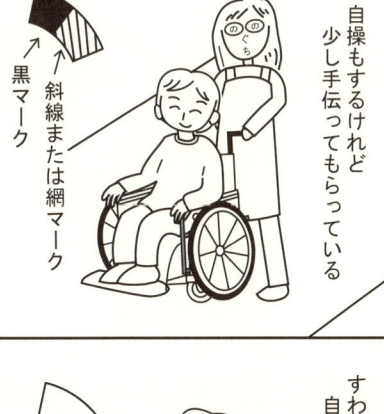

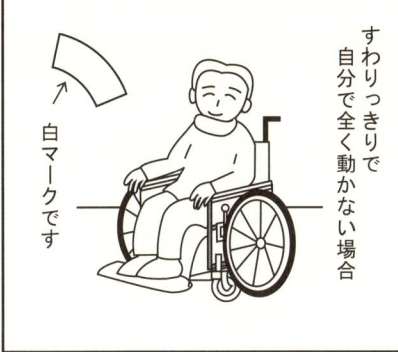

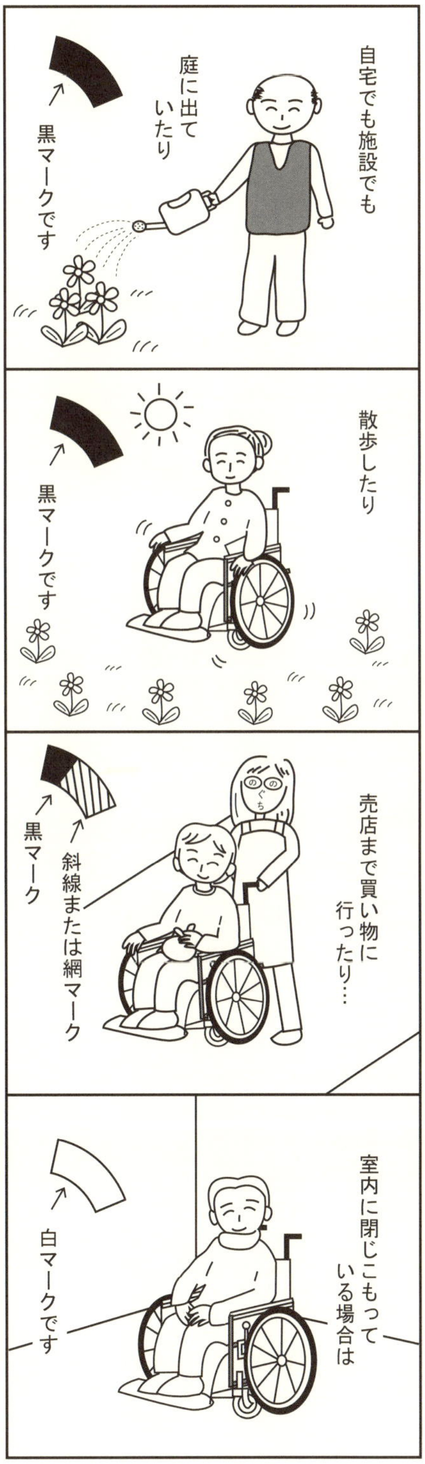

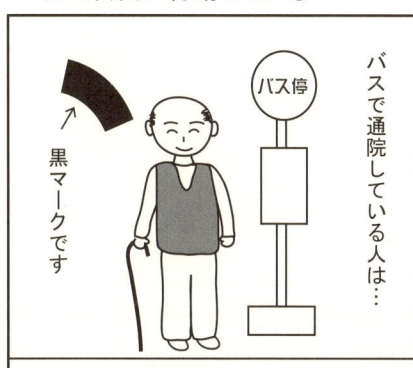

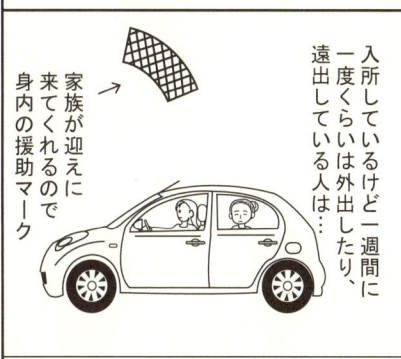

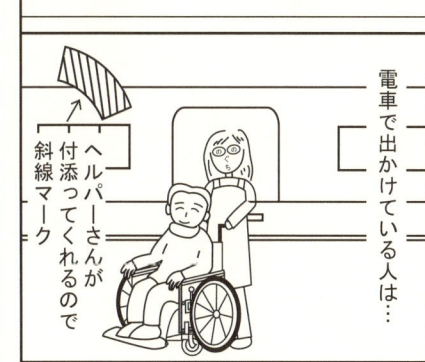

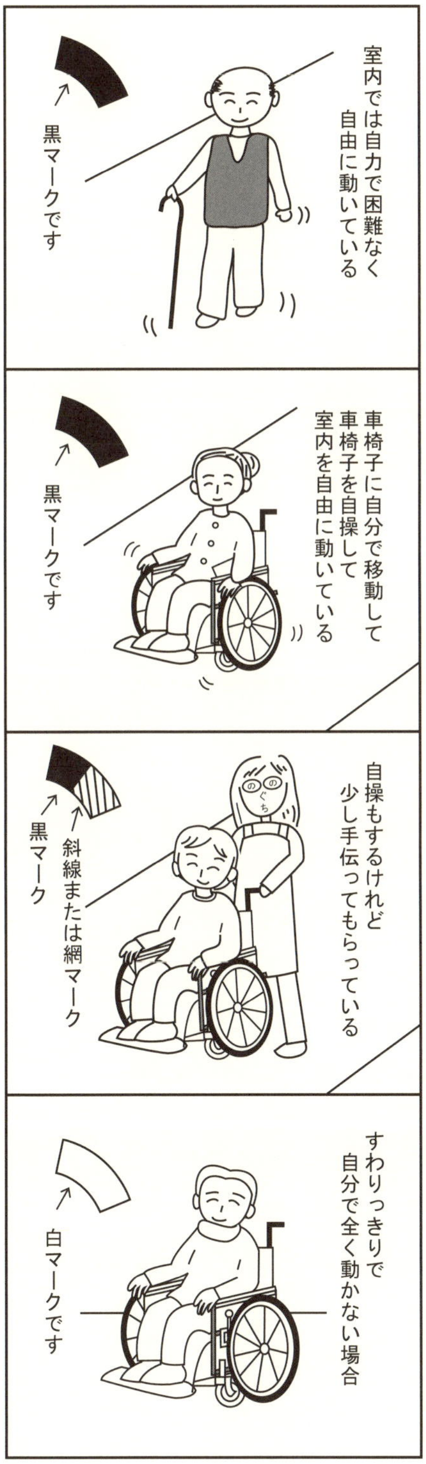

5. 乗用車やバスや電車に乗って、自力で自由に行動している

3. 室内では自力で困難なく自由に動いている
- 黒マークです：室内では自力で困難なく自由に動いている
- 黒マークです：車椅子に自分で移動して室内を車椅子を自操して自由に動いている
- 斜線または網マーク／黒マーク：自操もするけれど少し手伝ってもらっている
- 白マークです：すわりっきりで自分で全く動かない場合

4. 住まいの外（家屋周囲）に、困難なく自力で自由に出入りしている
- 黒マークです：自宅でも施設でも庭に出ていたり
- 黒マークです：散歩したり
- 斜線または網マーク／黒マーク：売店まで買い物に行ったり…
- 白マークです：室内に閉じこもっている場合は

5. 乗用車やバスや電車に乗って、自力で自由に行動している
- 黒マークです：バスで通院している人は…
- 身内の援助マーク：入所しているけど一週間に一度くらいは外出したり、遠出している人は…家族が迎えに来てくれるので
- 斜線マーク：電車で出かけている人は…ヘルパーさんが付添ってくれるので
- 白マークです：自宅や施設から一歩も出歩かない場合

(6) KOMIチャートを記入しよう！ 69

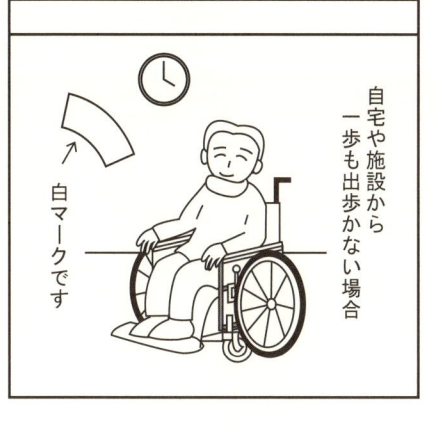

〔第1分野〕

⑤眠 る
〔認識面〕

「人間の身体を構成している細胞の造り替えは、主として夜間の睡眠中に行われていると言われている。したがって、健康人にとっても生命の維持過程を促進させるには、睡眠はなくてはならない大切な要素なのである。」
『KOMI理論』

細胞の造り替え

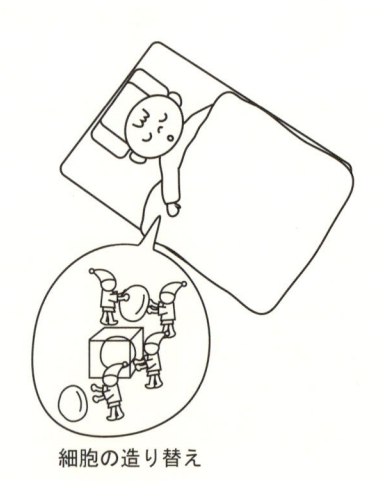

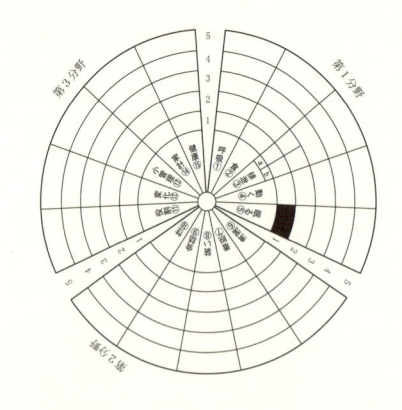

1. 良く眠れた、または良く眠れないと感じることができる

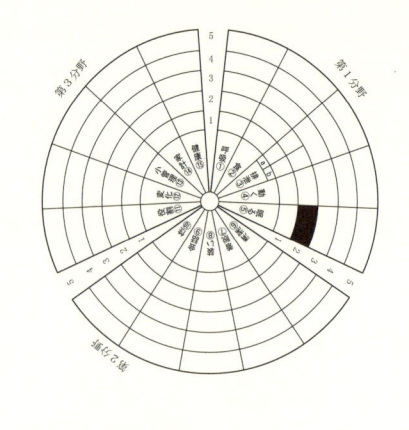

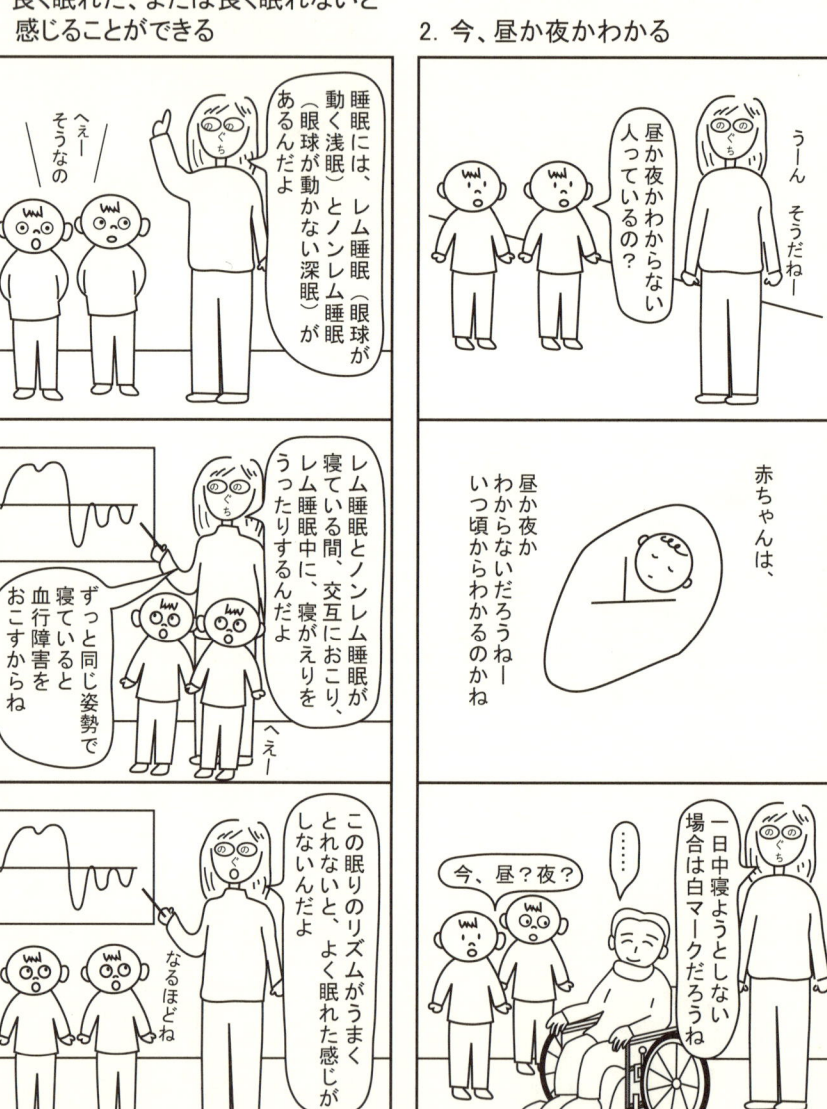

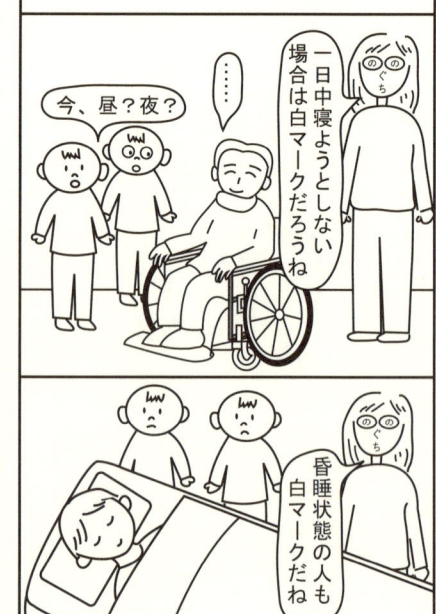

- 睡眠には、レム睡眠（眼球が動く浅眠）とノンレム睡眠（眼球が動かない深眠）があるんだよ
  - へぇーそうなの
- レム睡眠とノンレム睡眠が寝ている間、交互におこり、レム睡眠中に、寝がえりをうったりするんだよ
  - ずっと同じ姿勢で寝ていると血行障害をおこすからね
- この眠りのリズムがうまくとれないと、よく眠れた感じがしないんだよ
  - なるほどね
- ウシ
- ウシなどは夜間も浅眠状態で、それは外敵から身を守るために…
  - もう眠たいよー
  - はぁーねようよー

2. 今、昼か夜かわかる

- 昼か夜かわからない人っているの？
  - うーん そうだねー
- 赤ちゃんは、昼か夜かわからないだろうねーいつ頃からわかるのかね
- 一日中寝ようとしない場合は白マークだろうね
  - 今、昼？夜？
  - ……
- 昏睡状態の人も白マークだね

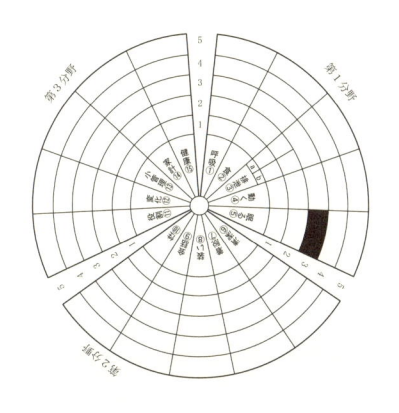

3. 眠りに際して不安や恐怖心がない
（暗闇が恐いなど）

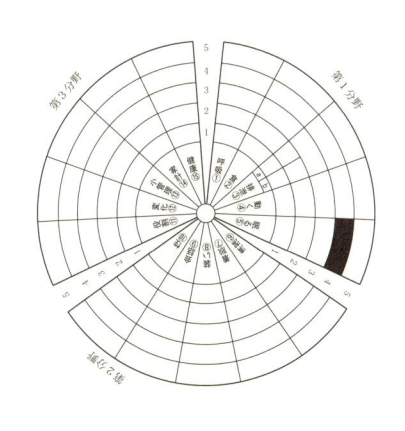

4. 起きる意欲・意志がある

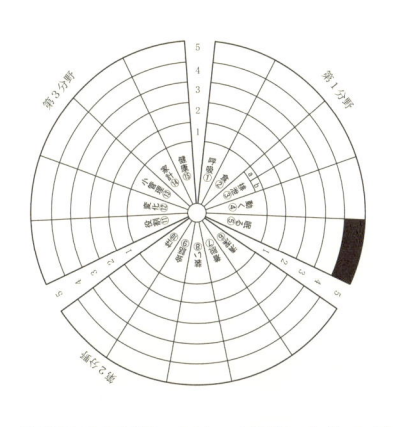

5. 睡眠の不調に対して解決する方策を知っている

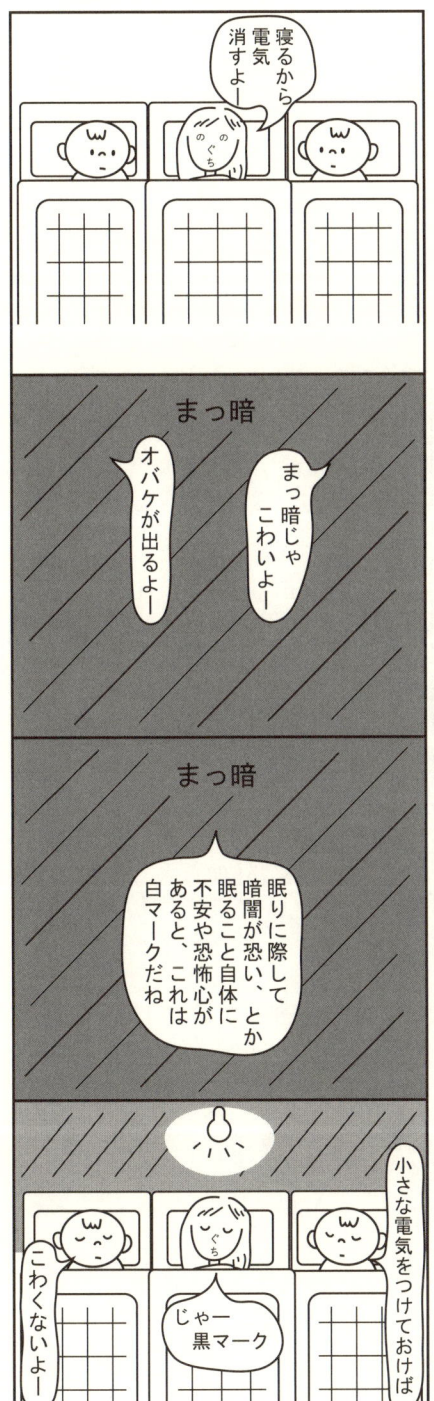

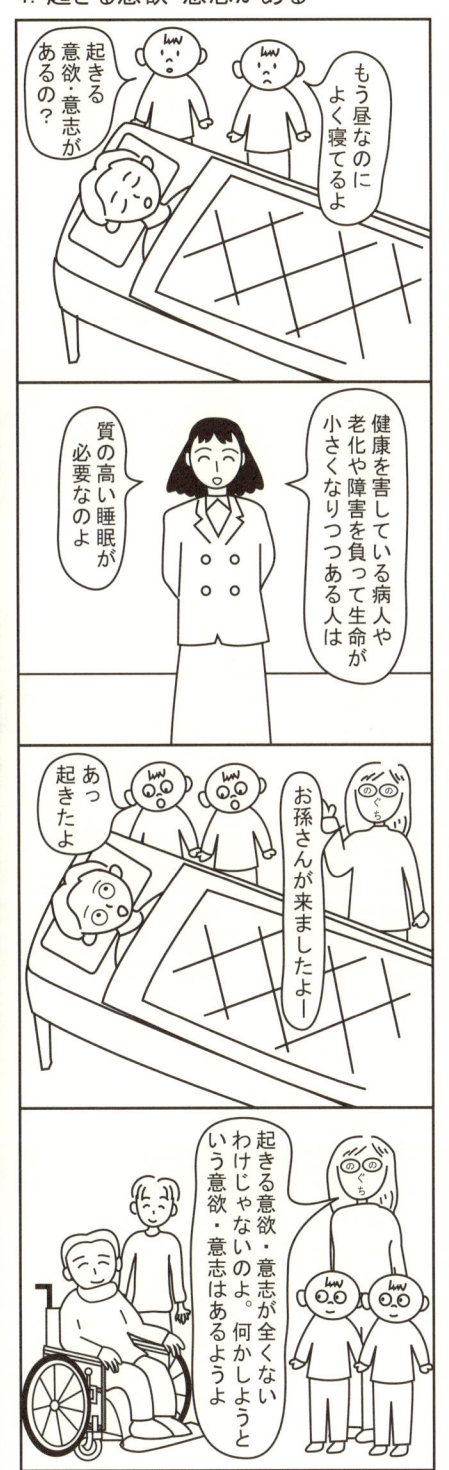

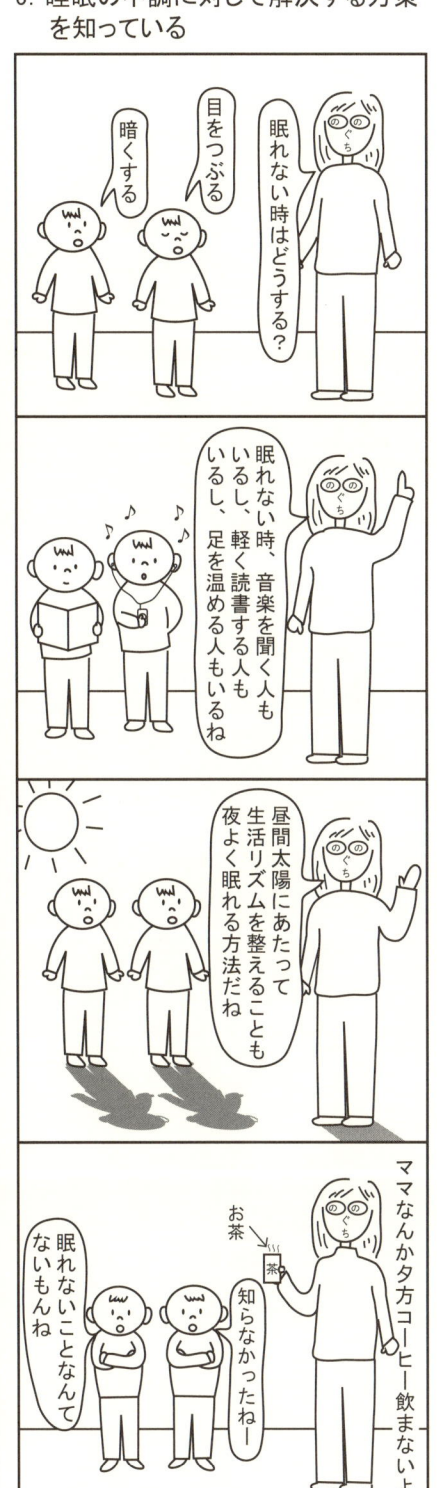

〔第1分野〕

⑤眠 る
〔行動面〕

「健康なひとは日中眠ると夜は眠れないものである。しかしこれは、たいていの病人のばあいは、ちょうど逆である。病人は、眠れば眠るほど、よく眠れるようになるものである。」
　　ナイチンゲール『看護覚え書』

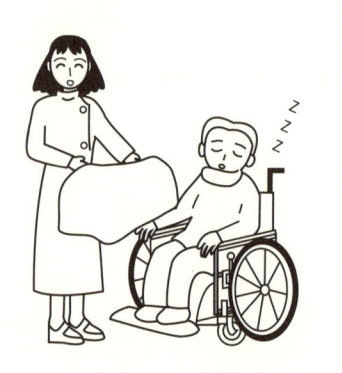

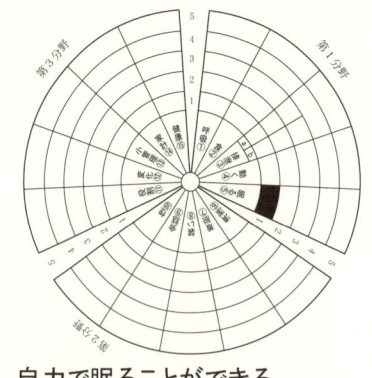

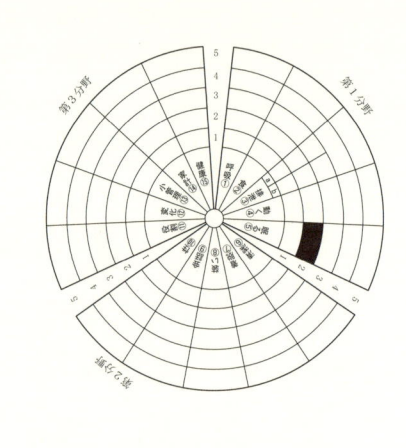

1. 自力で眠ることができる（薬の力を借りない）
※ この細目は援助マークが入りません。

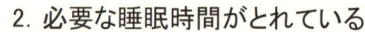

2. 必要な睡眠時間がとれている

【1. 自力で眠ることができる のコマ】

- 自力で眠ることができない場合はどうしたらいいの？
- 寝る前の足浴や足のマッサージがいいのよ。どうしても眠れなかったら眠剤だけどその場合は白マークよ ／ ふーん
- 眠れなくてもじっと眼をつぶって、心を静かにしているだけで5割の睡眠がとれるのよ ／ ほんとー
- それは、眼をつぶると副交換神経がはたらいて脳波のうちの覚醒波が消失して… ／ zzz ねてるよ

【2. 必要な睡眠時間がとれている のコマ】

- 必要な睡眠時間ってどれくらいなの？ ／ 何時間ねればいいの？
- 人によって違うけど、子供の場合は成長のためにじゅうぶん寝ないと大きくならないのよ
- 病気の人も、細胞の造り替えのため、じゅうぶんな睡眠時間が必要なのよ
- それで、何時間寝ればいいの？ ／ あなたたちは8～9時間寝てるねぇ。ママはもっと寝てないと死んじゃうらしいよ 一週間ずっと寝ないと死んじゃうらしいよ ／ 人によるよねー

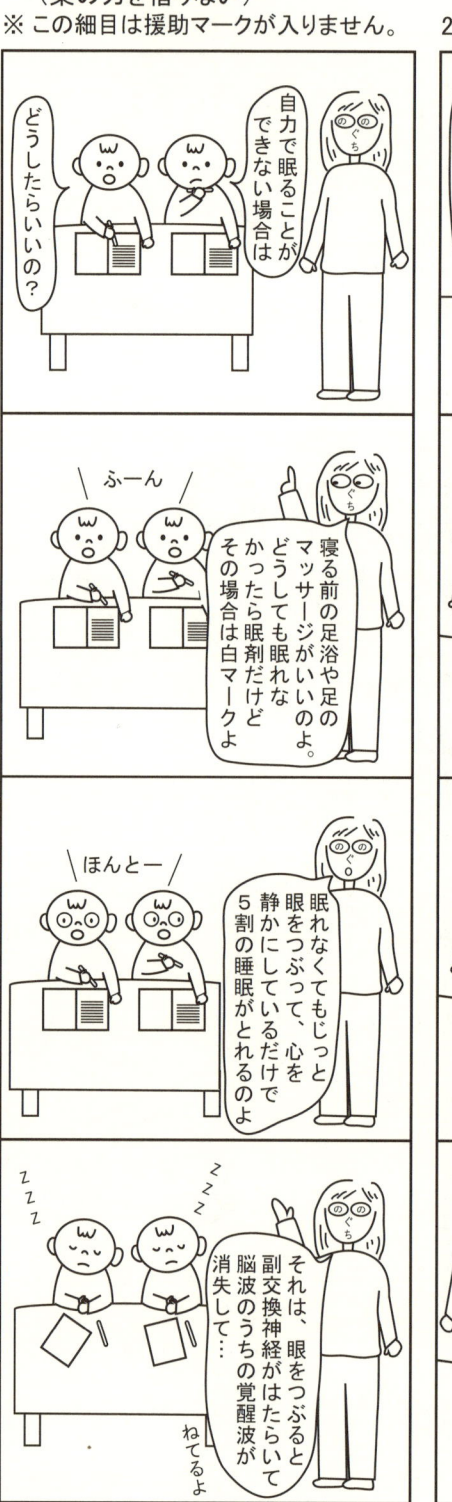

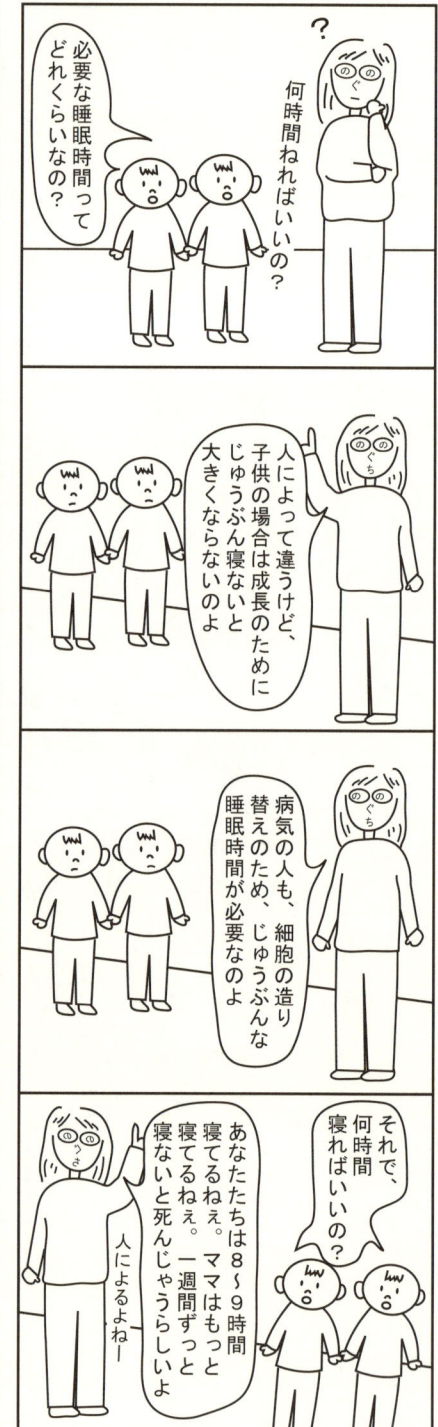

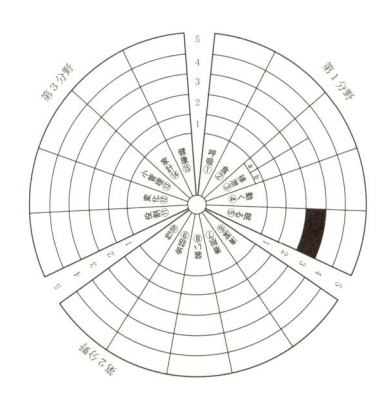

3. 自分で眠るに適した着替えをしている

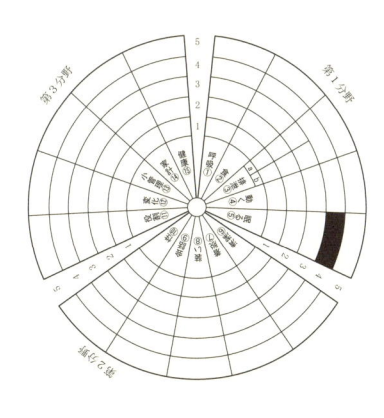

4. 眠りに際して洗面・歯磨きを自分でしている

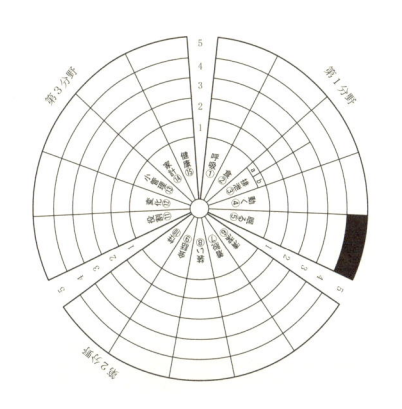

5. 眠るための寝床や寝室の環境を、自分で整えている

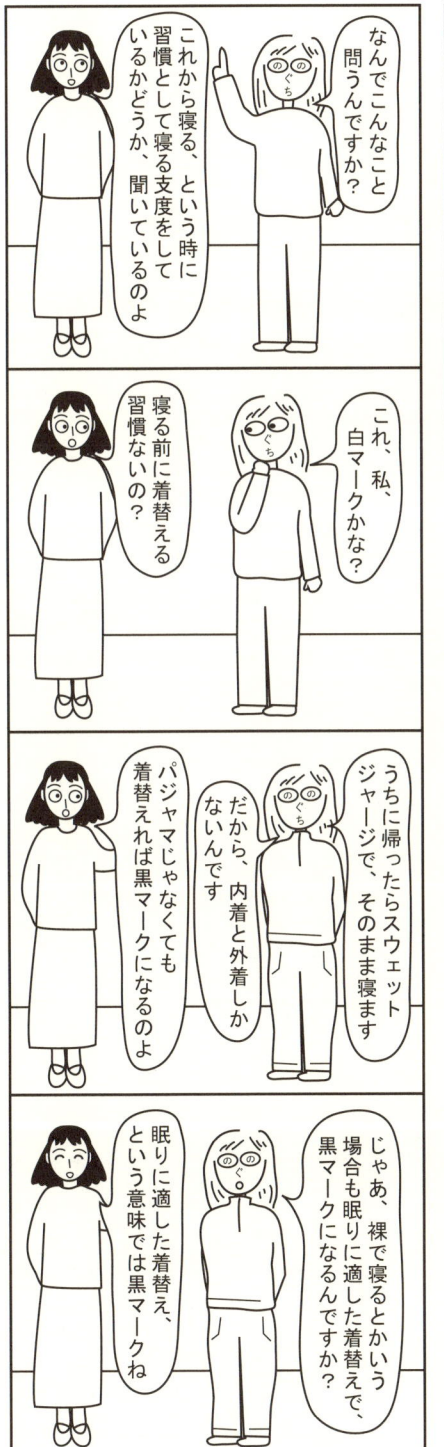

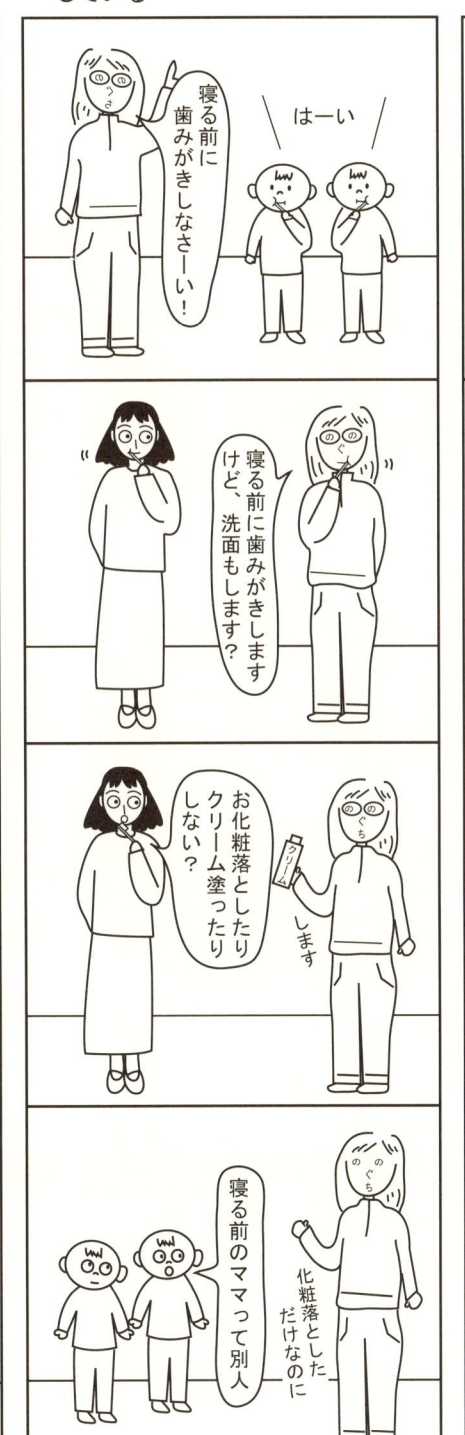

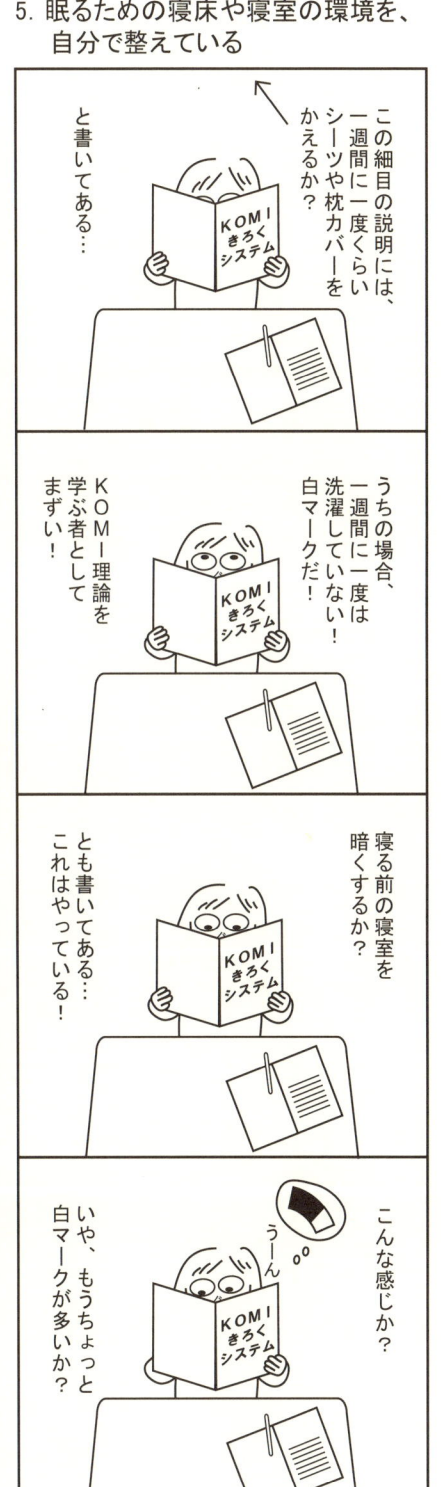

(6) KOMIチャートを記入しよう！　73

〔第2分野〕

⑥身体を清潔に保つ〔認識面〕

「病人の身体を不潔なままに放置したり、あるいは病人に汗やその他の排泄物が浸み込んだ衣類を着せたままにしておくことは、健康をもたらす自然の過程を妨げて患者に害を加えることになる。それはちょうど、身体にゆっくりと作用する毒物を、病人の口から飲ませているのと同じ結果となる。皮膚から与えられた毒物は、口から与えられる毒物と同様、確実にその作用を現わす。ただその作用が表に出てくるまでに時間がかかるというだけの違いである。」
ナイチンゲール『看護覚え書』

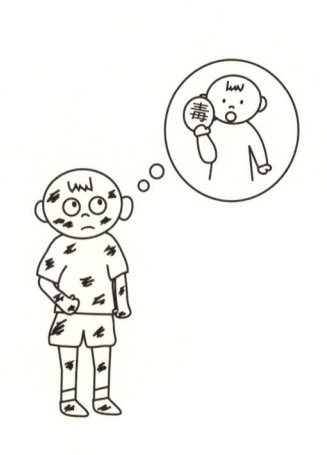

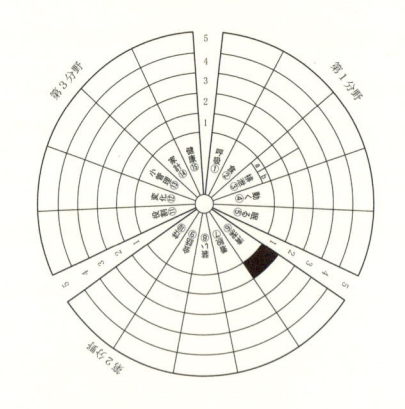

1. 不衛生（便や尿に触れること、不潔な場所や物など）がわかる

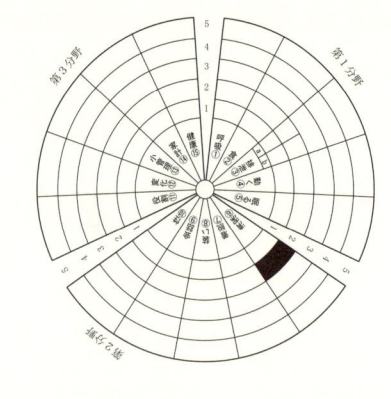

- そう？
- これはわかるよー
- きたないものもわかるし、不潔な場所や物もわかるよ
- こういうのでしょ
- ふーん
- あっ！
- 認知症などで、不潔な場所や物がわからなくなることがあるのよ
- そっちは汚物室だよ！
- トイレの水をいじらないでね！

2. 不潔（下着の汚れ、衣類の汚染など）による身体の不快感を感じる

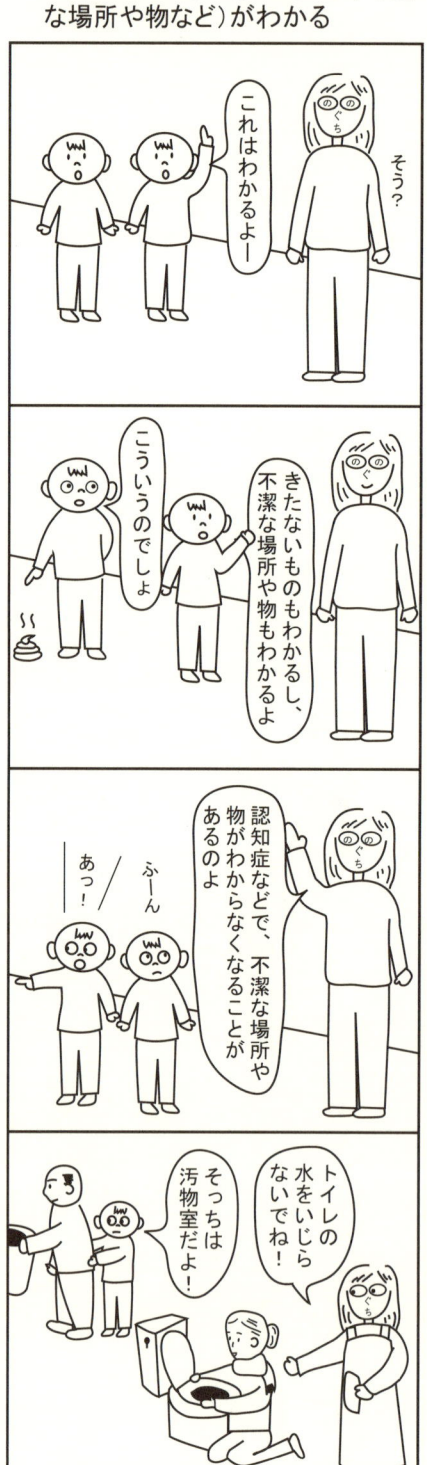

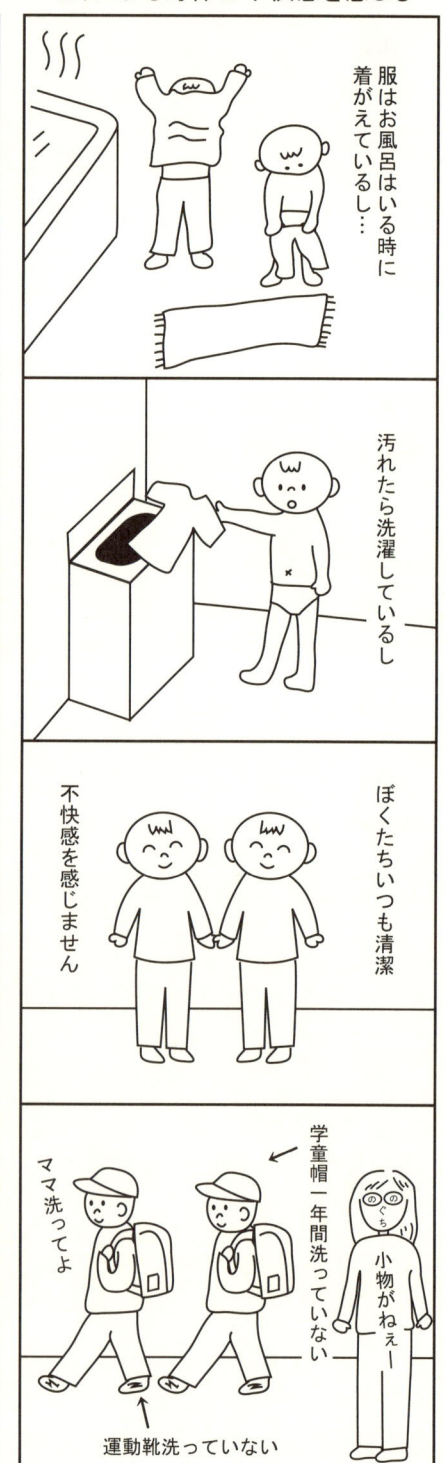

- 服はお風呂はいる時に着がえているし…
- 汚れたら洗濯しているし
- ぼくたちいつも清潔
- 不快感を感じません
- 学童帽一年間洗っていない
- ママ洗ってよ
- 小物がねぇー
- 運動靴洗っていない

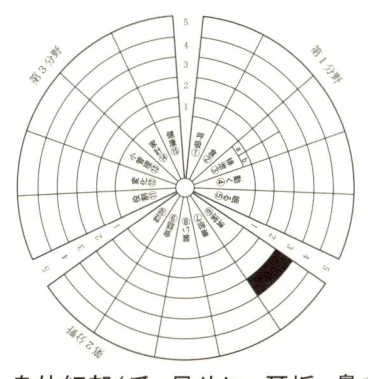

3. 身体細部（爪、目やに、耳垢、鼻毛など）の不潔に気を止めることができる

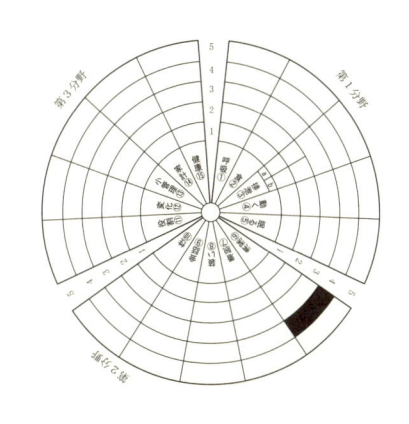

4. お風呂に入りたいと思う

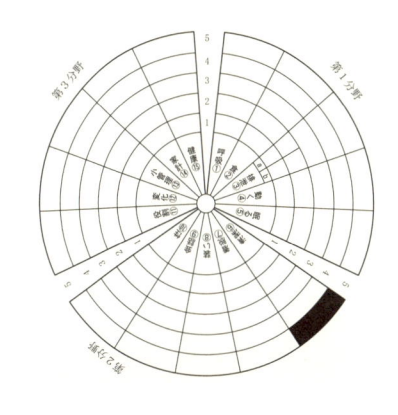

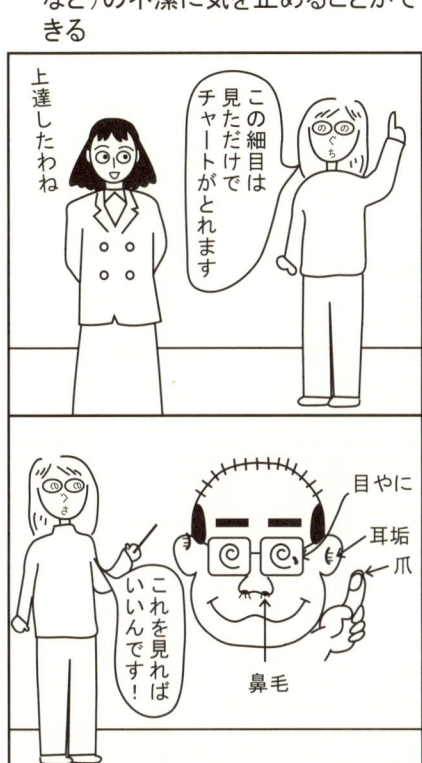

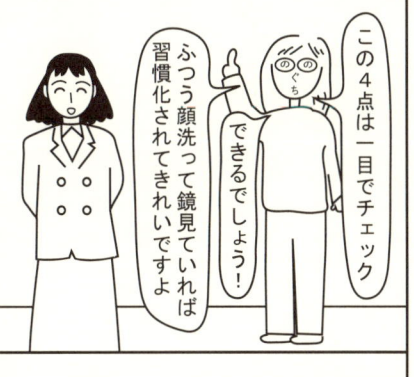

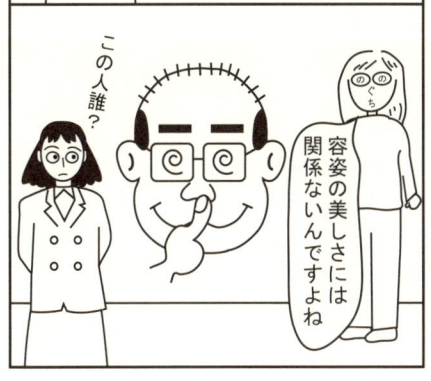

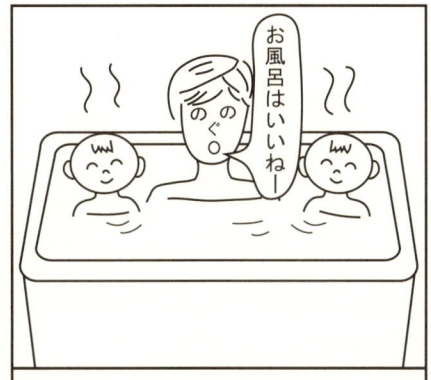

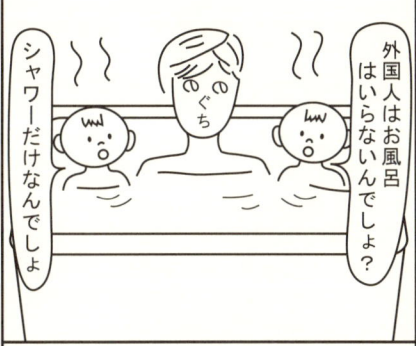

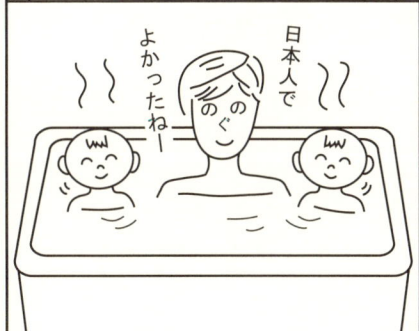

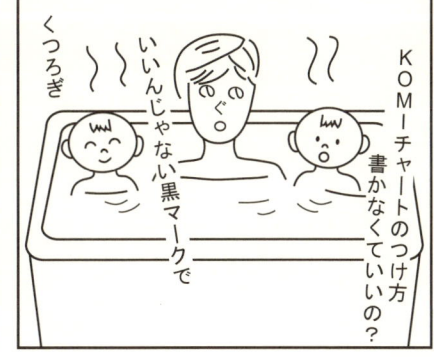

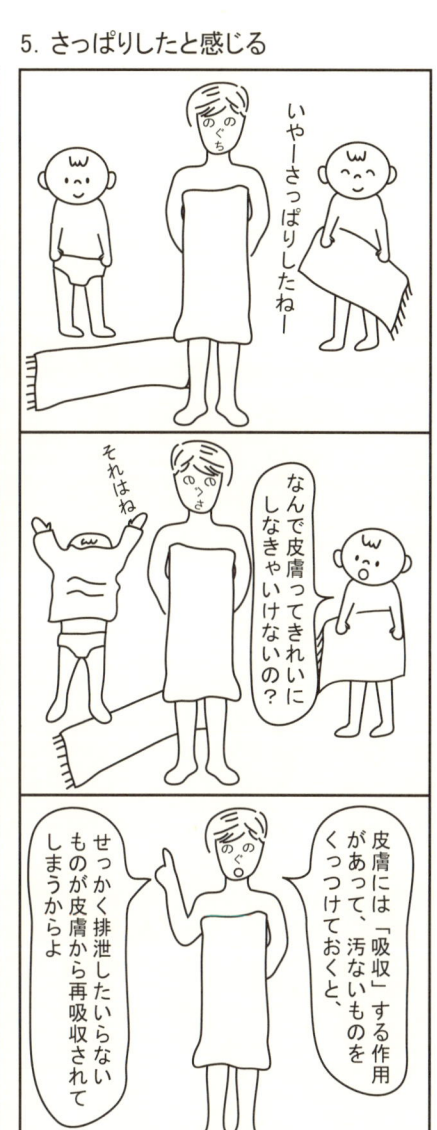

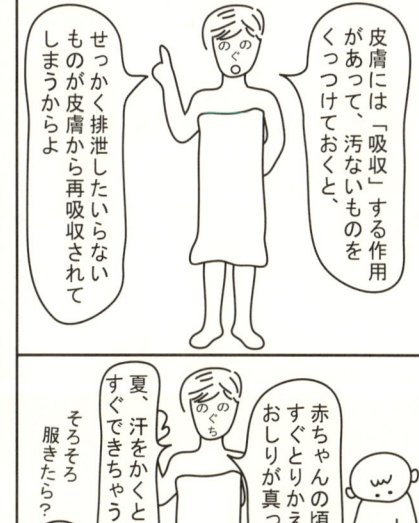

5. さっぱりしたと感じる

(6) KOMIチャートを記入しよう！

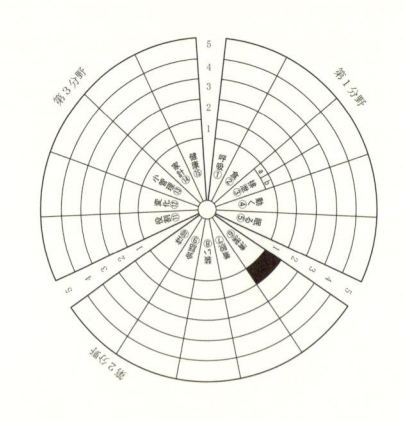

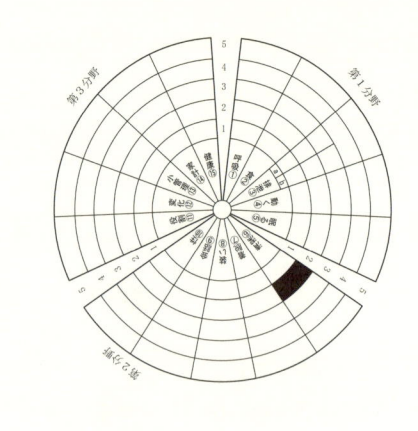

〔第2分野〕

⑥身体を清潔に保つ〔行動面〕

「人間の皮膚の機能は多彩で、『防護』『感覚』『呼吸』『吸収』『排泄』『保温』『体温調節』など7つの機能を備えている。その機能を発揮するには、皮膚が清潔に保たれていることが前提である。（中略）よく「人間は垢では死なない」と言うが、それは間違っている。垢だらけの身体では、代謝機能が健全に働かないのである。」

『KOMI理論』

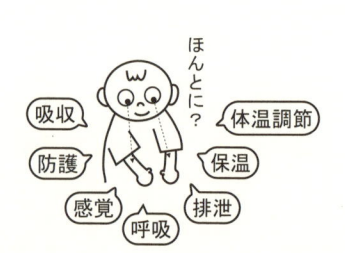

1. 自ら手指を清潔にしている

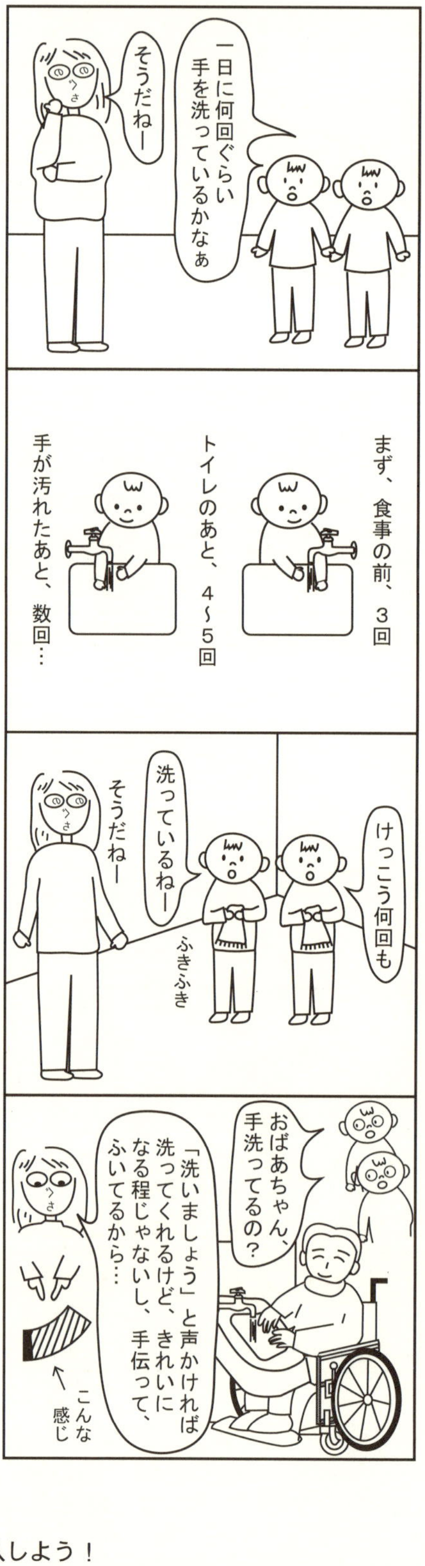

- 一日に何回ぐらい手を洗っているかなぁ
- そうだねー
- まず、食事の前、3回
- トイレのあと、4〜5回
- 手が汚れたあと、数回…
- 洗っているね
- そうだねー
- けっこう何回も
- ふきふき
- おばあちゃん、手洗ってるの？
- 「洗いましょう」と声かけてくれるけど、きれいになる程じゃないし、手伝って、ふいてるから…
- こんな感じ

2. 自ら口腔内の清潔を保っている

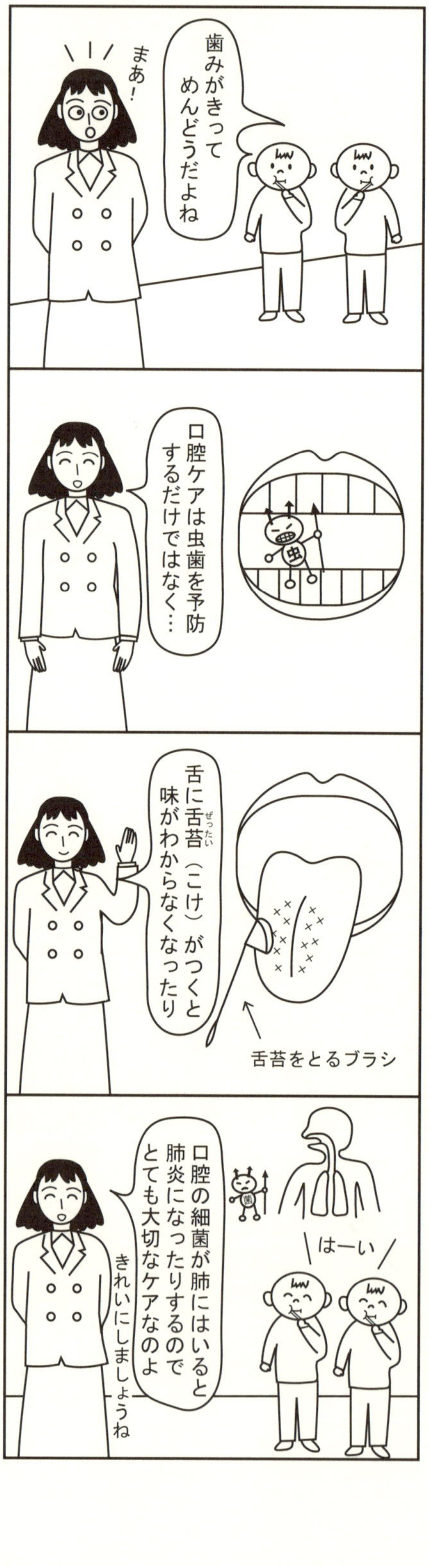

- 歯みがきってめんどうだよね
- まぁ！
- 口腔ケアは虫歯を予防するだけではなく…
- 舌に舌苔（こけ）がつくと味がわからなくなったり
- 舌苔をとるブラシ
- 口腔の細菌が肺にはいると肺炎になったりするのでとても大切なケアなのよ
- きれいにしましょうね
- はーい

ほんとに？
吸収／体温調節／防護／保温／感覚／排泄／呼吸

76　第3章　KOMI記録システムを記入しよう！

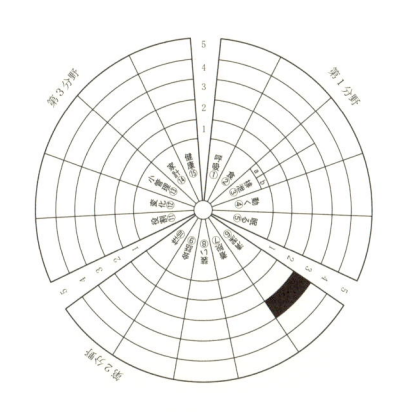

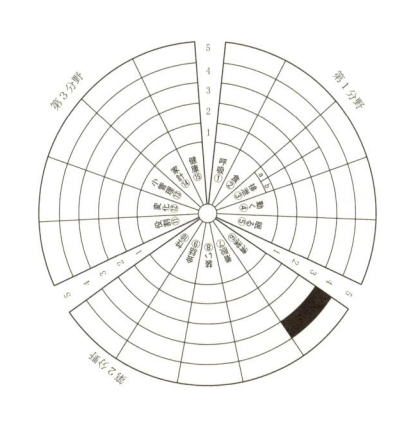

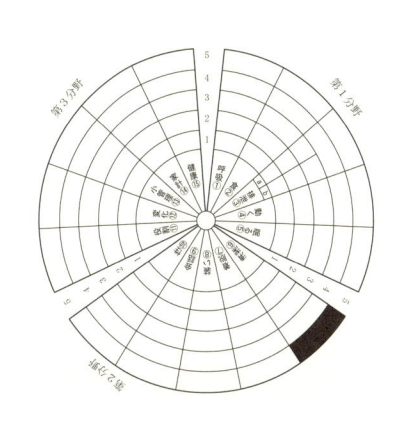

3. 自ら身体細部（爪、目やに、耳垢、鼻毛など）の清潔を保っている

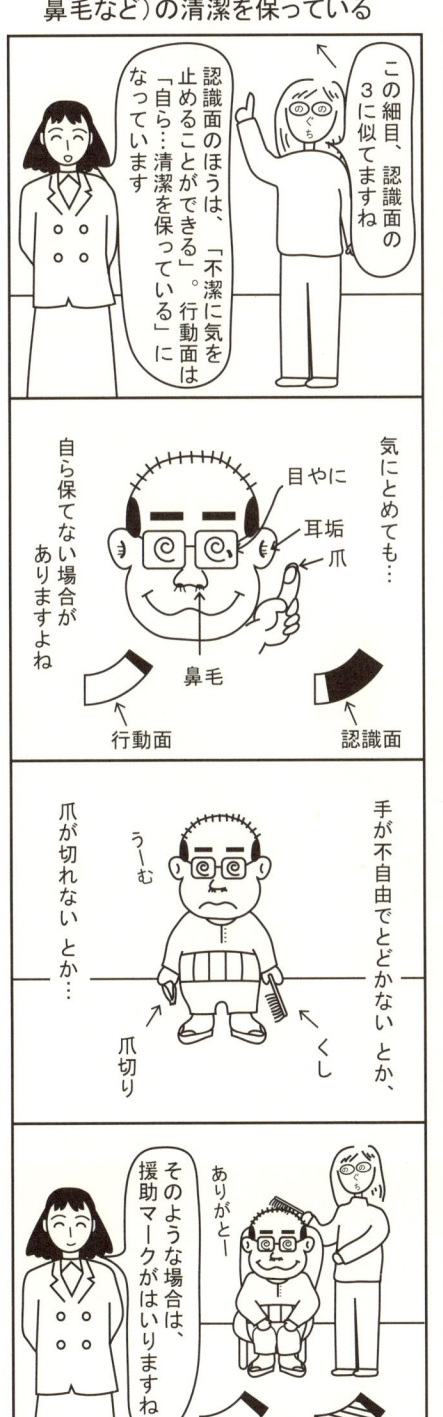

4. 自分で洗髪をしている

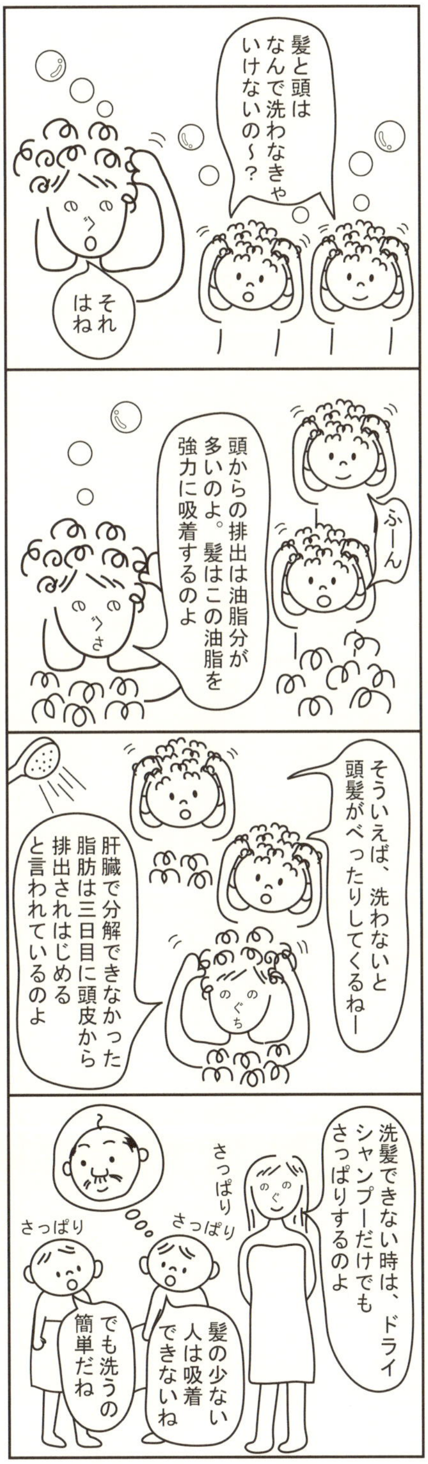

5. 自分で入浴やシャワー浴をしている

(6) KOMIチャートを記入しよう！　77

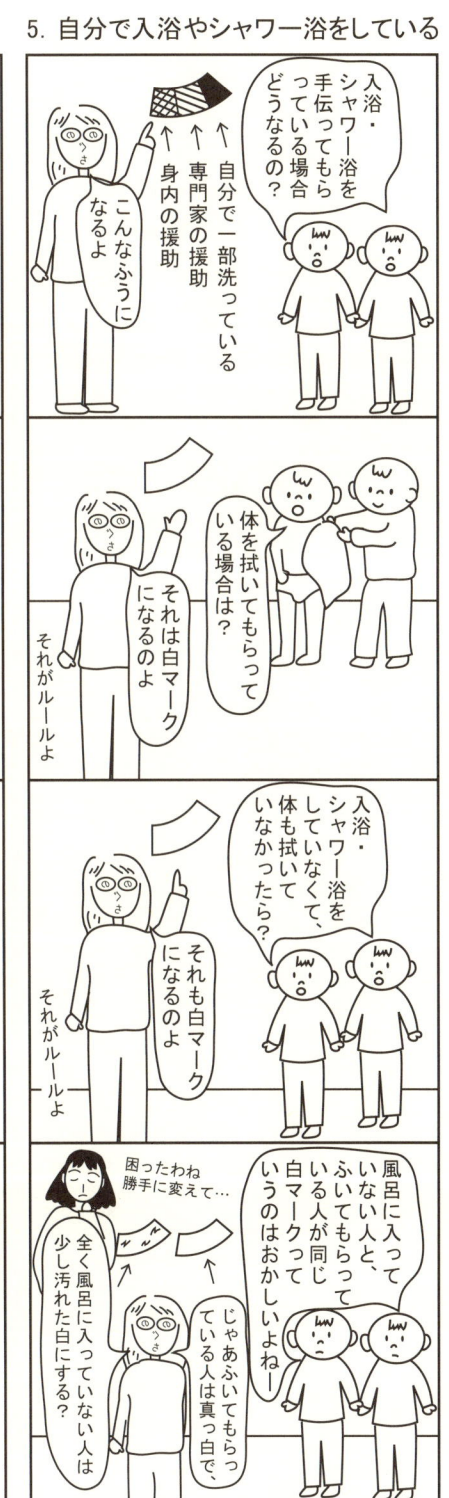

〔第2分野〕

⑦衣服の着脱と清潔
〔認識面〕

「衣類は、身体からの排泄物を吸着させ、外界から身体を保護し、または体温を一定に保つような役割を持っていると同時に、これほど適切に自分らしさを表出する手段となるものはないだろう。」
『KOMI理論』

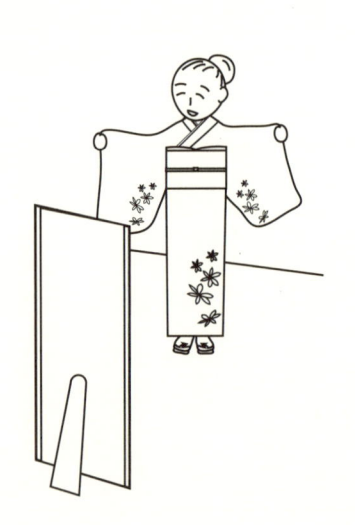

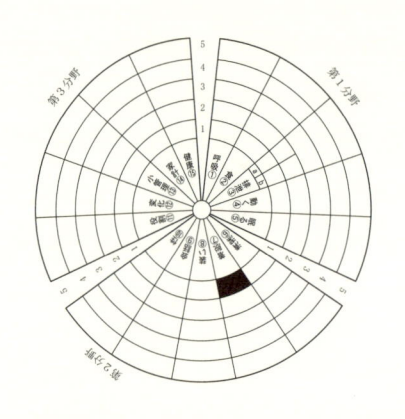

1. 朝起きたら衣服を着替えるのは当然と感じる

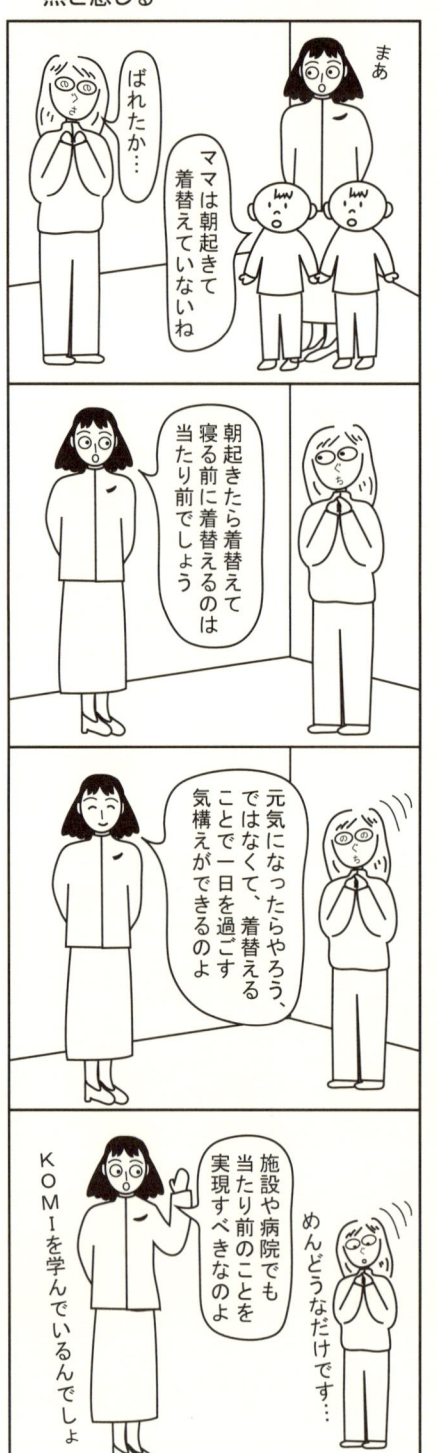

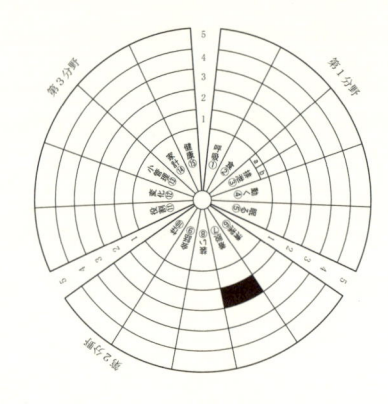

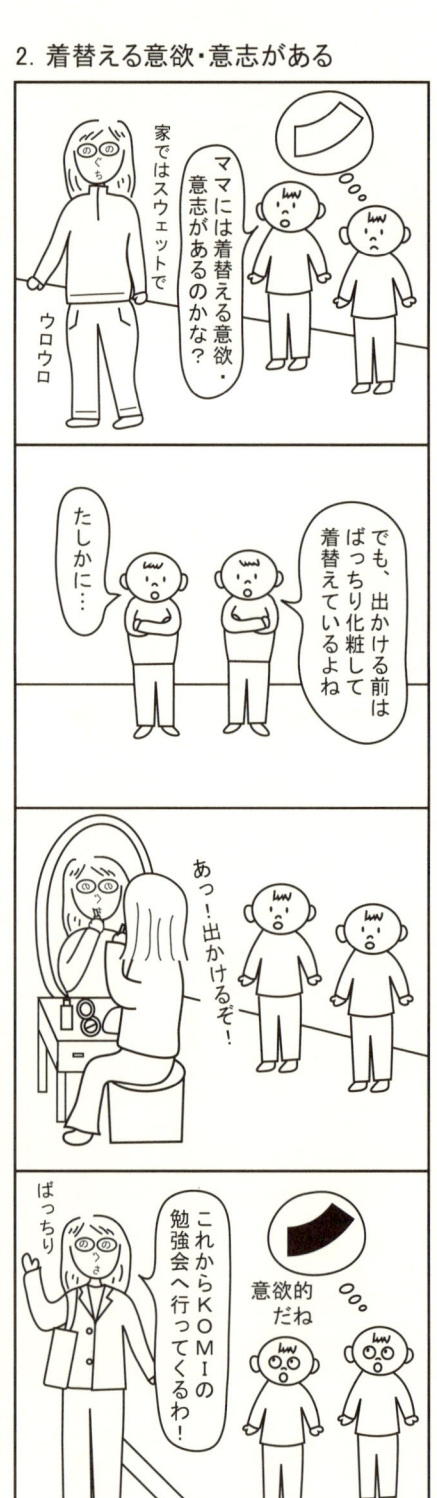

- まあ／ママは朝起きて着替えていないね／ばれたか…
- 朝起きたら着替えて寝る前に着替えるのは当たり前でしょう
- 元気になったらやろう、ではなくて、着替えることで一日を過ごす気構えができるのよ
- 施設や病院でも当たり前のことを実現すべきなのよ／めんどうなだけです…／KOMIを学んでいるんでしょ

2. 着替える意欲・意志がある

- 家ではスウェットでウロウロ／ママには着替える意欲・意志があるのかな？
- でも、出かける前はばっちり化粧して着替えているよね／たしかに…
- あっ！出かけるぞ！
- これからKOMIの勉強会へ行ってくるわ！／ばっちり／意欲的だね

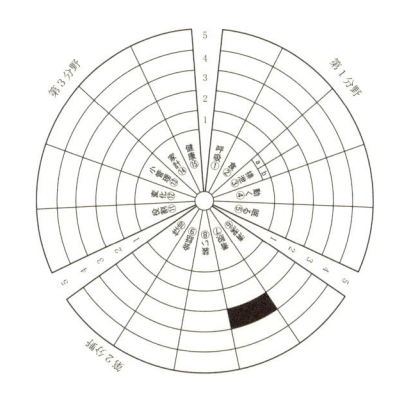

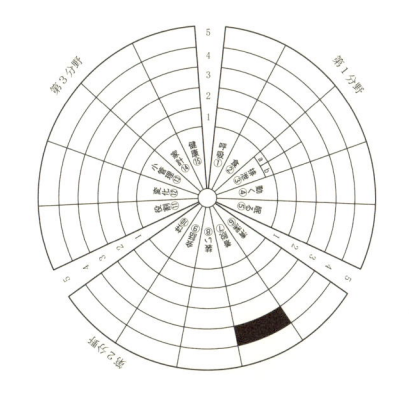

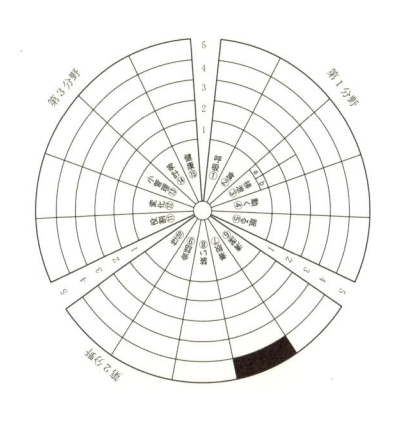

3. 衣服の好みがある
4. 季節（気候）にあった衣服がわかる
5. 洗濯する意欲・意志がある

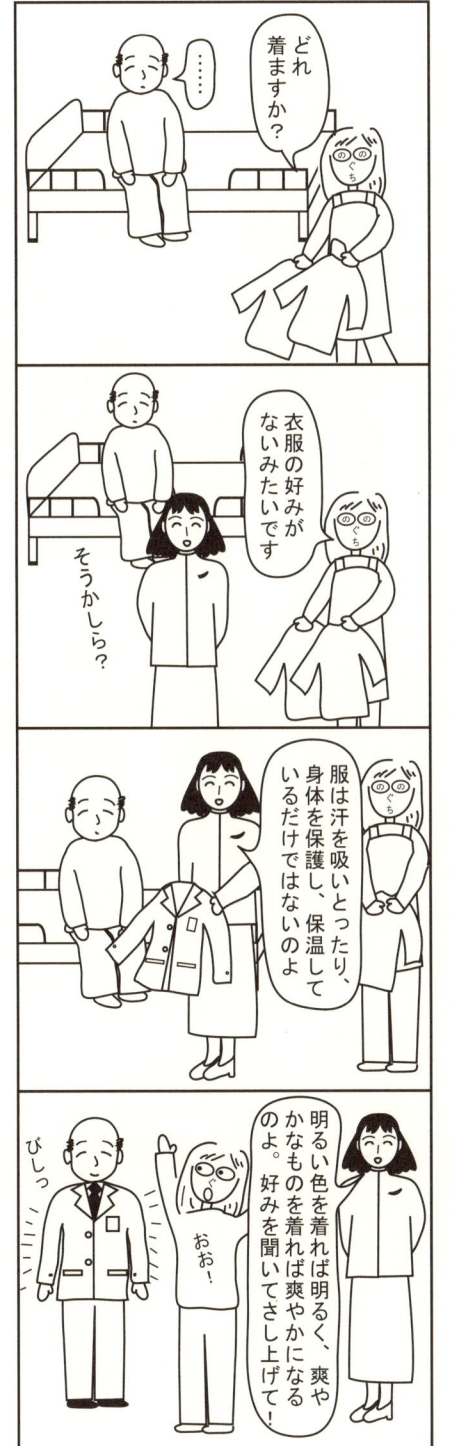

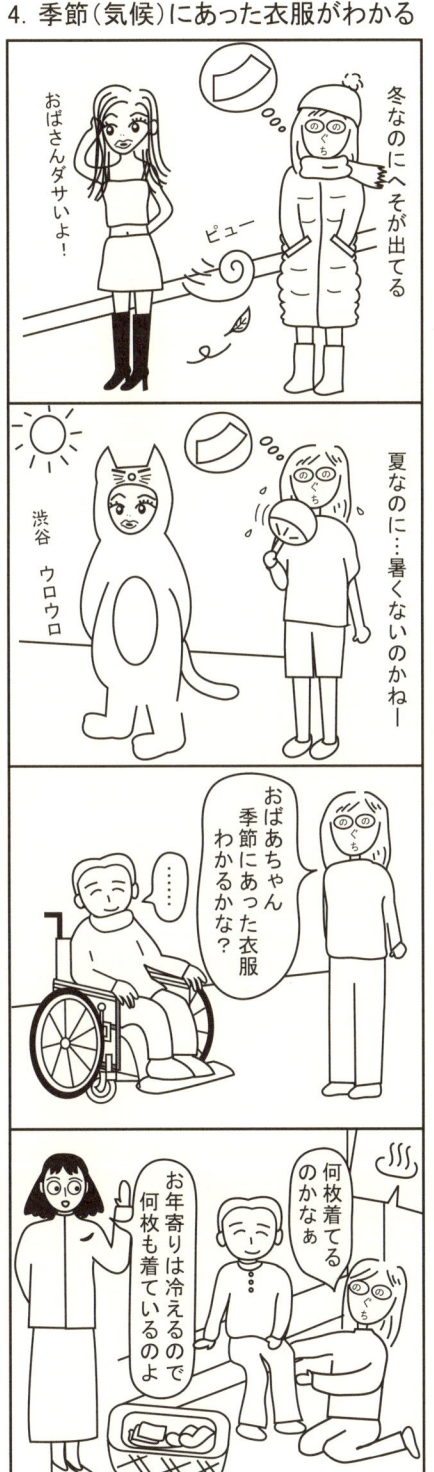

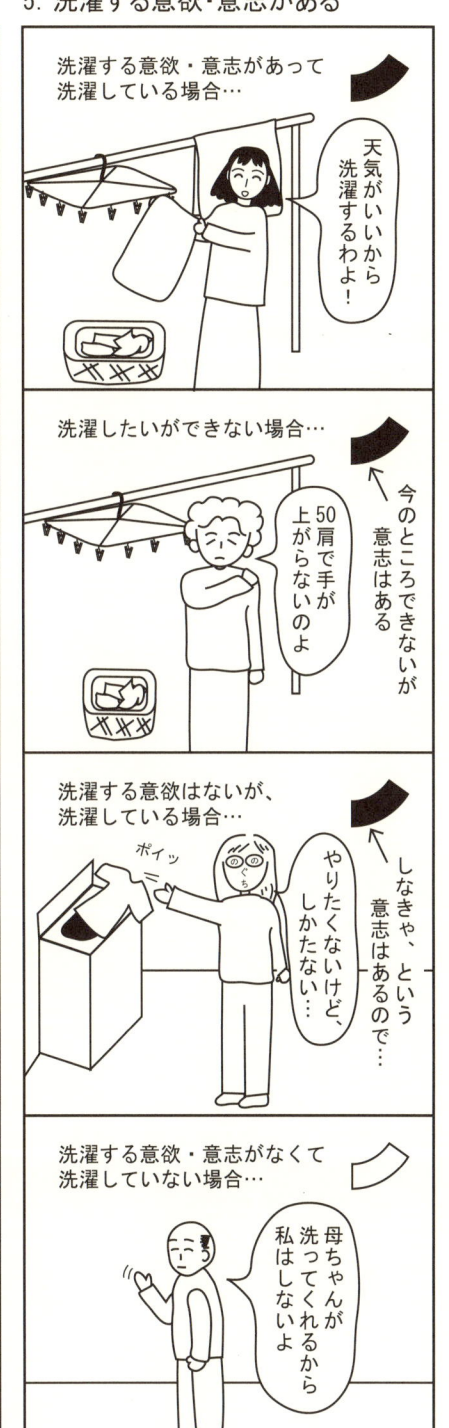

(6) KOMIチャートを記入しよう！

〔第2分野〕

⑦衣服の着脱と清潔
〔行動面〕

「衣服は、明るい色目のものを着ると、気分までも明るくなったり、爽やかになったりする。着るもの1枚で世界が広がったり、変わったりすることがあるのだから、どんなに年老いても、どんな病気に罹（かか）っても、自分の身繕（みづくろ）いに関する関心を失うようなことがあってはならないのである。」
『KOMI理論』

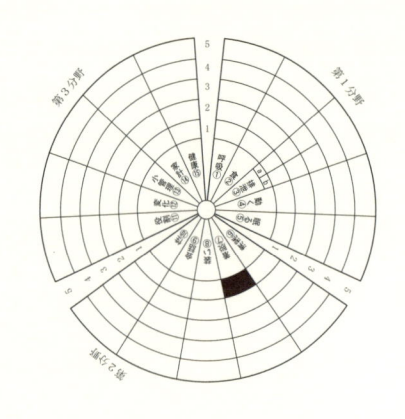

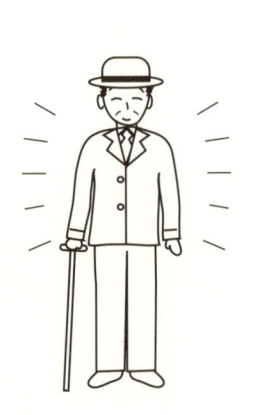

1. 自力で衣服の着脱ができる

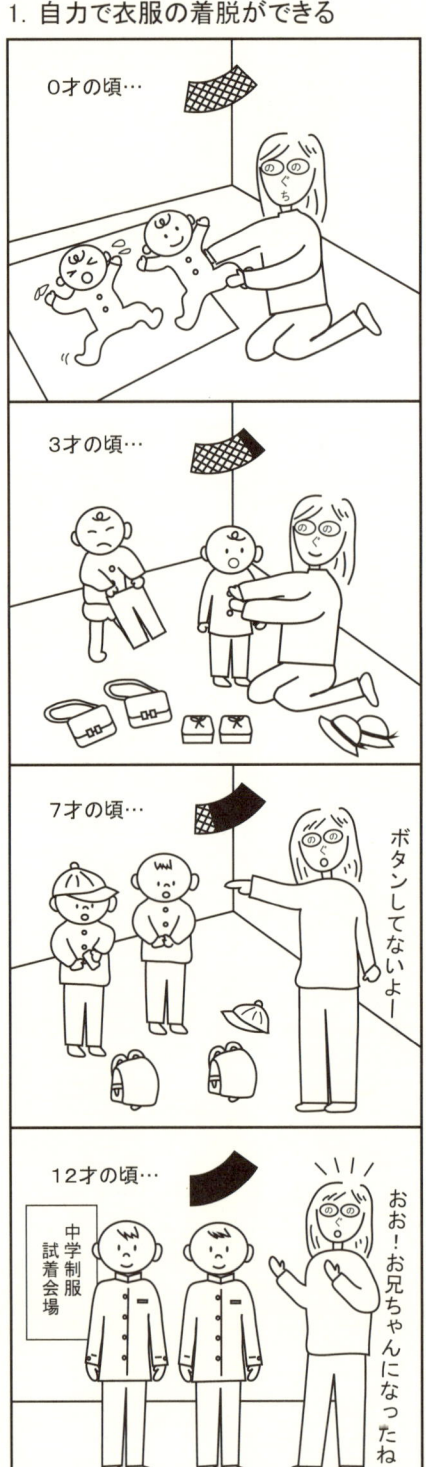

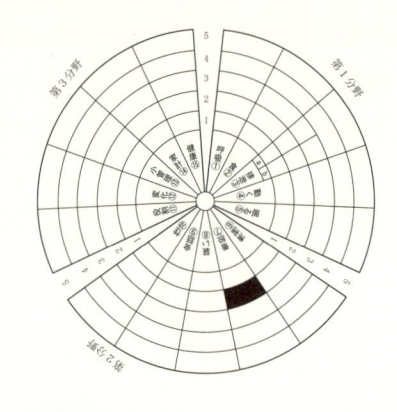

　0才の頃…
　3才の頃…
　7才の頃…　ボタンしてないよー
　12才の頃…　中学制服試着会場　おお！お兄ちゃんになったね

2. 朝起きた時など、自分で着たい衣服を選んでいる

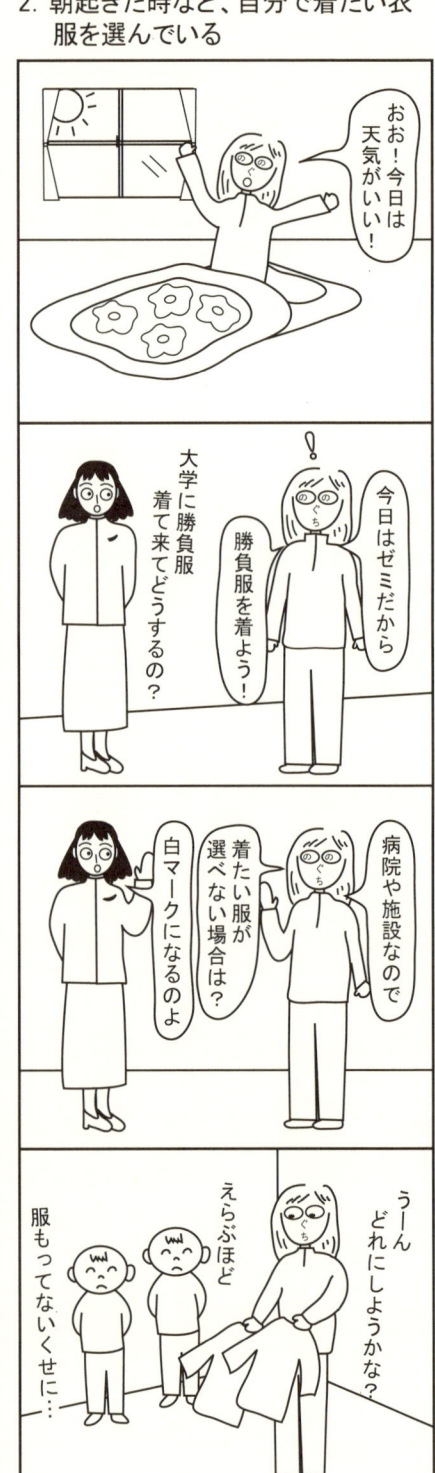

　おお！今日は天気がいい！
　今日はゼミだから勝負服を着よう！／大学に勝負服着て来てどうするの？
　病院や施設なので白マークになるのよ／着たい服が選べない場合は？
　うーん　どれにしようかな？／えらぶほど服もってないくせに…

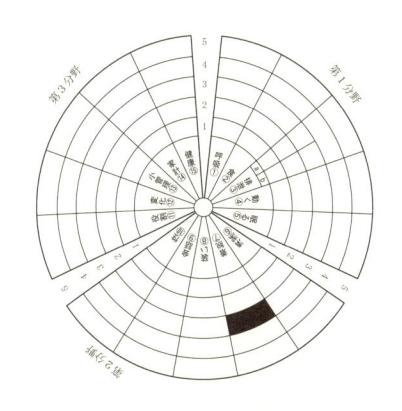

3. 自分で選んだ衣服の素材や枚数が体温調整に適している

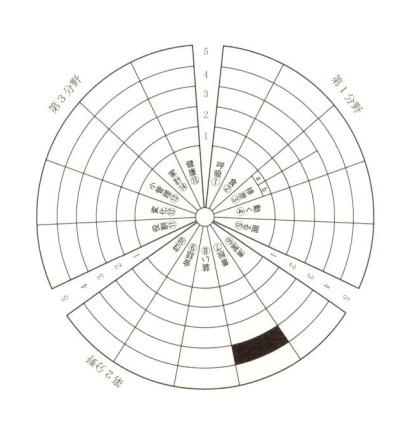

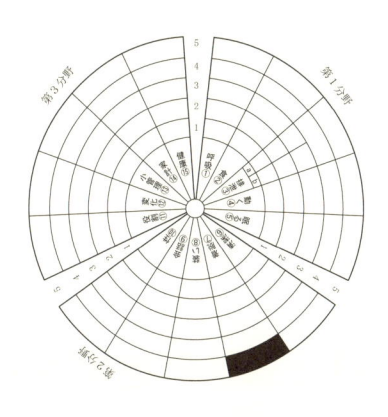

- 病院で患者様全員に寝まきを貸している場合／どうなるんですか？／その場合は専門家の援助マークになるのよ／なるほど…
- 自分では服を選んでいないけど、家族が選んでいる場合は？／その場合は身内の援助マークになるのよ
- 自分や援助者が選んだ服のセンスが悪い場合は？／これじゃ、寒いんじゃないの？／○○○姉妹かよ！／センス聞いているんじゃないのよ…

4. 脱いだものを自分で整理している

- ポイッ
- パジャマ片づけて！／いってきまーす
- しょうがないなー
- 自分の服も…春ものから冬ものまで整理していない…

5. 自分で洗濯している（洗う・干す・取り込む・たたむ・しまう）

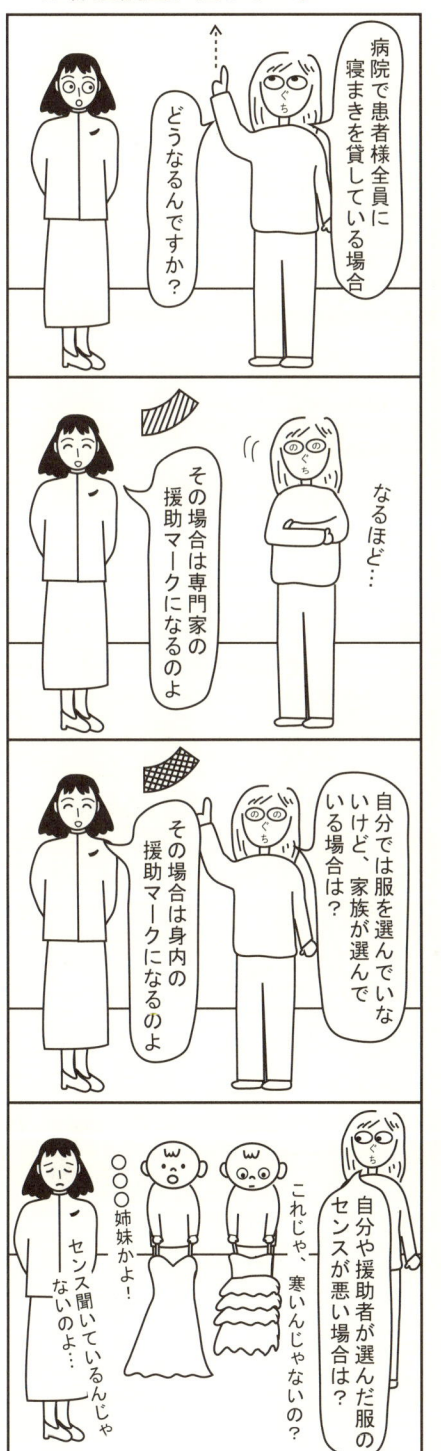

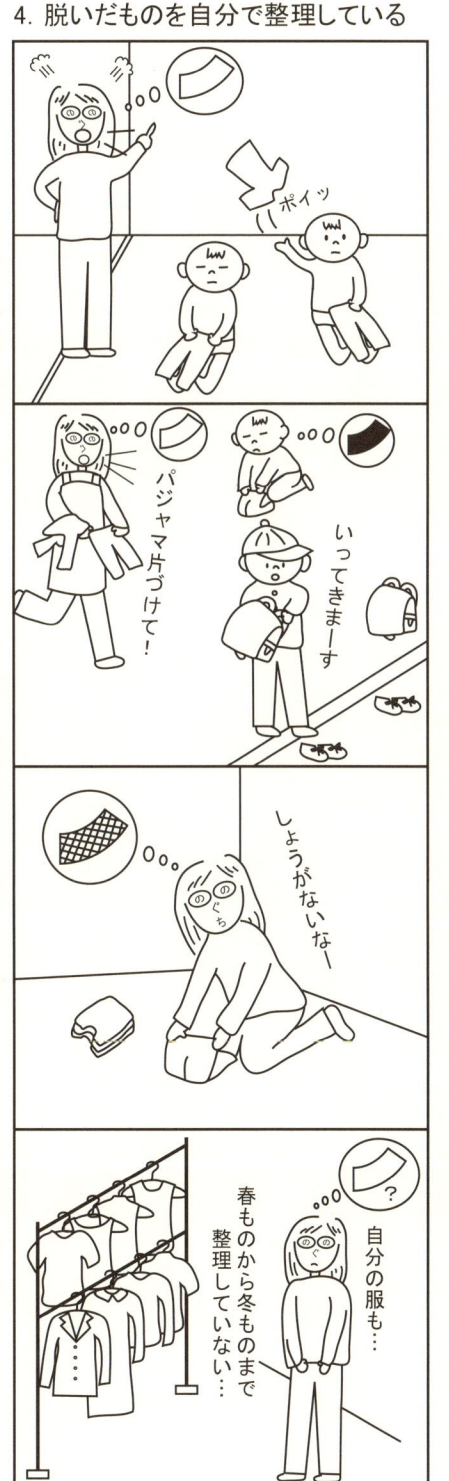

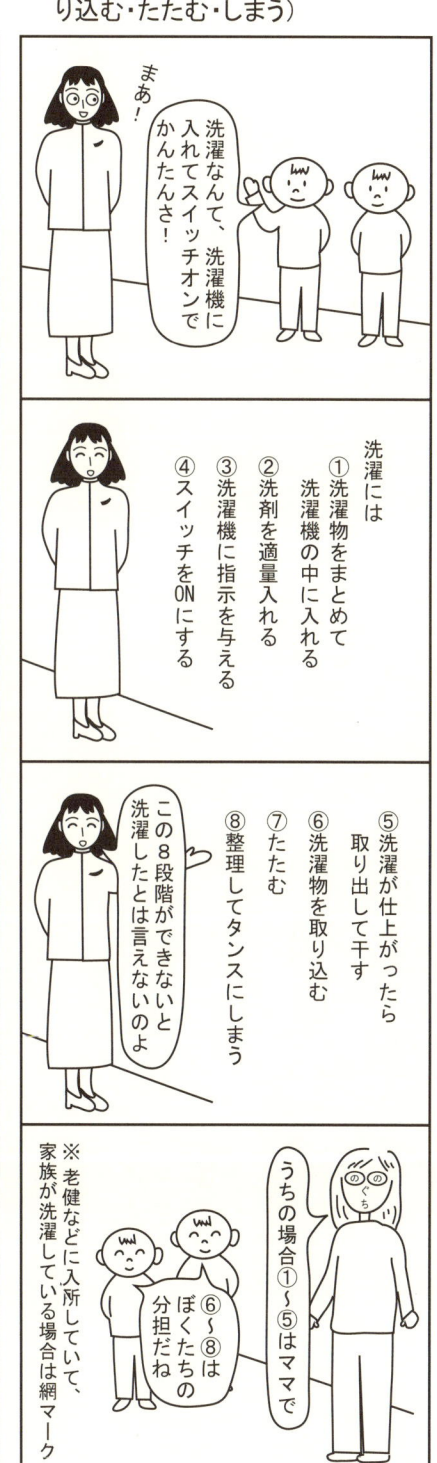

- 洗濯なんて、洗濯機に入れてスイッチオンでかんたんさ！／まあ！
- 洗濯には
  ① 洗濯物をまとめて洗濯機の中に入れる
  ② 洗剤を適量入れる
  ③ 洗濯機に指示を与える
  ④ スイッチをONにする
- ⑤ 洗濯が仕上がったら取り出して干す
  ⑥ 洗濯物を取り込む
  ⑦ たたむ
  ⑧ 整理してタンスにしまう
  この8段階ができないと洗濯したとは言えないのよ
- うちの場合①～⑤はママで⑥～⑧はぼくたちの分担だね／※老健などに入所していて、家族が洗濯している場合は網マーク

(6) KOMIチャートを記入しよう！

〔第2分野〕

⑧身だしなみを整える 〔認識面〕

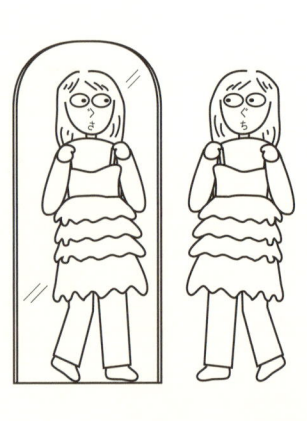

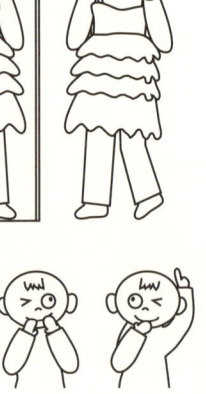

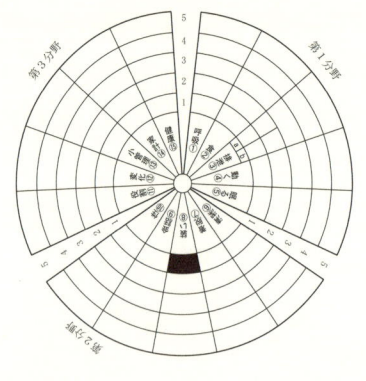

1. 髪型や身につけているものを誉められると嬉しいと感じる

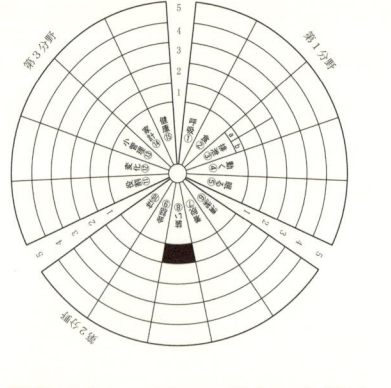

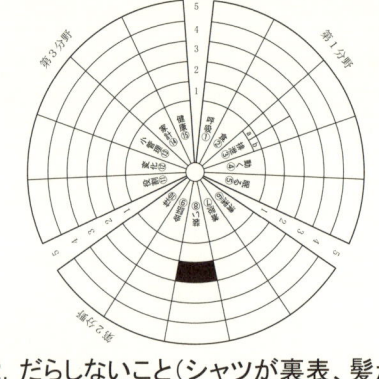

2. だらしないこと（シャツが裏表、髪がボサボサなど）がどういうことかわかる

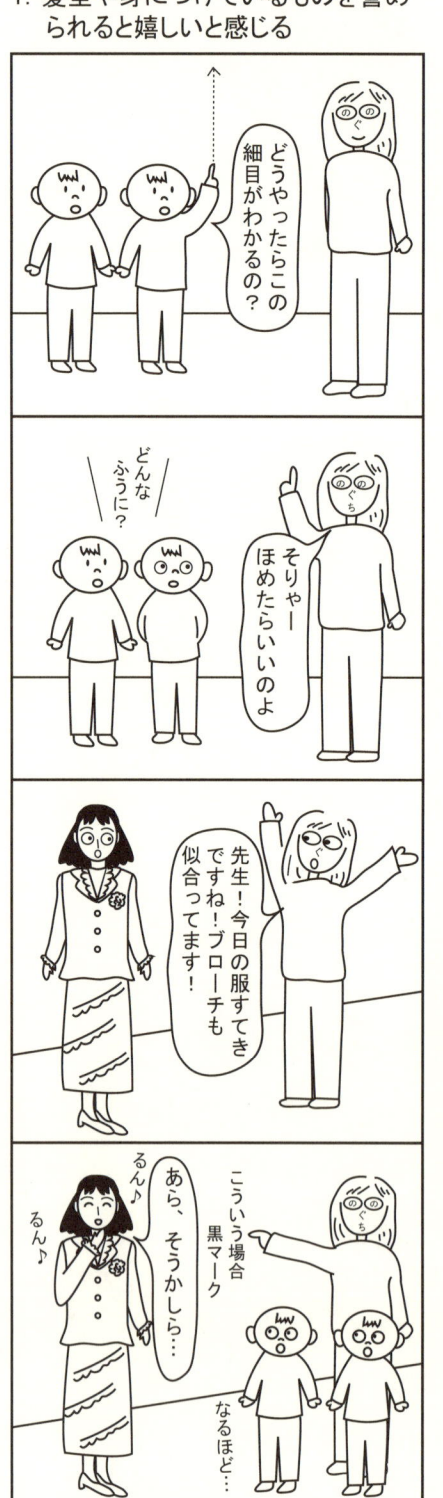

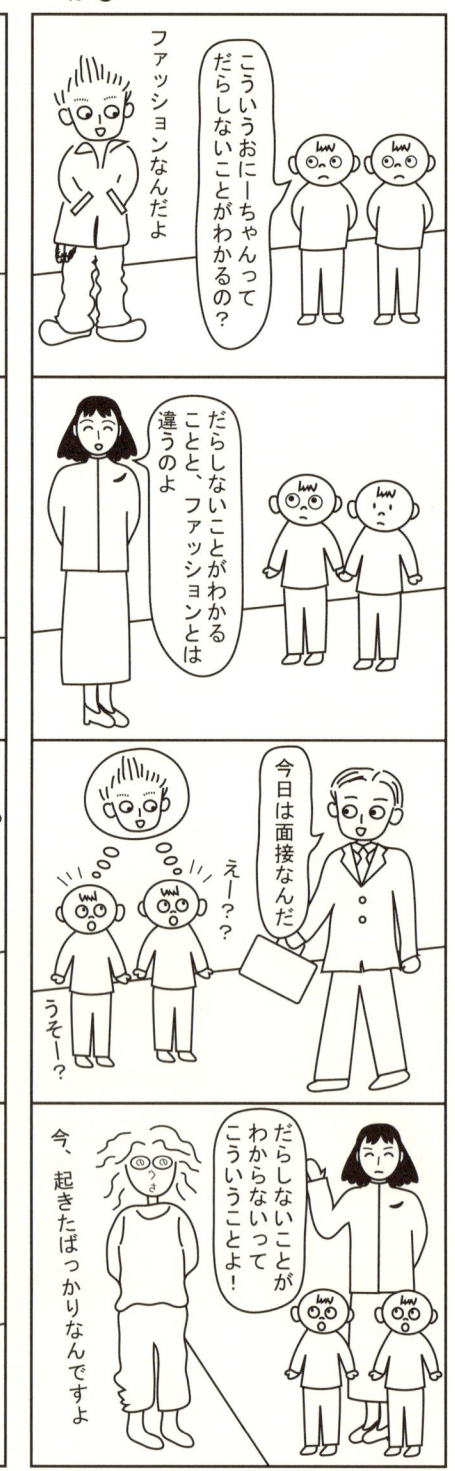

「『身だしなみ』は、その方の自尊心意識ともつながっている。自立した人間にとって、この『身だしなみ』は欠かすことのできないものであると同時に、誰でも普通、装いや身につけているものを誉められると嬉しいと感じるという点を大事にし、相手の良いところ探しに役立てるとよい。」
『KOMI理論』

コマ1（左）: どうやったらこの細目がわかるの？

コマ1（右）: こういうおにーちゃんってだらしないことがわかるの？ ファッションなんだよ

コマ2（左）: どんなふうに？ / そりゃーほめたらいいのよ

コマ2（右）: だらしないことがわかることと、ファッションとは違うのよ

コマ3（左）: 先生！今日の服すてきですね！ブローチも似合ってます！

コマ3（右）: 今日は面接なんだ / えー？？/ うそー？

コマ4（左）: こういう場合 黒マーク なるほど… / あら、そうかしら… るん♪ るん♪

コマ4（右）: だらしないことがわからないってこういうことよ！ / 今、起きたばっかりなんですよ

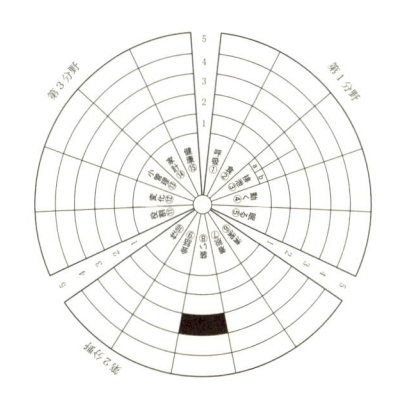

3. 自分の装いに関心を持っている

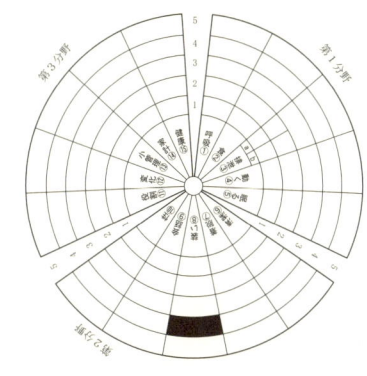

4. 装いにおける自分の好みを知っている（髪型、装身具、化粧品など）

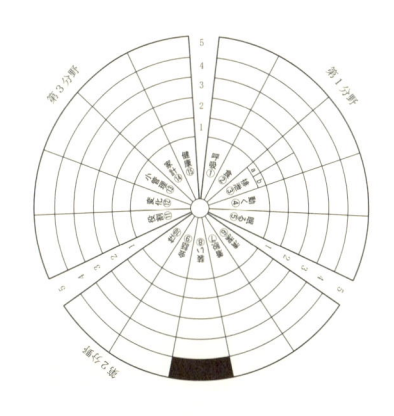

5. 時・所・目的に適した身だしなみがわかる

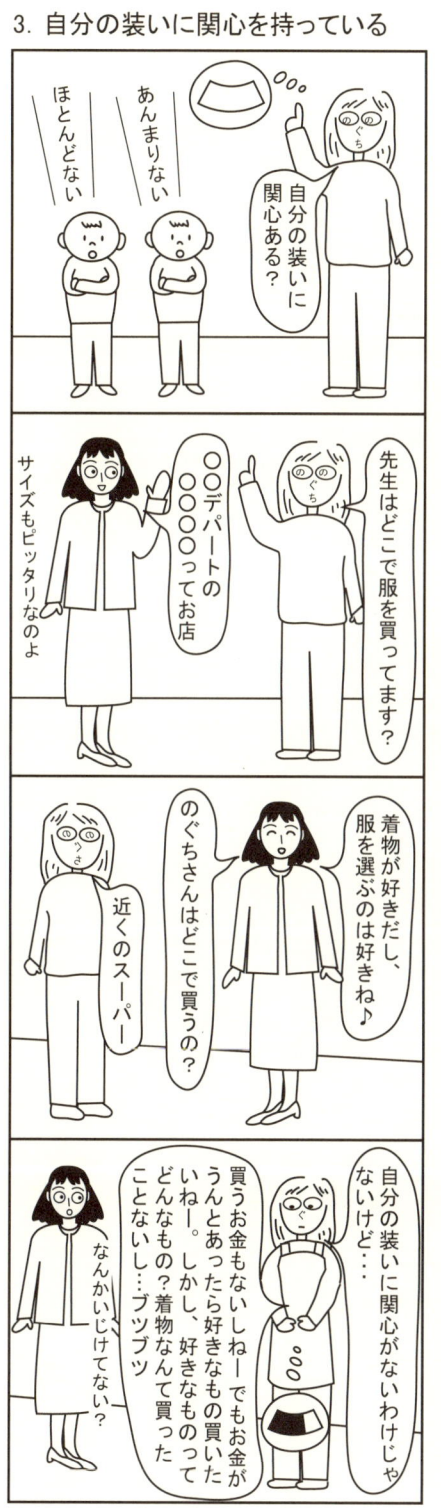

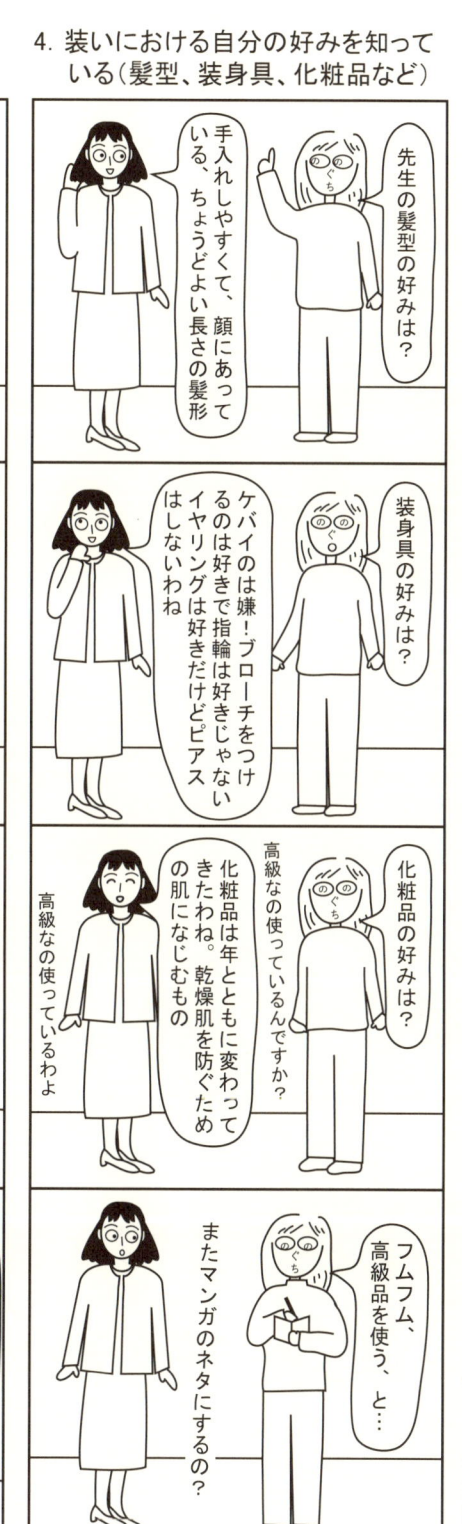

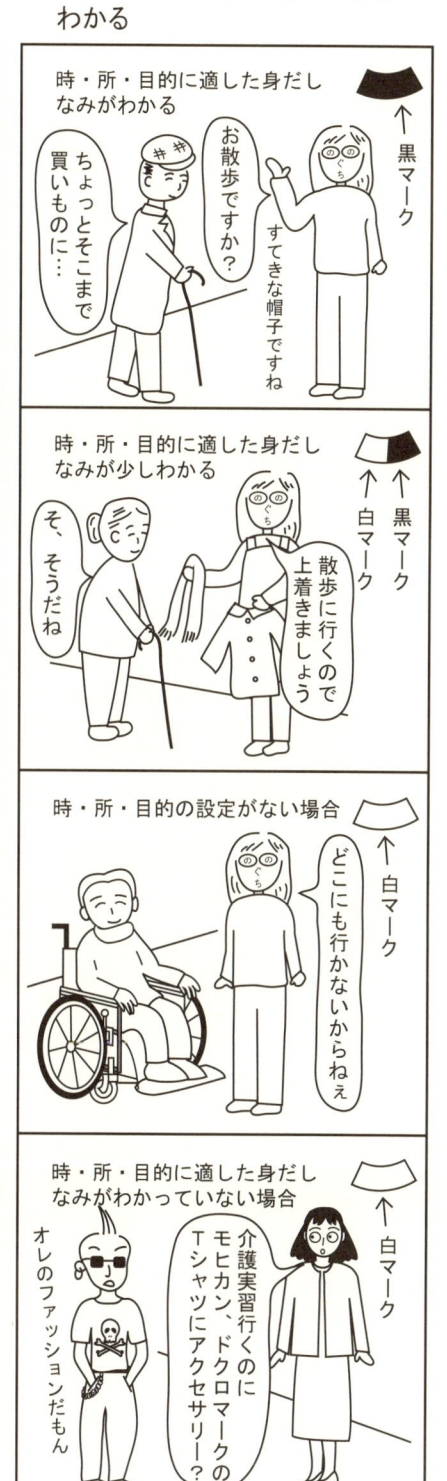

(6) KOMIチャートを記入しよう！

〔第2分野〕

⑧身だしなみを整える 〔行動面〕

「さて今日の日本の施設では、この項目はどこまで配慮されているだろうか。高齢者だからとか、施設に入所しているからとか、あるいはまた病院の患者だからという理由で、管理的な発想のもとに、その人らしさを引き出すケアを忘れていないだろうか。ケア提供者がその人の装いに関心を持ち、生きる喜びの一端を何気なく演出する努力が問われているように思われる。」
『KOMI理論』

1. 自ら朝の洗面・歯磨きをしている

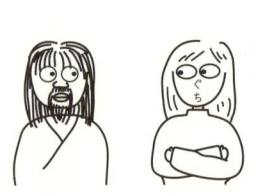

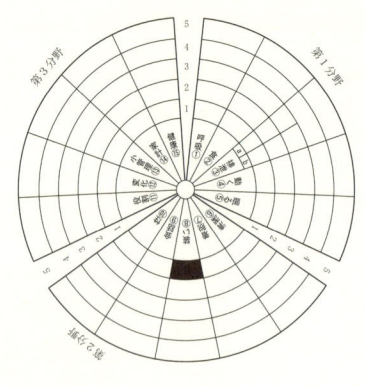

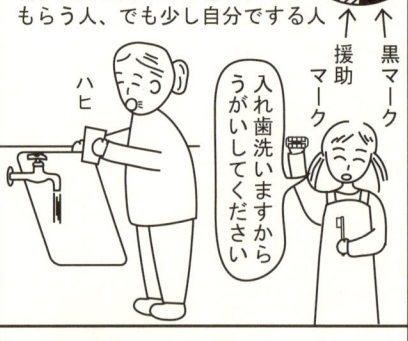

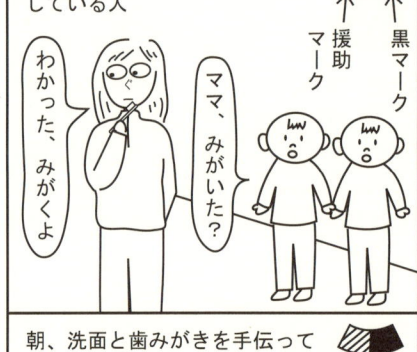

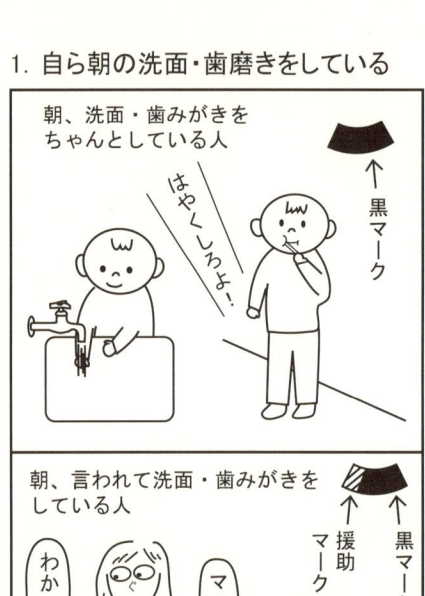

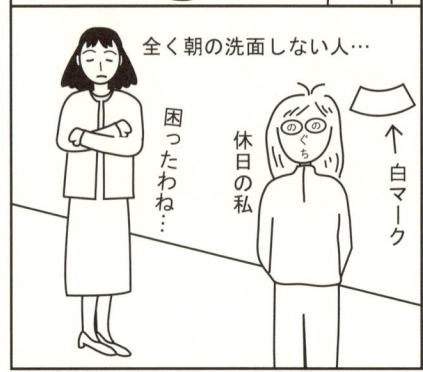

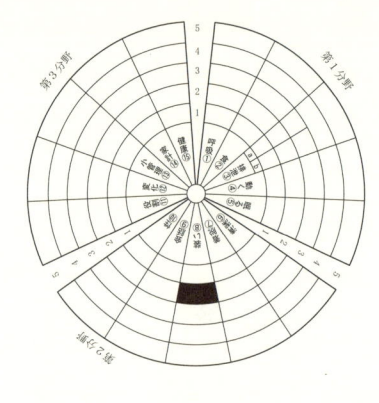

- 朝、洗面・歯みがきをちゃんとしている人 →黒マーク
- 朝、言われて洗面・歯みがきをしている人 →黒マーク／→援助マーク
- 朝、洗面と歯みがきを手伝ってもらう人、でも少し自分でする人 →黒マーク／→援助マーク
- 全く朝の洗面しない人… →白マーク

2. 自ら、だらしなくないように、衣服をきちんとこざっぱりと着ている

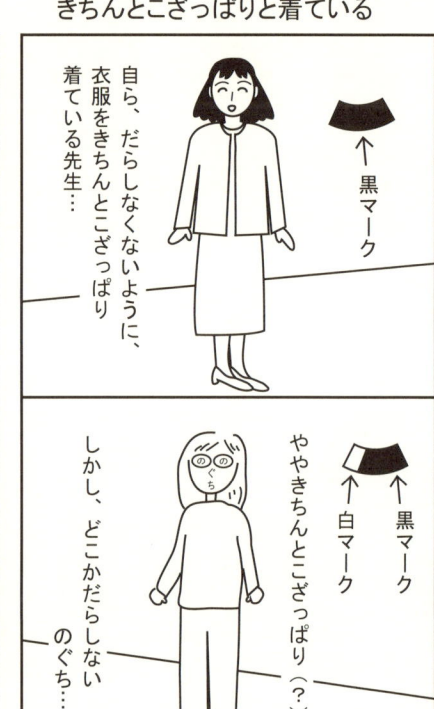

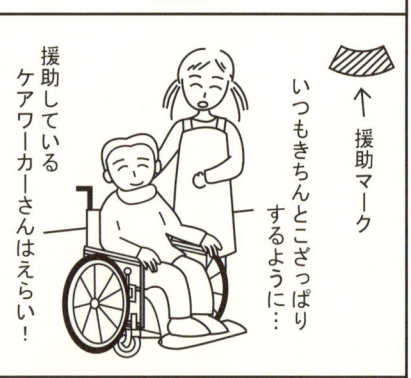

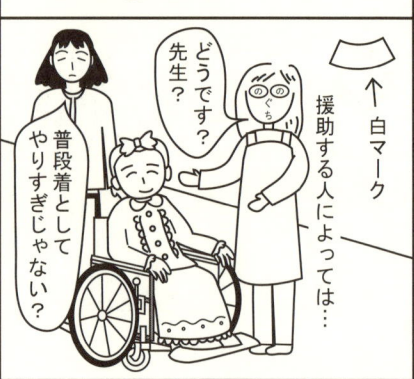

- 自ら、だらしなくないように、衣服をきちんとこざっぱり着ている先生… →黒マーク
- ややきちんとこざっぱり（？）しかし、どこかだらしない のぐち… →黒マーク／→白マーク
- いつもきちんとこざっぱりするように…援助しているケアワーカーさんはえらい！ →援助マーク
- 普段着としてやりすぎじゃない？「どうです？先生？」援助する人によっては… →白マーク

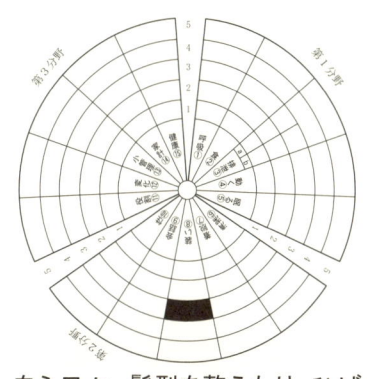

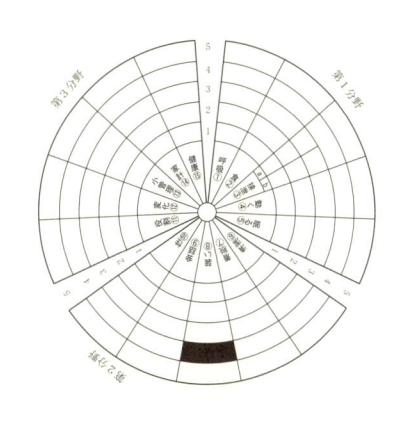

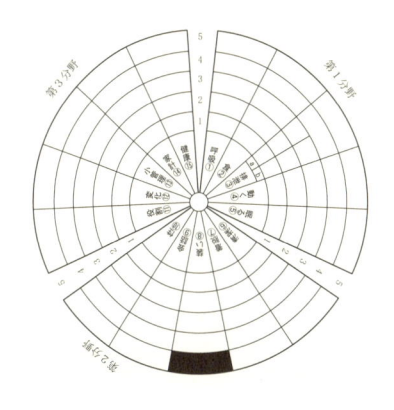

3. 自ら日々、髪型を整えたり、ひげそり、肌の手入れ、化粧などの身づくろいをしている

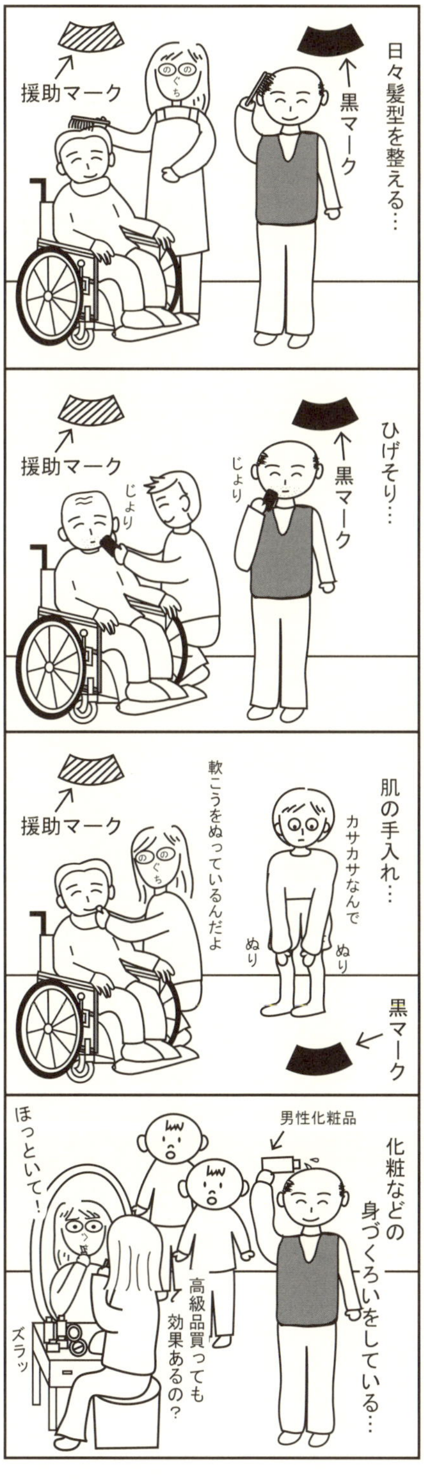

4. 自ら（理容師・美容師などの力を借りて）自己を表出している

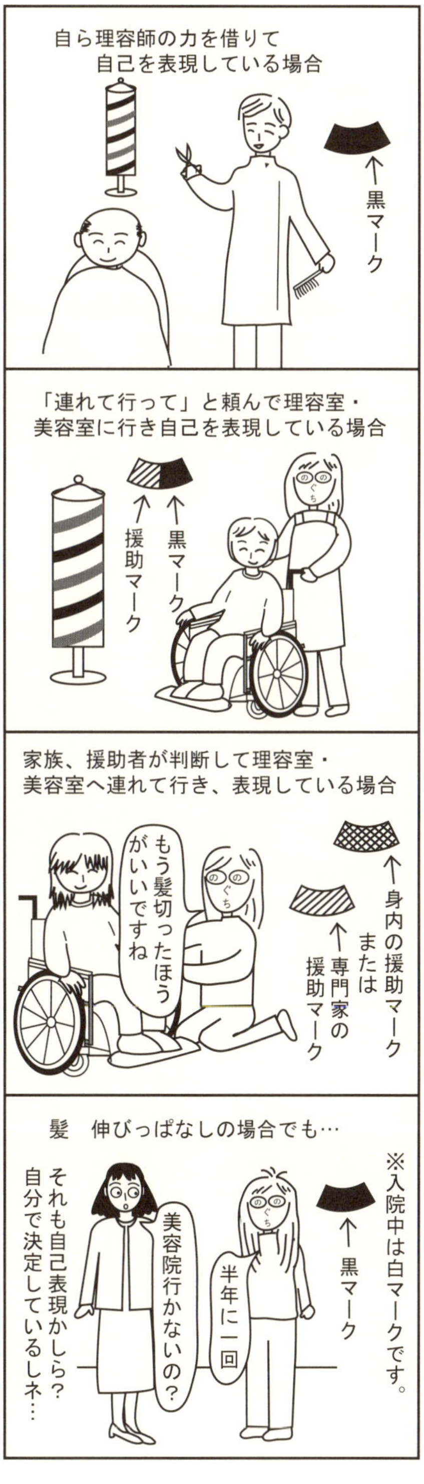

5. 自ら時・所・目的に適した身だしなみをしている

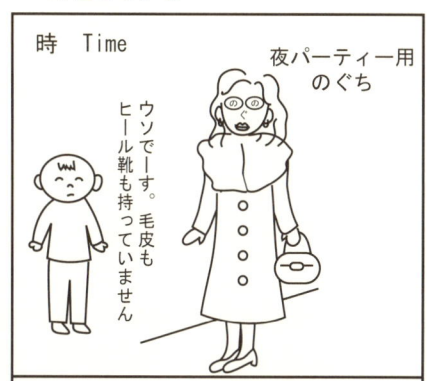

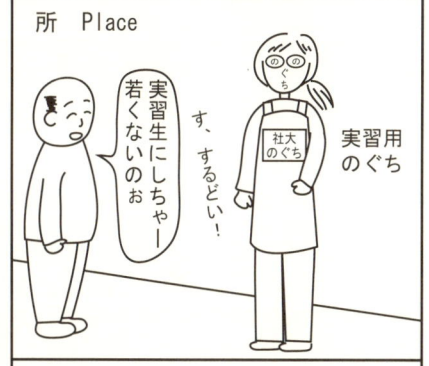

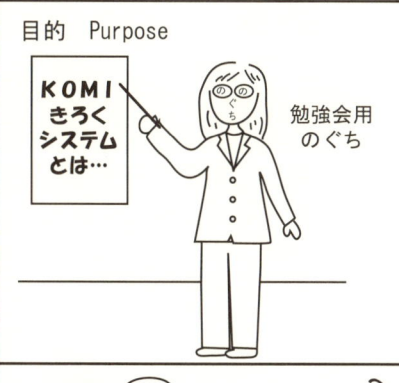

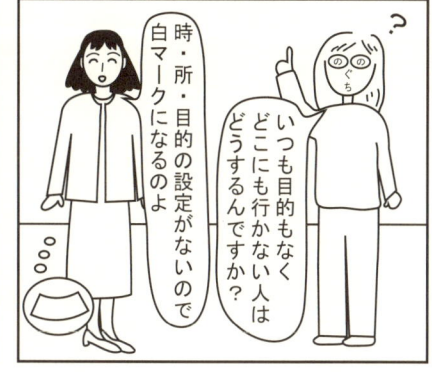

(6) KOMIチャートを記入しよう！　85

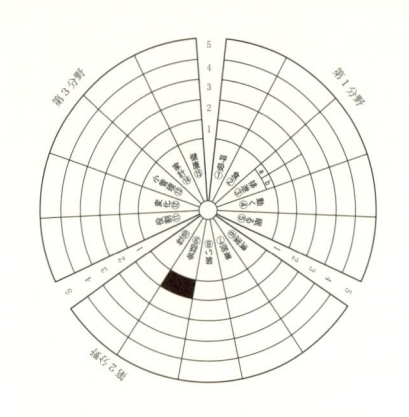

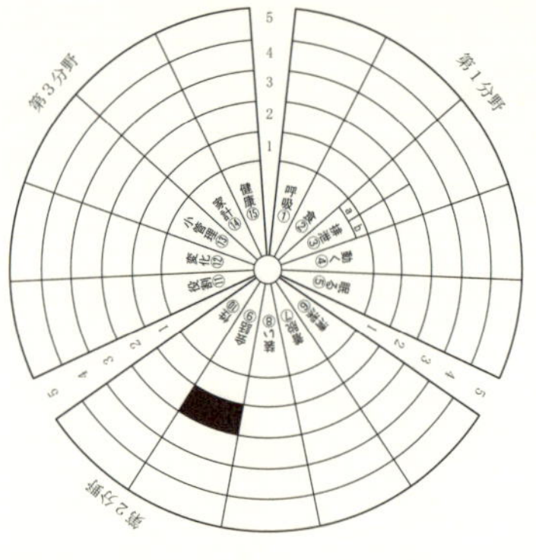

〔第2分野〕

⑨伝える・会話する〔認識面〕

「会話能力は、脳の仕組みや機能と深い関係があり、脳内の小さな障害でも日常生活には大きな支障として現われてくることが多い。物を認知したり、記憶したり、感じたり、考えたりすることを通して、自分を表現し、また他人を理解するのであるが、脳のどこかがほんの少しでも障害されれば、スムーズな会話が成立しなくなる。」

『KOMI理論』

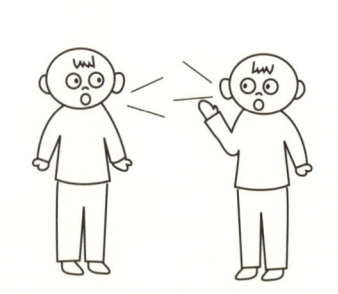

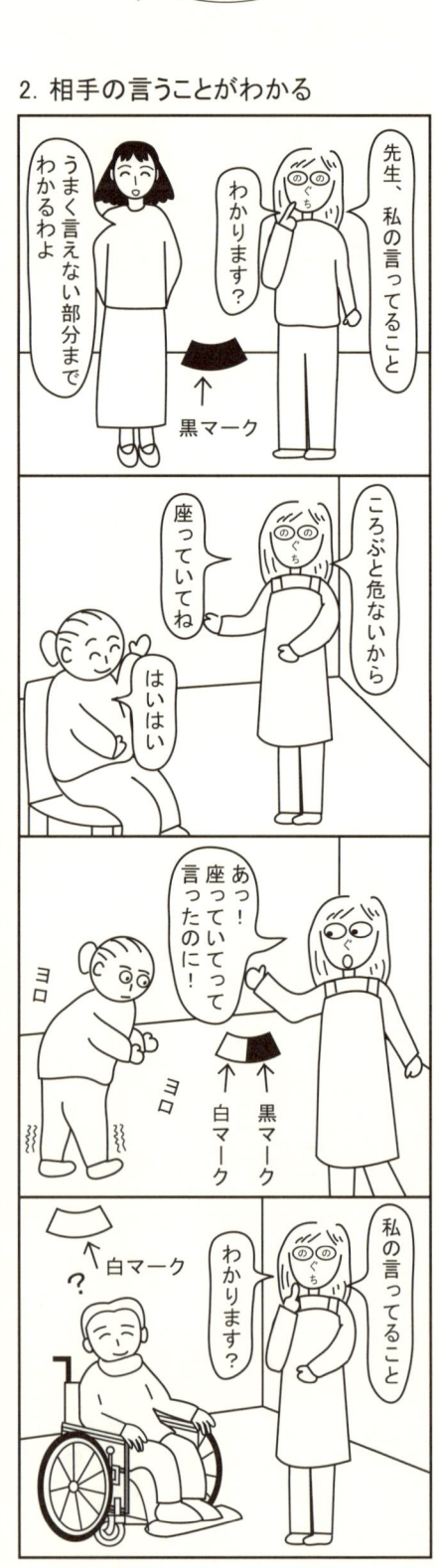

1. 相手が誰かわかる 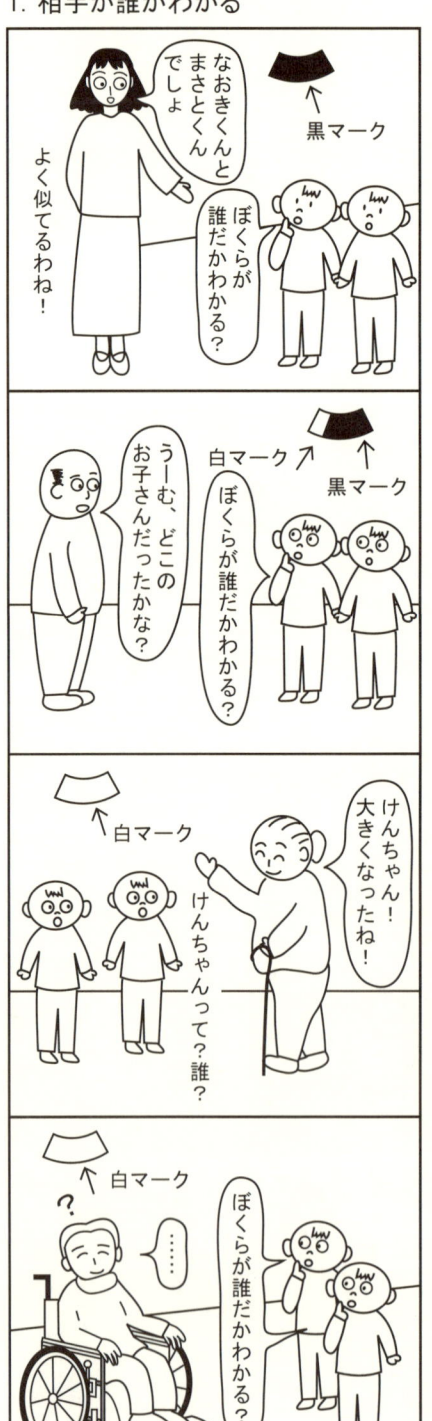
2. 相手の言うことがわかる

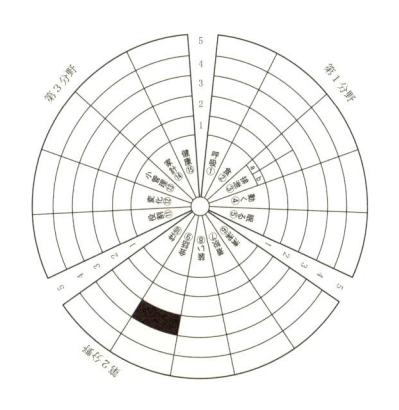

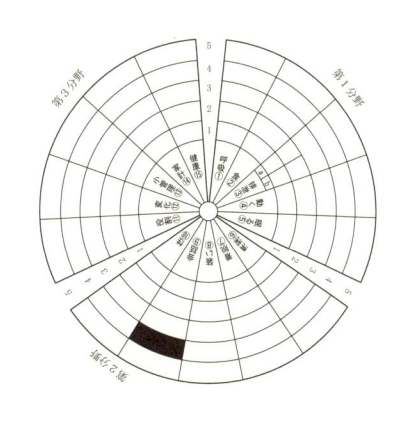

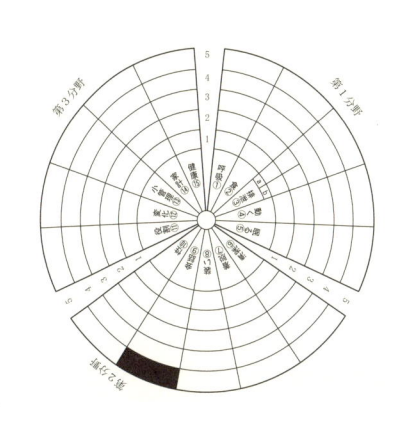

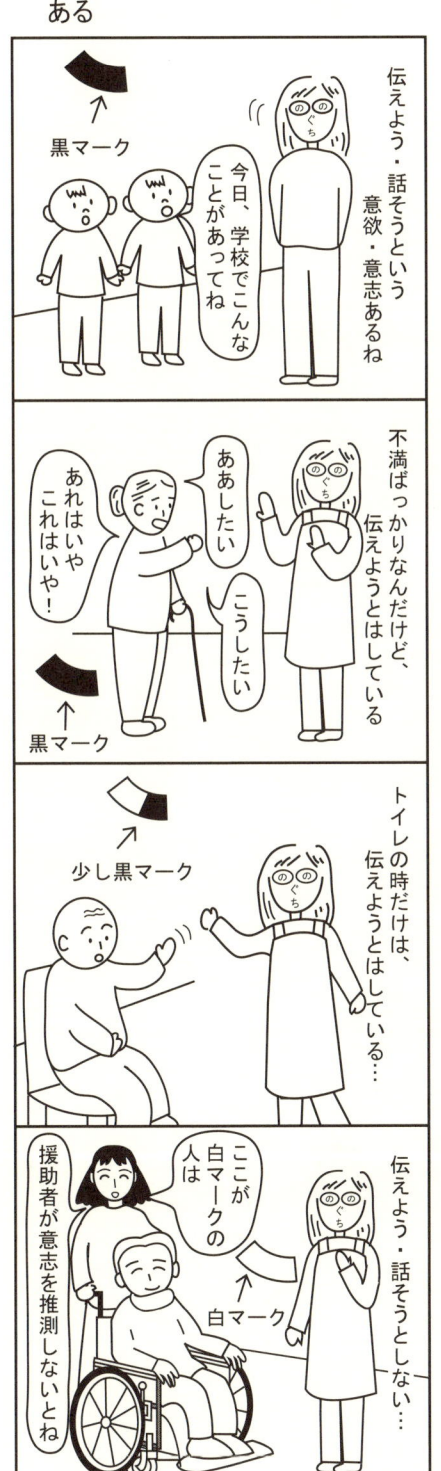

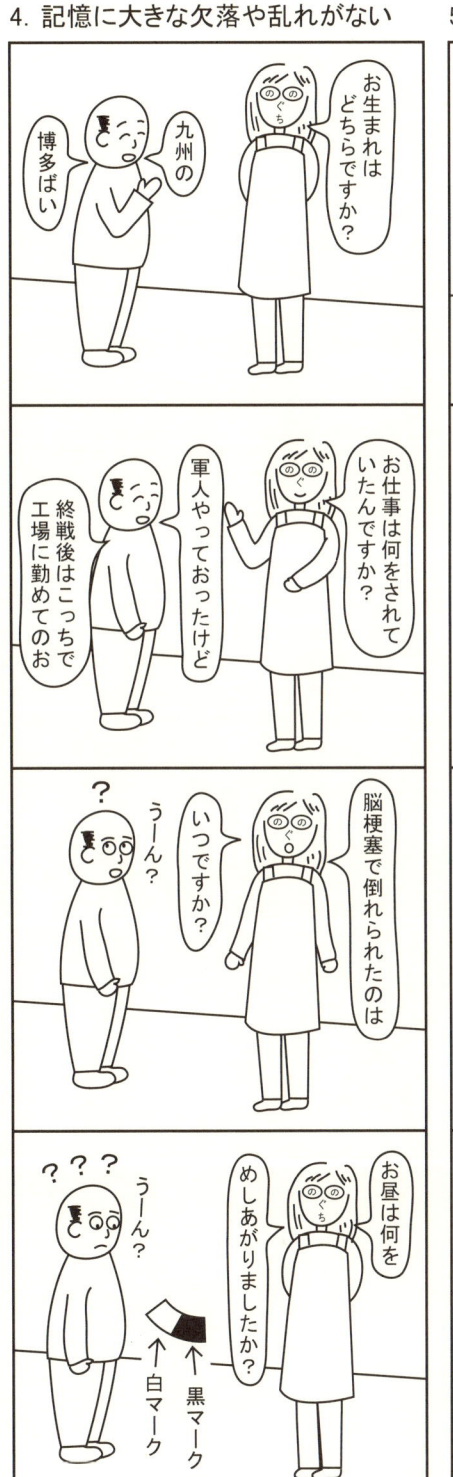

3. 伝えよう・話そうという意欲・意志がある

4. 記憶に大きな欠落や乱れがない

5. 人と話すことに苦痛がない

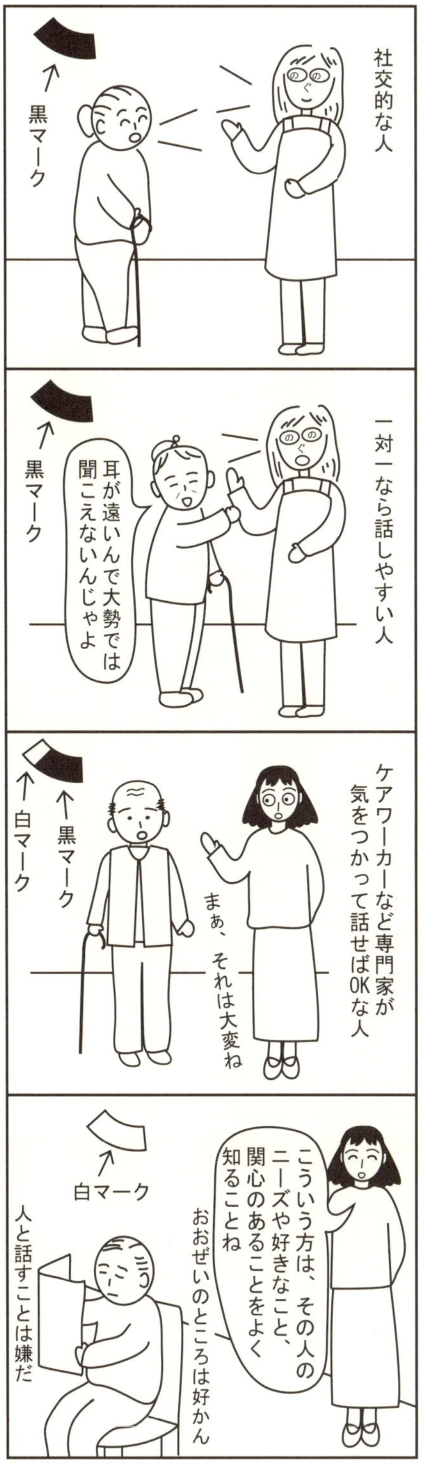

(6) KOMIチャートを記入しよう！

〔第2分野〕

⑨伝える・会話する〔行動面〕

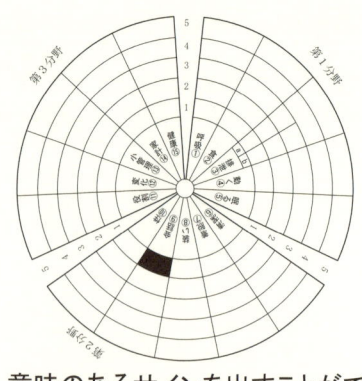

1. 意味のあるサインを出すことができる（表情・まばたきなど）
※ この細目は援助マークが入りません。

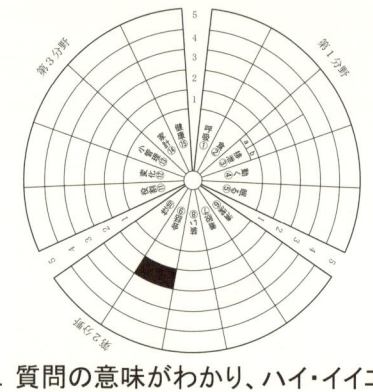

2. 質問の意味がわかり、ハイ・イイエで答えることができる
※ この細目は援助マークが入りません。

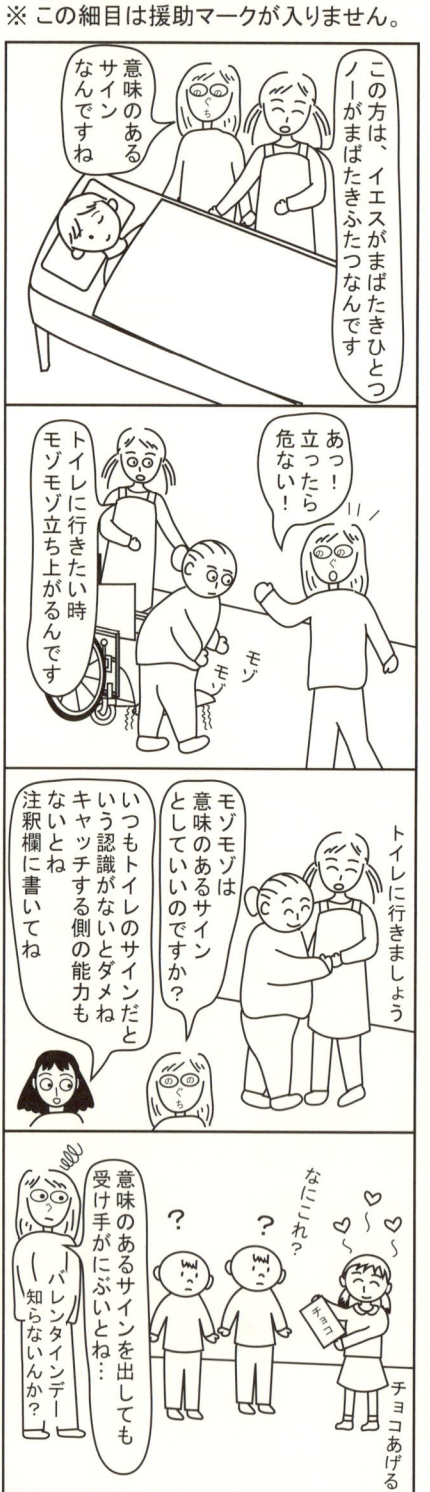

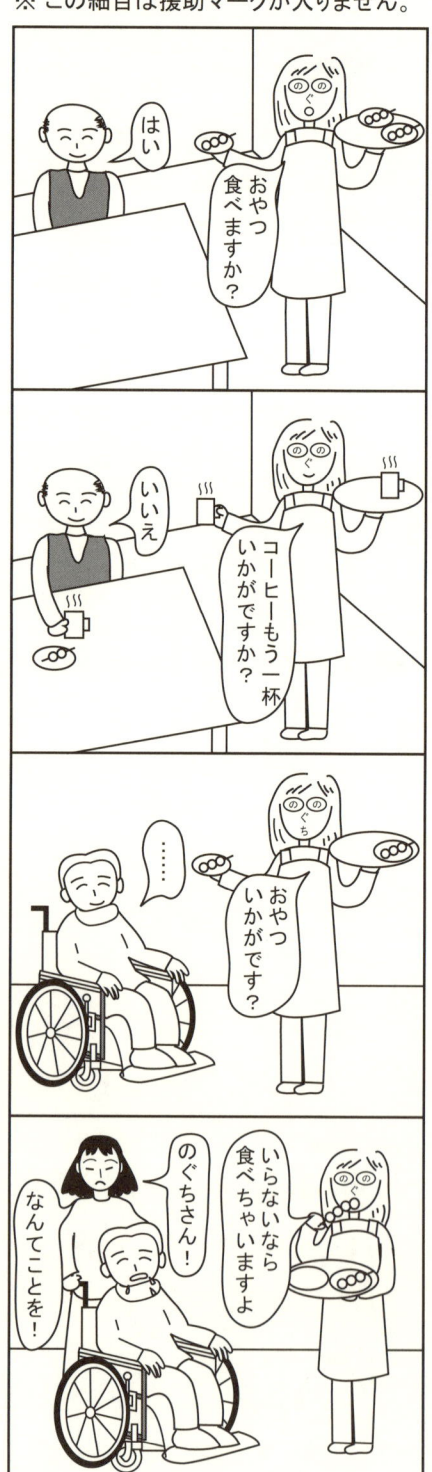

「ところで、会話は楽しいものや、豊かなものが望ましい。健康人なら暗い話題や聞きたくない内容でも、それらを消化し、乗り越える力を内に宿しているので、生命力の消耗は最小に抑えることができる。しかし、病人や虚弱者や高齢者は、そもそも身体的な面での衰弱が進んでいるので、小さな出来事や暗い話題や、心が締め付けられるような心配事には、うまく対応しにくいのである。したがって、彼らには「明るい話題」「楽しい話題」を見つけて対話すべきである。そこから新しいエネルギーを湧き上がらせるように、である。」

『KOMI理論』

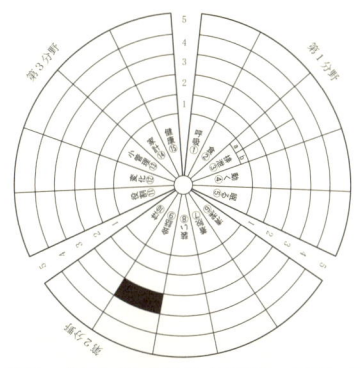

3. 短い会話ができる（手話・点字・ワープロなどを含む）
※ この細目は援助マークが入りません。

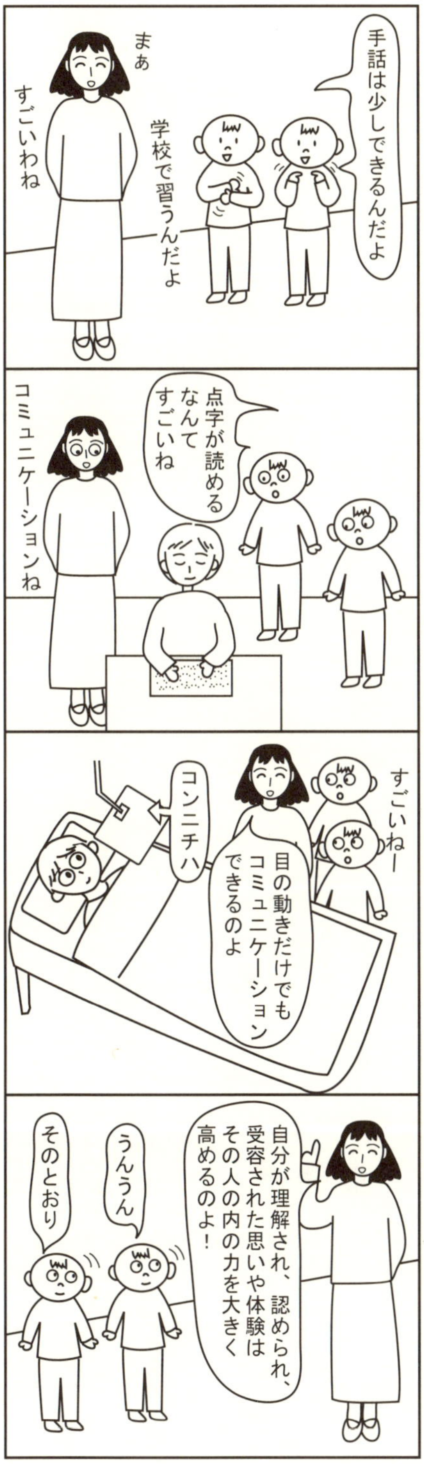

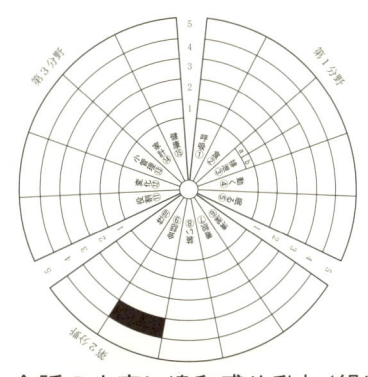

4. 会話の内容に違和感や乱れ（繰り返し・長い沈黙・脈絡のなさなど）がない
※ この細目は援助マークが入りません。

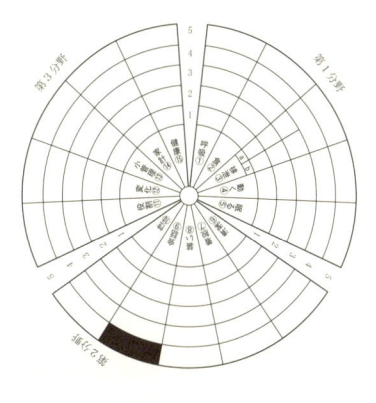

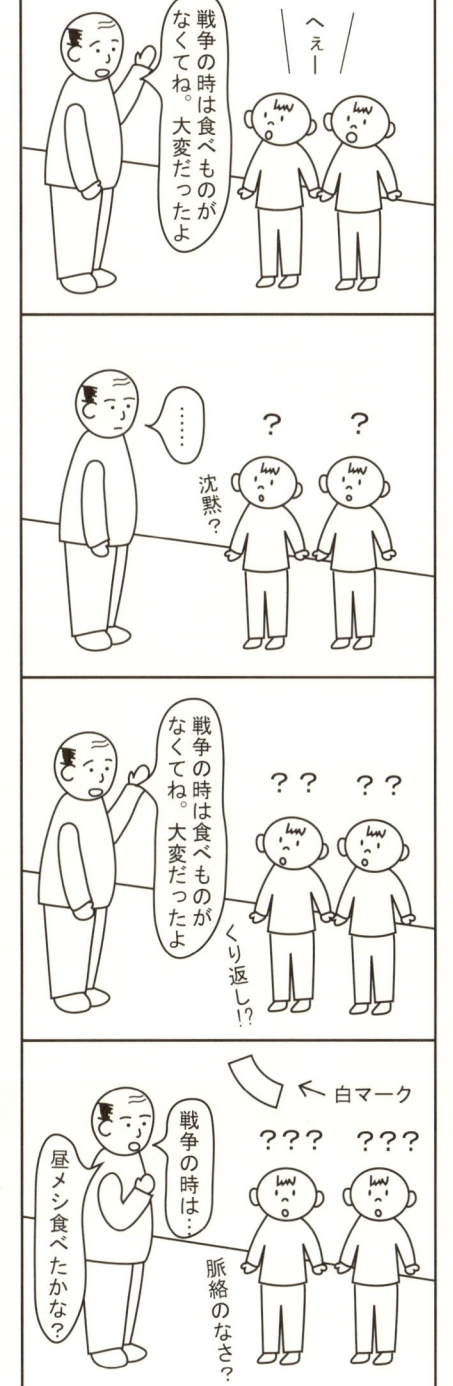

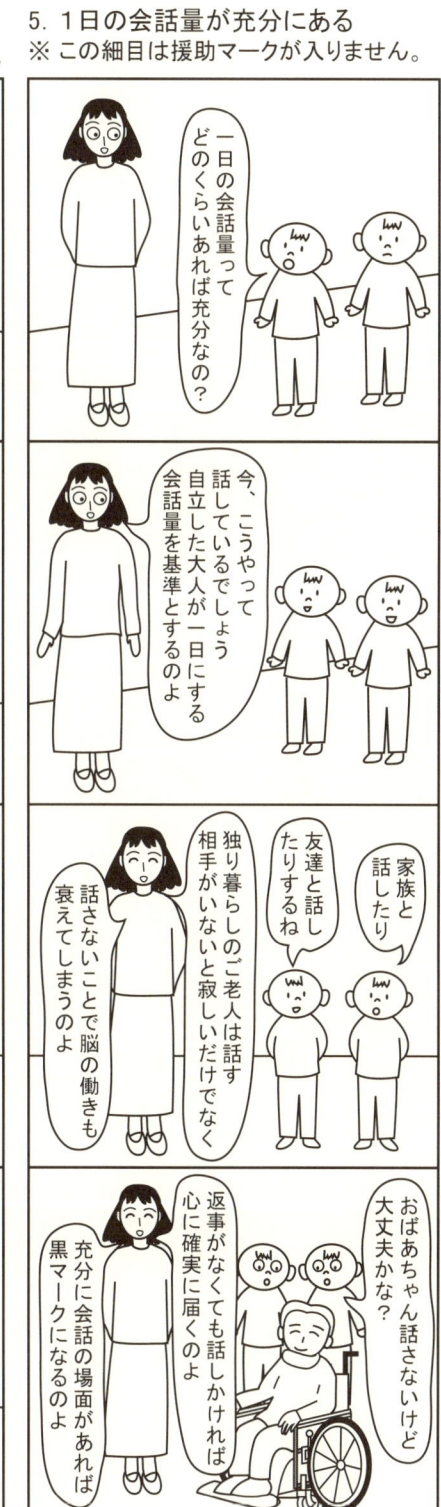

5. 1日の会話量が充分にある
※ この細目は援助マークが入りません。

(6) KOMIチャートを記入しよう！ 89

〔第2分野〕

⑩性にかかわること 〔認識面〕

「人間は何歳になっても、性的な尊厳を失わない。男性は死ぬまで男性性を発揮し、女性も女性性を発揮しつづける生き方が理想である。自己の性が否定されたり、性的な尊厳が失われたりすれば、その時、人間は自分らしさを失うことになる。男女平等の社会を形成していくことと、それぞれの性を大事に認め合っていく社会とは、決して矛盾しない。」

『KOMI理論』

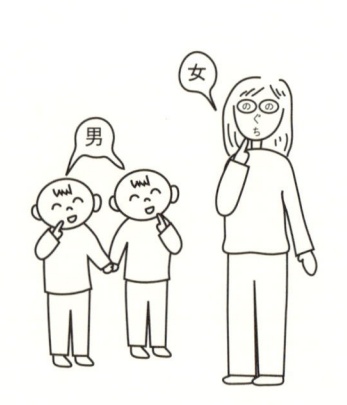

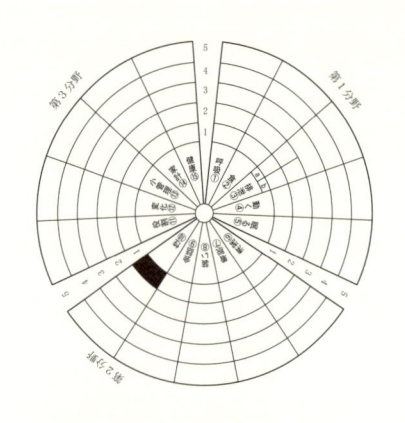

1. 人前で裸になるのは恥ずかしいと感じる

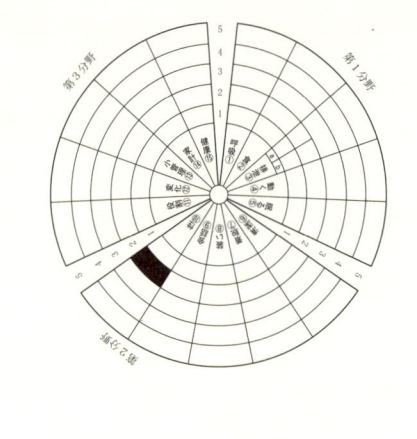

- 人前で裸になるのは恥ずかしいと感じる？
- はずかしい！
- でも、恥ずかしいと感じなくなることがあるんだよ
- えぇー？なんでー？
- 入所生活が長くて人前で裸になることに慣れてしまうことがあるのよ
- そうなの？
- 人前で裸になることに慣れちゃったの？
- まぁこれも慣れかな…

2. 自分が男性か女性かがわかる

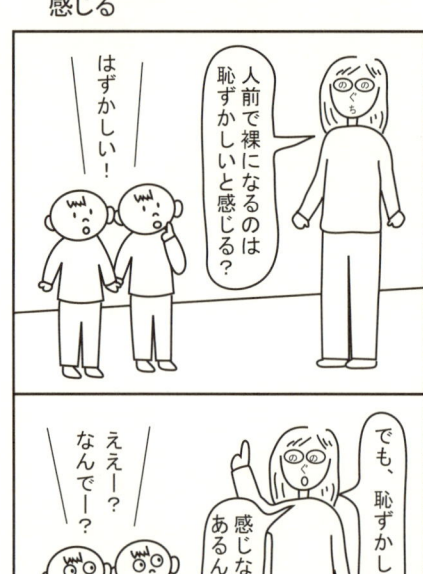

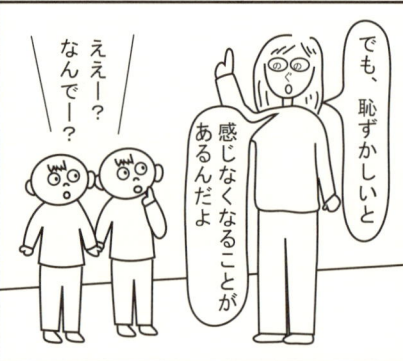

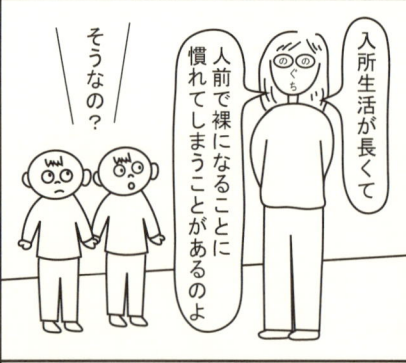

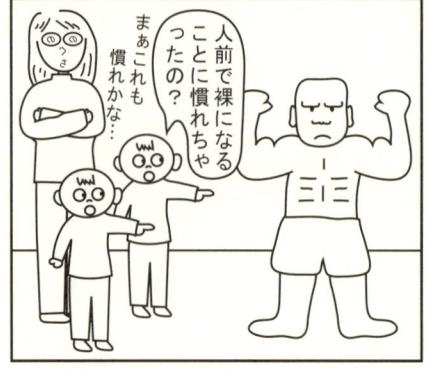

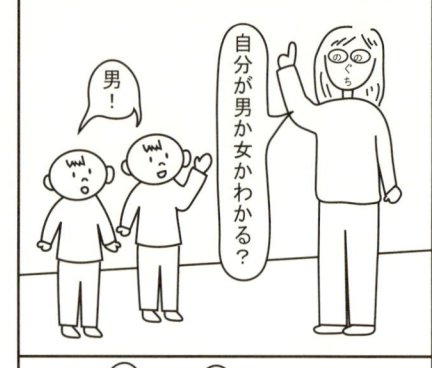

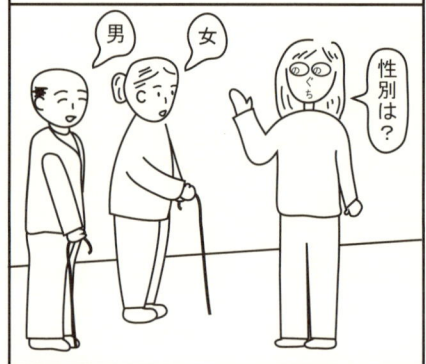

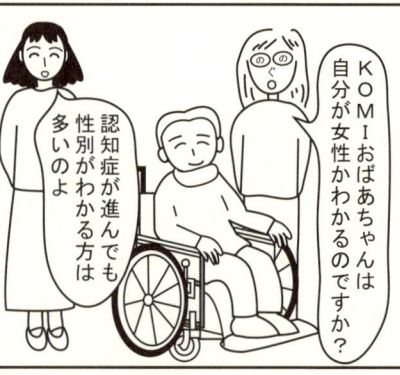

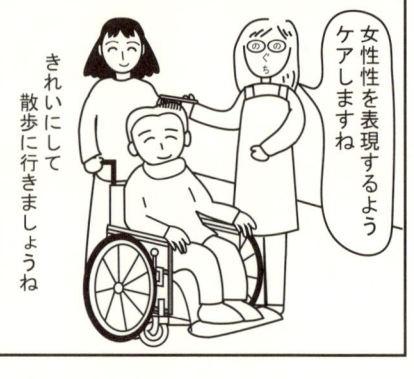

- 自分が男か女かわかる？
- 男！
- 性別は？
- 男　女
- 認知症が進んでも性別がわかる方は多いのよ
- KOMIおばあちゃんは自分が女性かわかるのですか？
- 女性性を表現するようケアしますね
- きれいにして散歩に行きましょうね

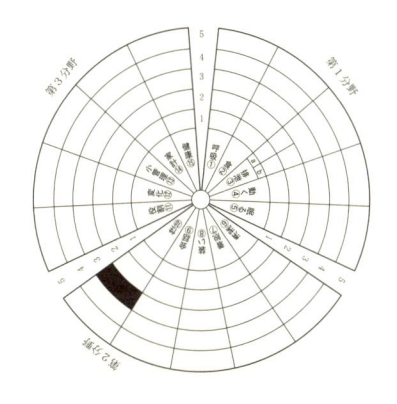

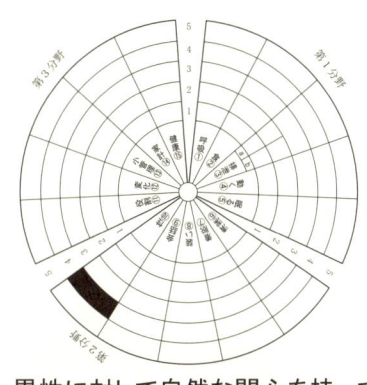

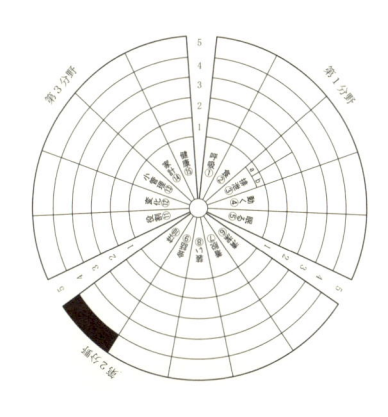

3. スキンシップを心地よいと感じる

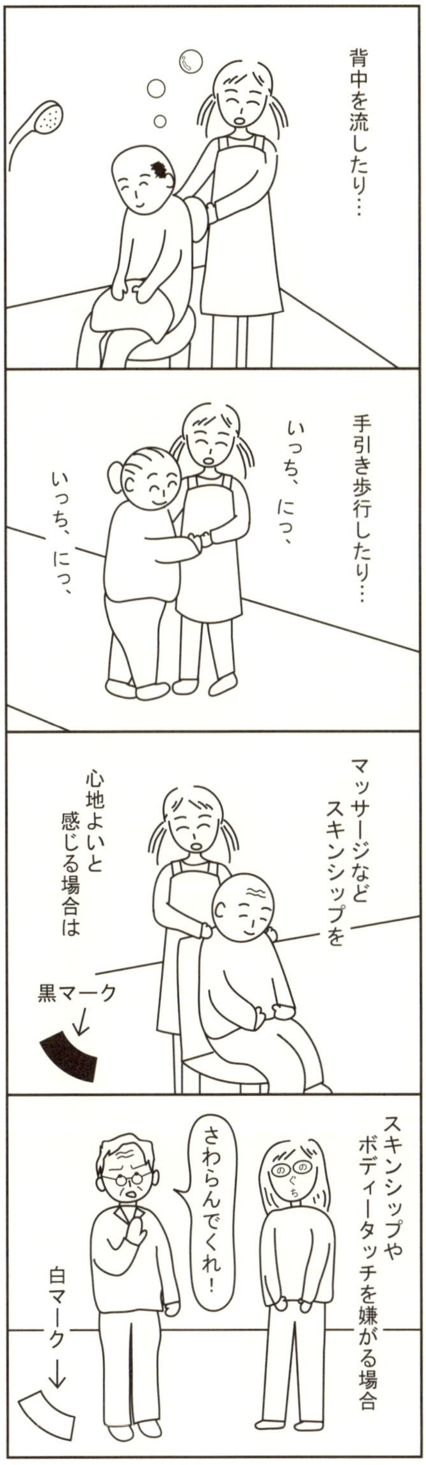

4. 異性に対して自然な関心を持っている（異性を極端に嫌ったり、極端に好意を示すことがない）

5. 自己の性に対する自制心がある

3. スキンシップを心地よいと感じる
- 背中を流したり…
- 手引き歩行したり…　いっち、にっ、いっち、にっ、
- マッサージなどスキンシップを心地よいと感じる場合は → 黒マーク
- スキンシップやボディータッチを嫌がる場合「さわらんでくれ！」→ 白マーク

4. 異性に対して自然な関心を持っている
- 異性に対して自然な関心を持っている…　ヨソ様〜♡　ちょっと白マークかも　黒マーク
- 異性を極端に嫌う場合…「男性と同じテーブルは絶対いやじゃ！」→ 白マーク
- 異性に極端に好意を示す場合…「ねぇねぇ結婚しておくれよ〜」「あぁ、困ったな…」→ 白マーク
- 異性に対して自然な関心がもはやもてない場合… → 白マーク

5. 自己の性に対する自制心がある
- 自己の性に対する自制心がある…「ヨソ様は好きだけど、私は人妻だし…」「だね」「バカ」← 黒マーク
- 自己の性に対する自制心がない場合って…「例えば、痴漢…とか？」
- 子どもを狙う変態とか…「車で送ってあげるよ」→ 白マーク
- 認識に大きな乱れがある場合は　痴漢とは正反対の状態 → 白マーク

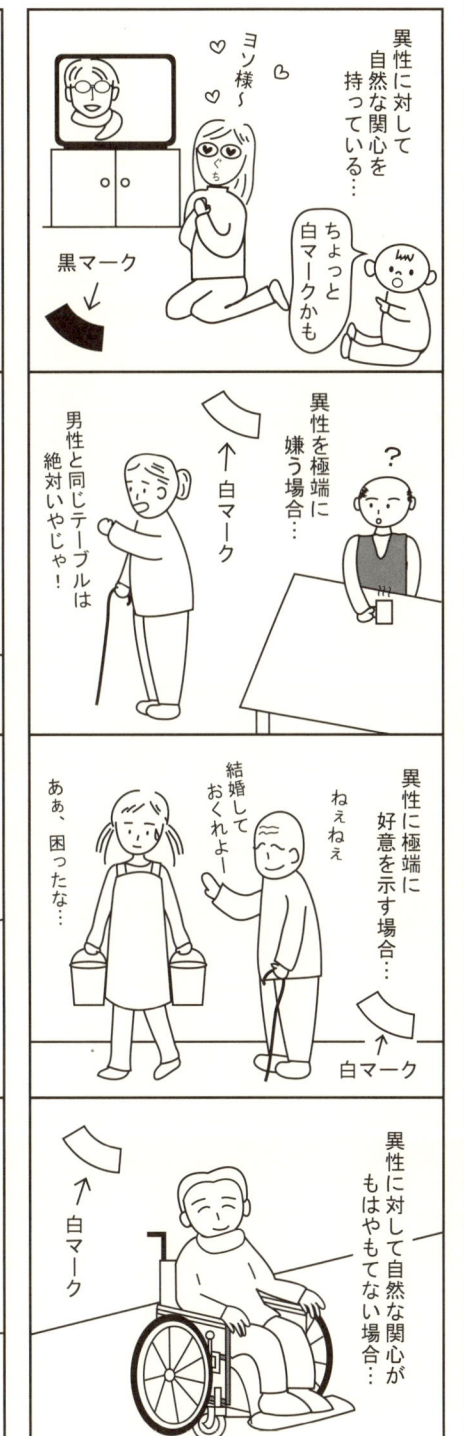

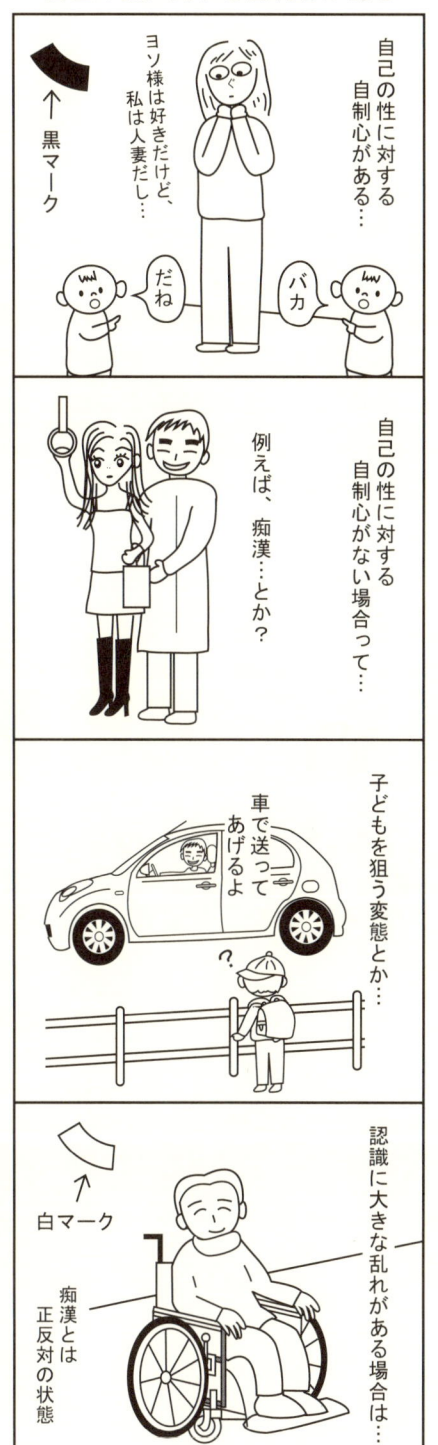

〔第2分野〕

⑩性にかかわること
　〔行動面〕

「したがって、極端に男女差の表現をなくそうとしたり、高齢者の性を中性化してとらえたり、障害者の性を無視したりすることは、好ましいことではない。人間はいつまでも安定した男女の関係性のなかで、各々の人間としての役割を果たしつつ暮らしたいと願うものである。」
『KOMI理論』

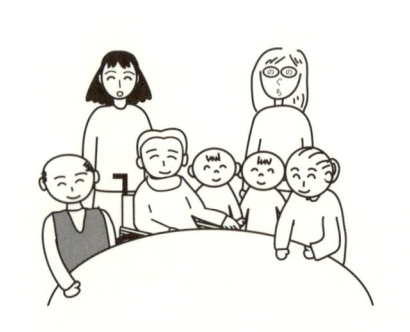

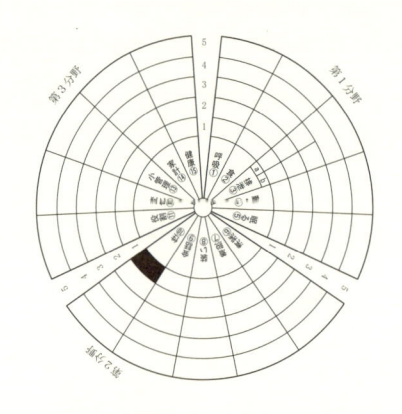

1. 生活の場に両性の存在がある
※この細目は援助マークが入りません。

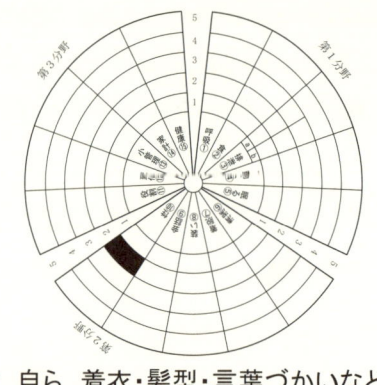

- 老健の場合は男女いるので → 黒マーク
- 男所帯の場合…　外に出ないおやじさんは「いってくるね」職場には女性もいるので息子は → 黒マーク／白マーク
- 女所帯の場合…　外に出ないおばあさんは「いってくるね」地域で活動している娘は → 黒マーク／白マーク
- 独り暮らしで訪れるヘルパーが女性の場合…「男の人と話してないのぉ」「久しく」→ 白マーク

2. 自ら、着衣・髪型・言葉づかいなどを通して、男性性、女性性を表出している

- 「ありがとう」「まぁ、女性らしい着物！」
- 「美容院で結ってもらうのよ」「髪型がいつも女性らしい…」
- 「ごめんあそばせ」「まぁオホホ」「女性らしい言葉づかい…」
- 「なんで刈り上げちゃったの？いつもエレガントなおばあちゃんが男みたいじゃない！」「いやーなんにも言わないものё…」

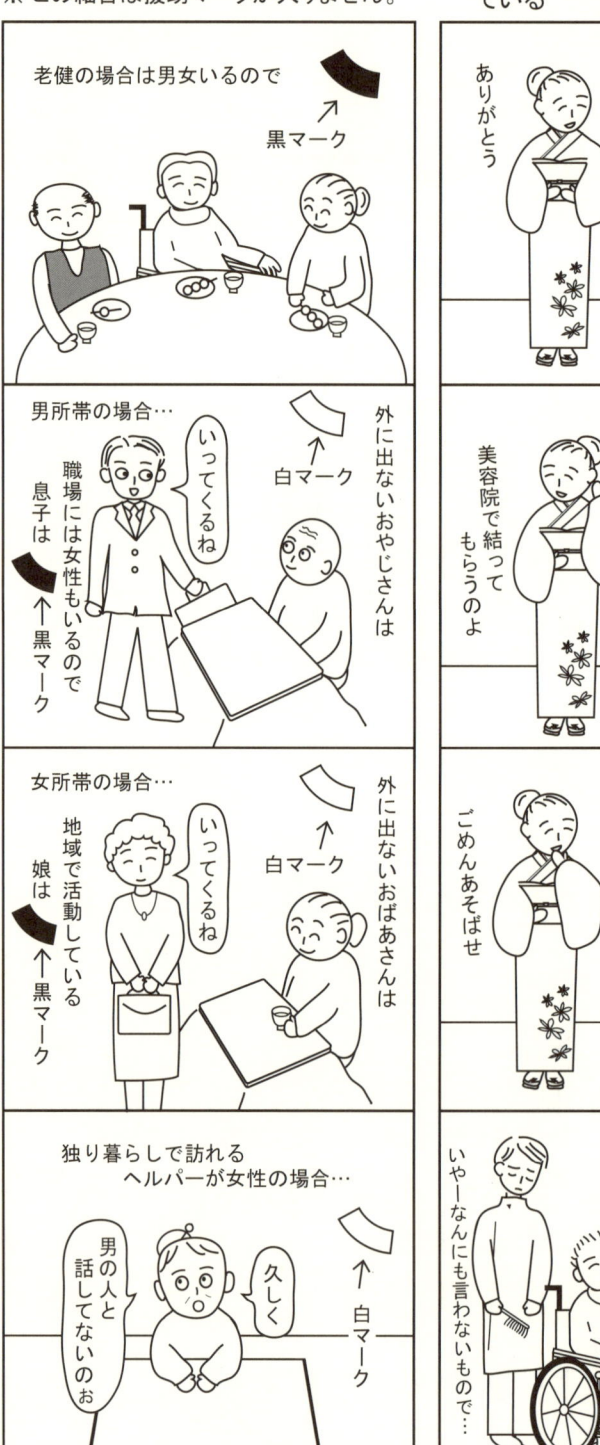

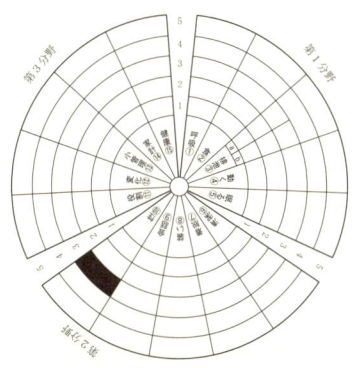

3. スキンシップをする・されるという関係（対象）がある
※ この細目は援助マークが入りません。

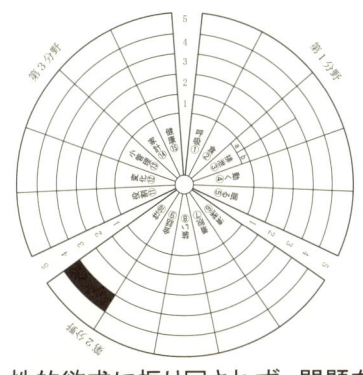

4. 性的欲求に振り回されず、問題を起こしていない
※ この細目は援助マークが入りません。

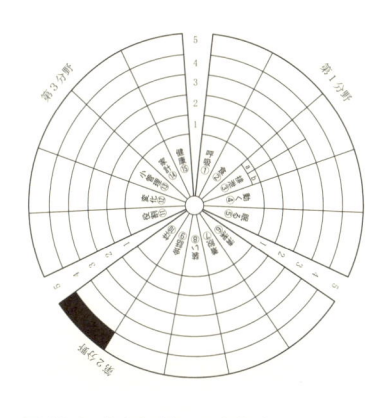

5. 異性とごく自然に付き合っている
※ この細目は援助マークが入りません。

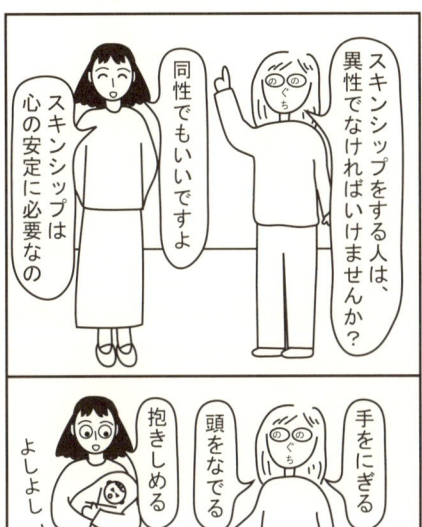

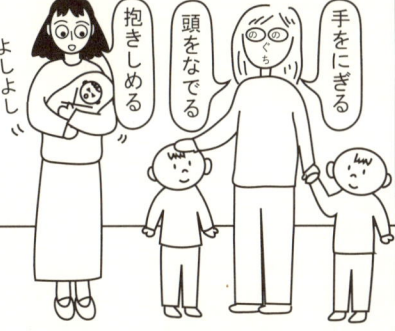

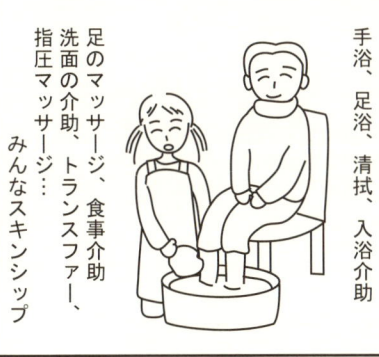

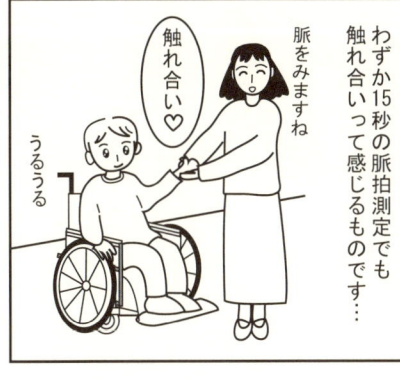

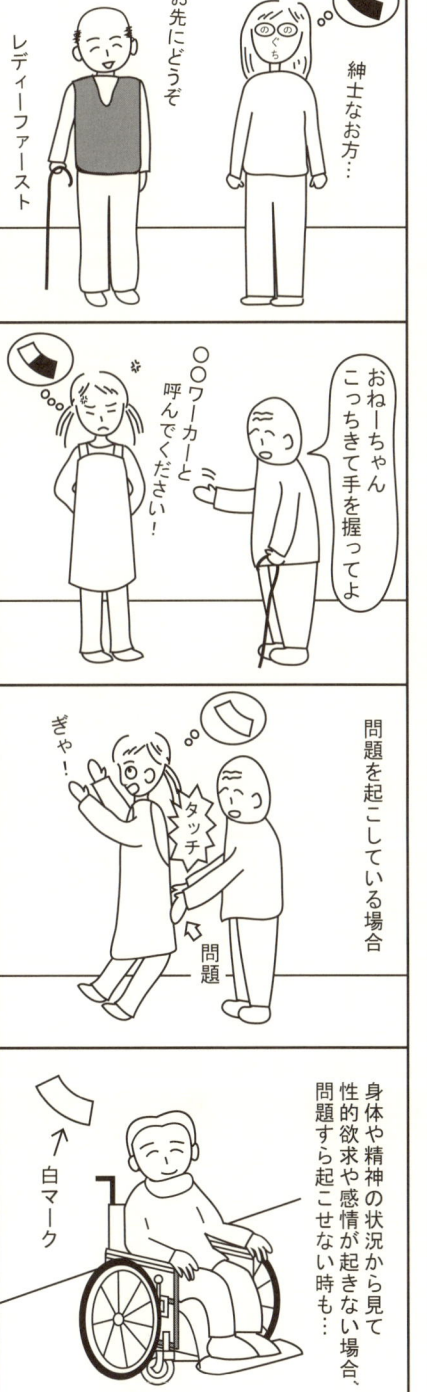

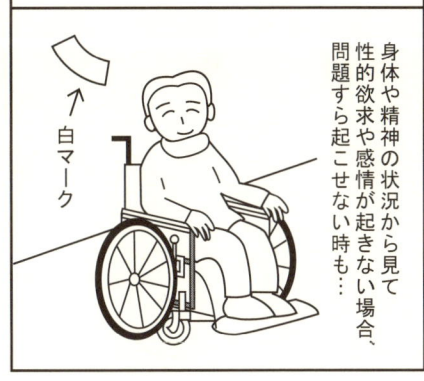

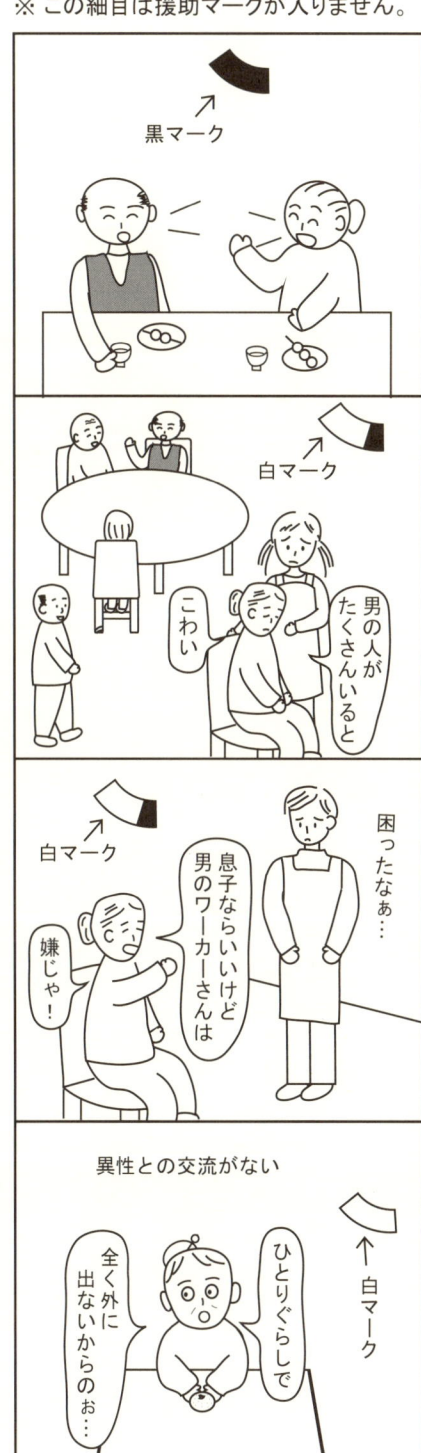

(6) KOMIチャートを記入しよう！　93

〔第3分野〕

⑪役割（有用感）を持つ 〔認識面〕

「役割を持つということは、裏返せば人の役に立つということであり、この気持ちは、人間の生きがいに通じる大切な要素である。福祉施設や病院などにおいても、この有用感を持って過ごしている方々は、総じて気持ちが前向きのことが多い。その人にとっての"生きがい"や"趣味""夢"などを語り、実現する場を提供したいものである。」
『KOMI理論』

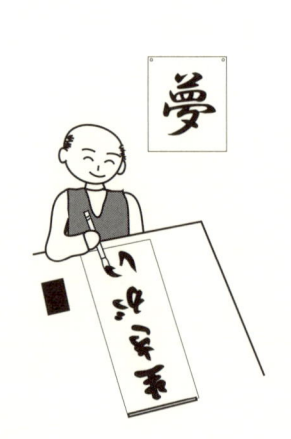

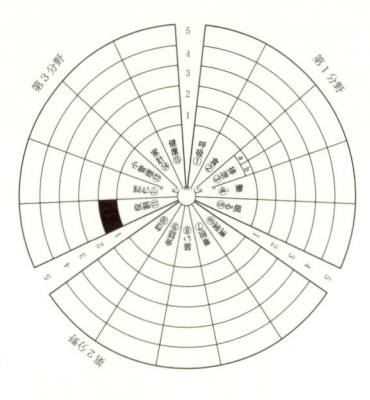

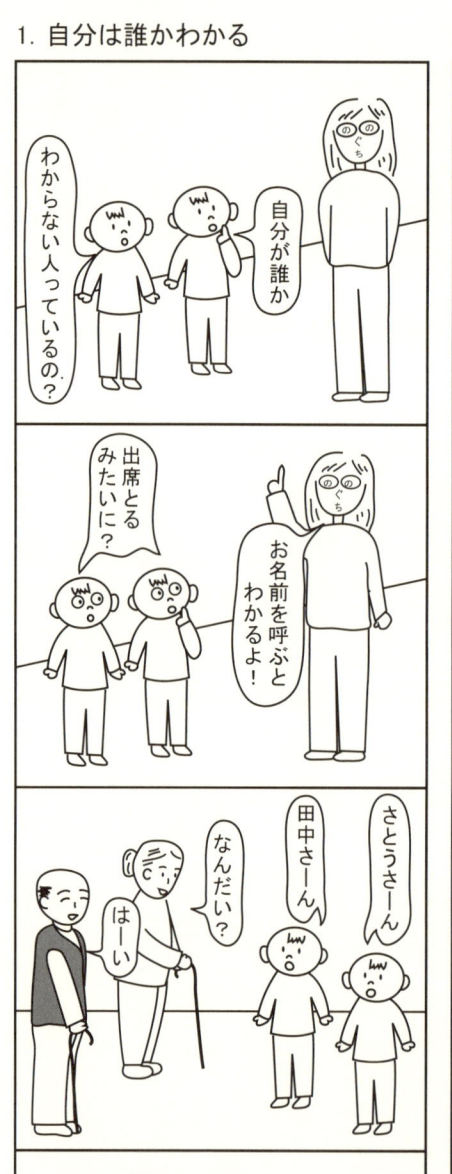

1. 自分は誰かわかる

- 自分が誰かわからない人っているの？
- お名前を呼ぶとわかるよ！／出席とるみたいに？
- さとうさーん／田中さーん／はーい／なんだい？
- KOMIおばあちゃん／うーん、少しわかるみたいだね

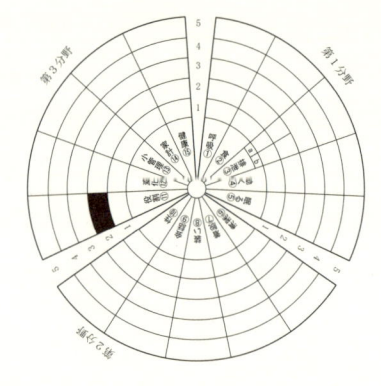

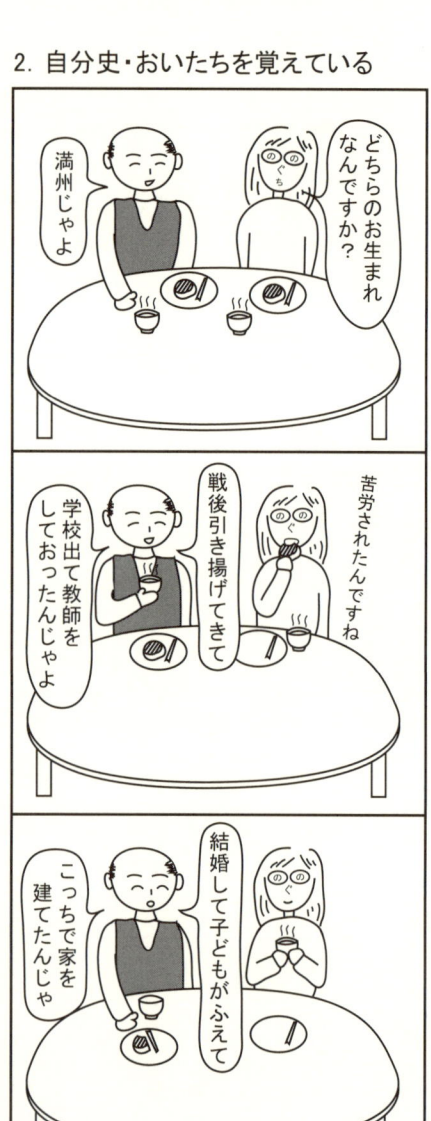

2. 自分史・おいたちを覚えている

- どちらのお生まれなんですか？／満州じゃよ
- 苦労されたんですね／戦後引き揚げてきて学校出て教師をしておったんじゃよ
- 結婚して子どもがふえてこっちで家を建てたんじゃ
- 脳梗塞で倒れてのう…左手がもう少し動けばのう…／子どもが独立したころ／まだまだよくなりますよ

94　第3章　KOMI記録システムを記入しよう！

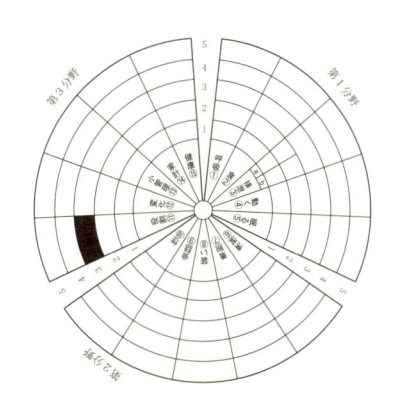

3. 相手のことを思いやる気持ちがある

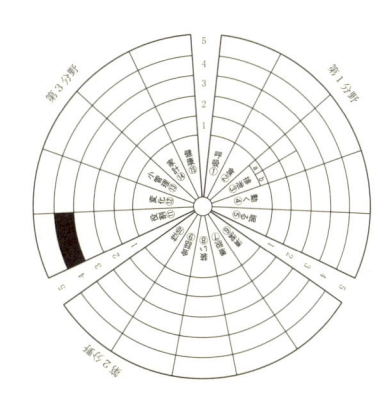

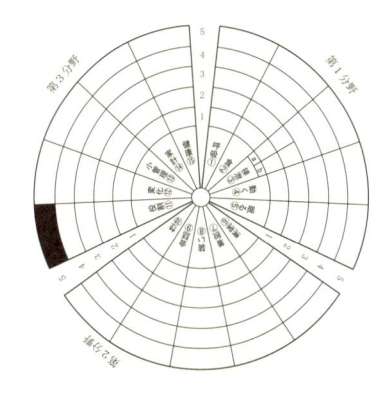

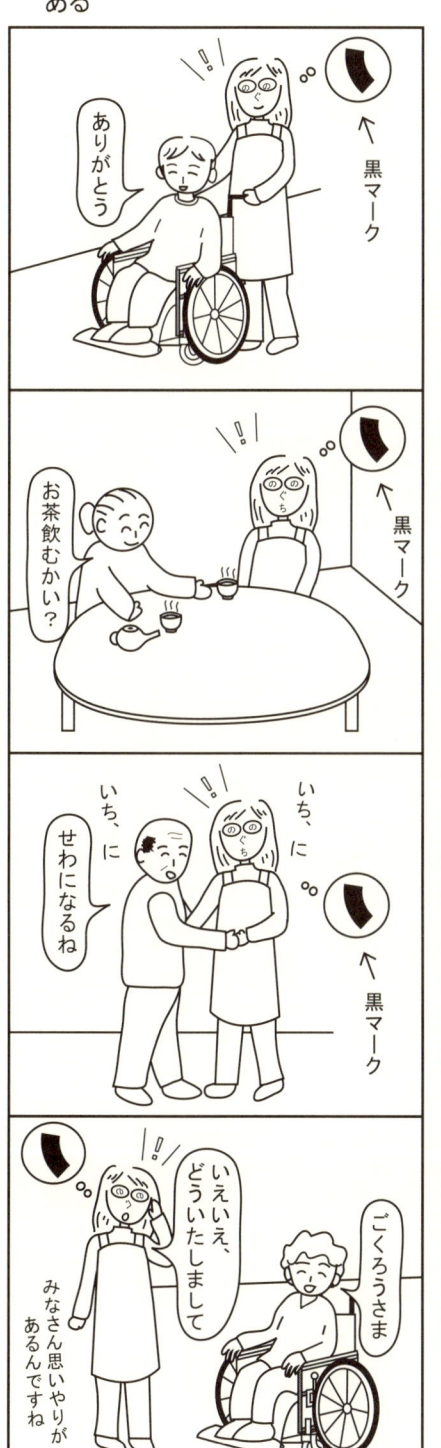

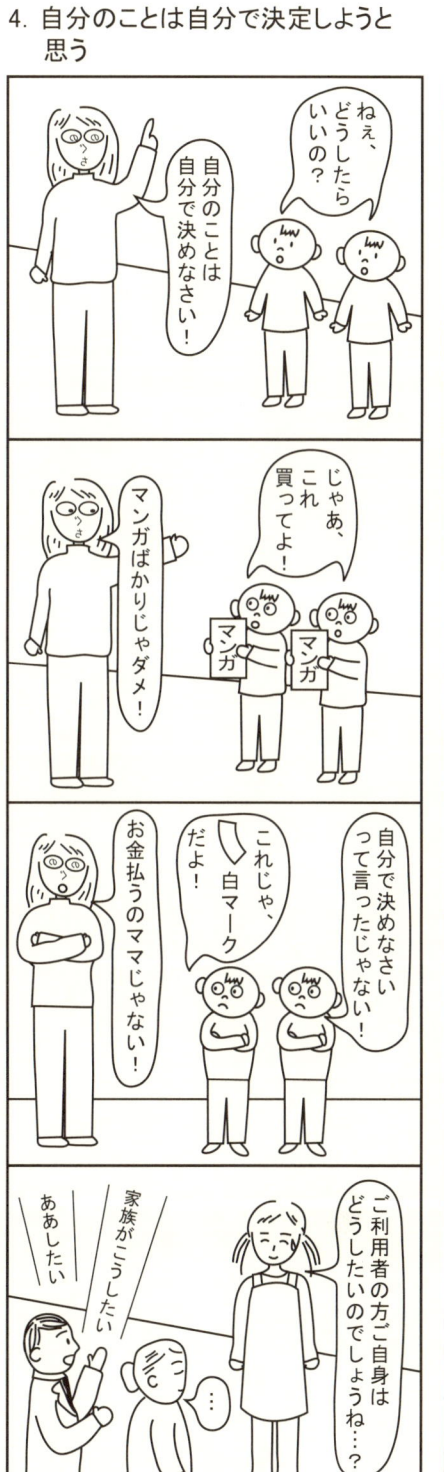

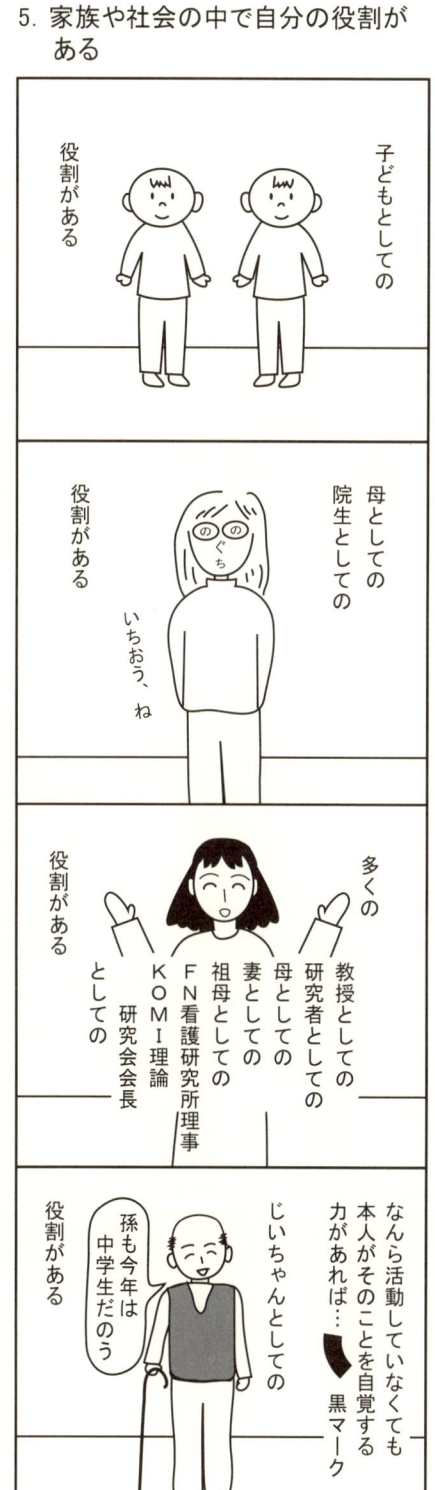

4. 自分のことは自分で決定しようと思う

5. 家族や社会の中で自分の役割がある

(6) KOMIチャートを記入しよう！　95

〔第3分野〕

⑪役割（有用感）を持つ 〔行動面〕

「人は生まれながらにして自分の居場所を持っている。自分にとって安定した居場所があれば、そこから周囲に行動を広げていけるのである。これは自己の確立を形成していくプロセスでは、必ずやなされていく道筋でもある。この居場所の安定のためには、家族や親族の存在が不可欠の要素であるが、長じては、親しい友人や知人の存在も大きな支えになる。」

『KOMI理論』

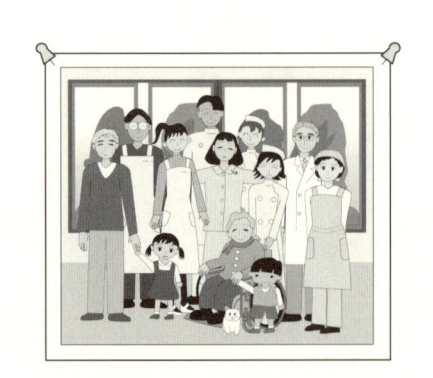

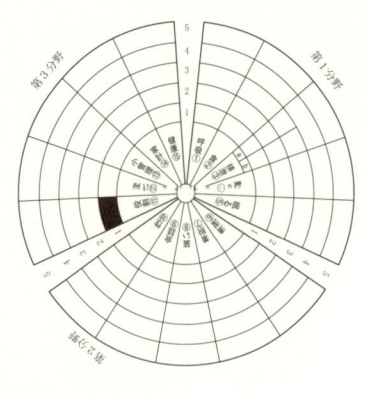

1. 家族や親族に支えられている
※ この細目は援助マークが入りません。

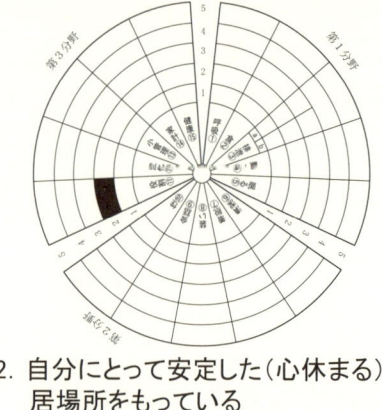

- 家族や親族に支えられている人は　↑黒マーク
- 全く家族・親族がいない人は　↑白マーク
- 家族・親族と絶縁状態にある人は「まぁ、いろいろあってさ」　↑白マーク
- 里親がいたり、家族同様の人が支えている場合は　↑黒マーク　その場合、注釈欄に書いてね！

2. 自分にとって安定した（心休まる）居場所をもっている
※ この細目は援助マークが入りません。

- 「安定した居場所とはなりません」「病院や老健は？」　↑白マーク
- 「病院や老健はずっと住むところではないですからね」「帰る家があれば黒マークです」「なぜ？」
- 「特養はよく適応している場合は、安定した居場所としていいのよ」「ふーん」　↑黒マーク
- 「帰るべき家があって、そこが安定した居場所であれば」「やっぱり家がいいな」　↑黒マーク

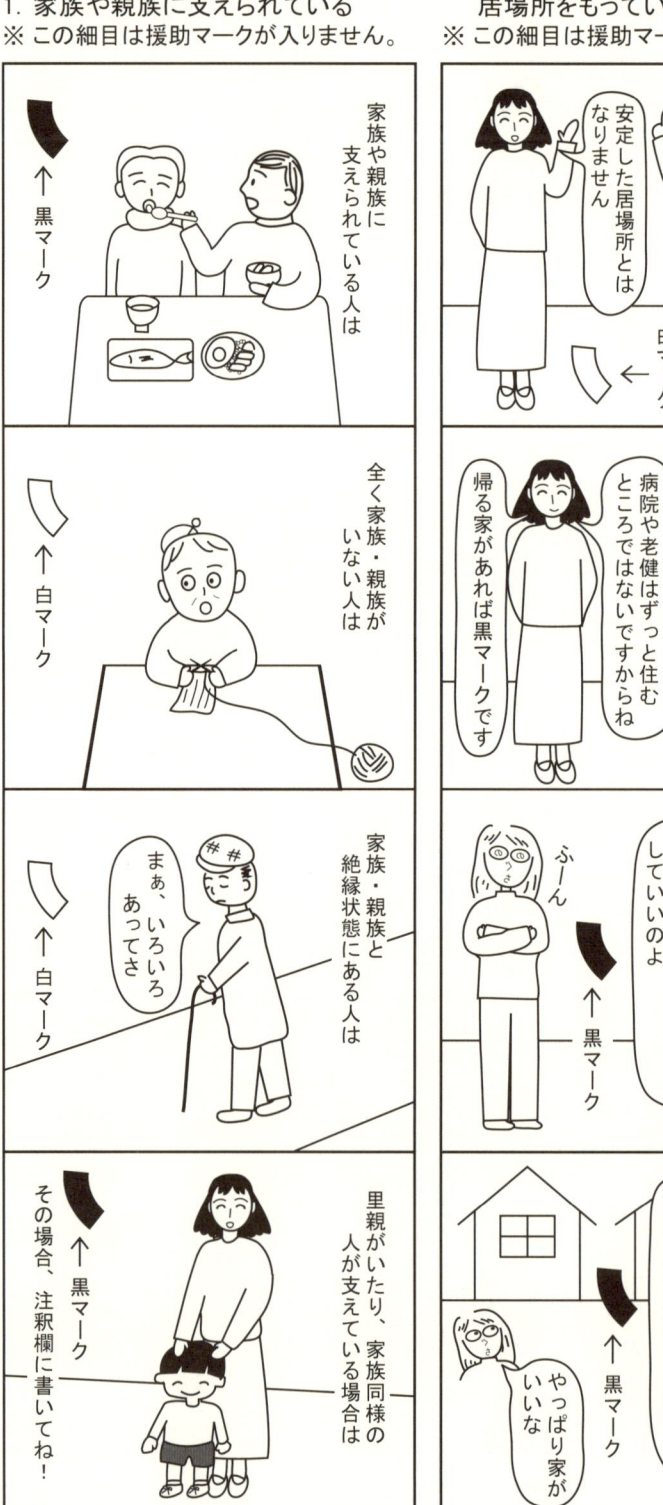

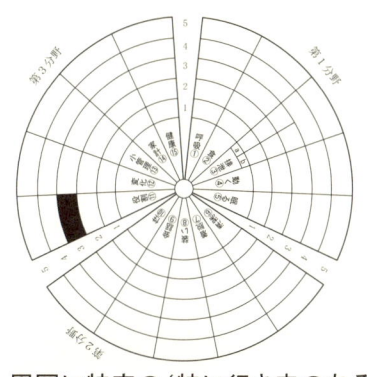

3. 周囲に特定の（特に行き来のある）友人・知人がいる
※この細目は援助マークが入りません。

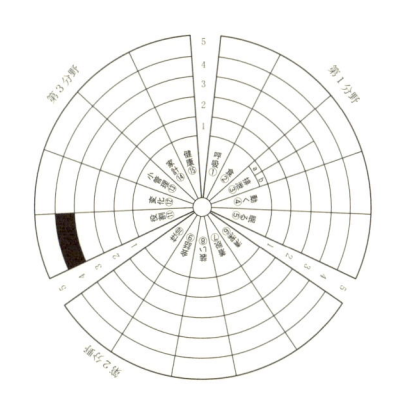

4. 今やりたいこと、打ち込みたいものに取り組んでいる

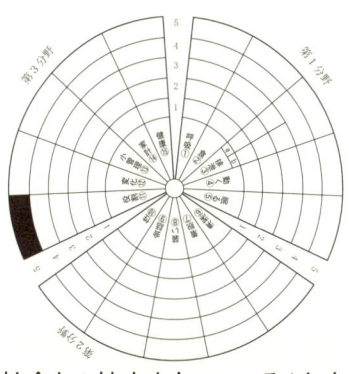

5. 社会との接点をもっている（家庭以外にも居場所を広げて生活している）

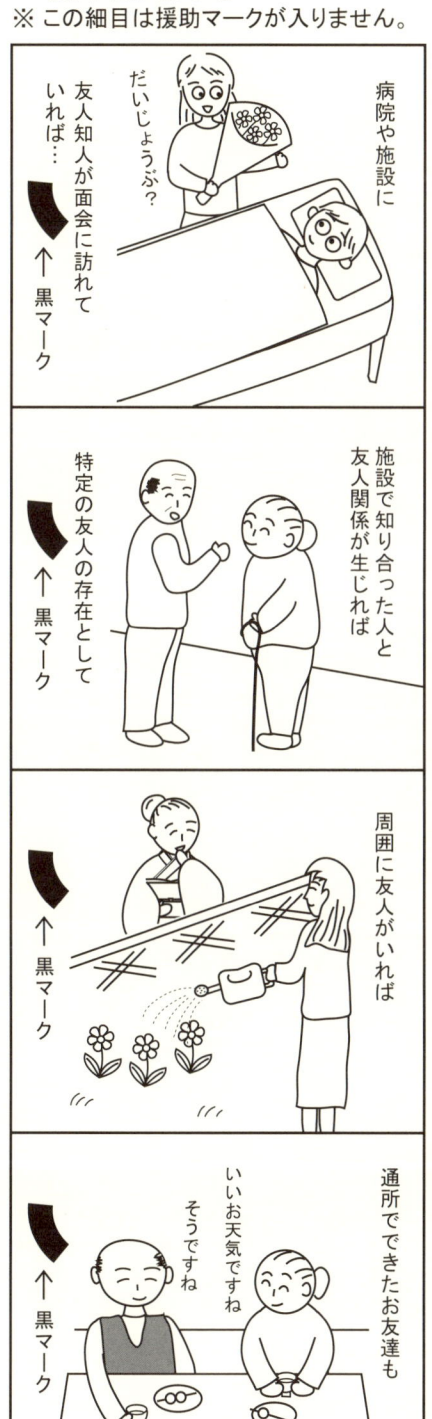

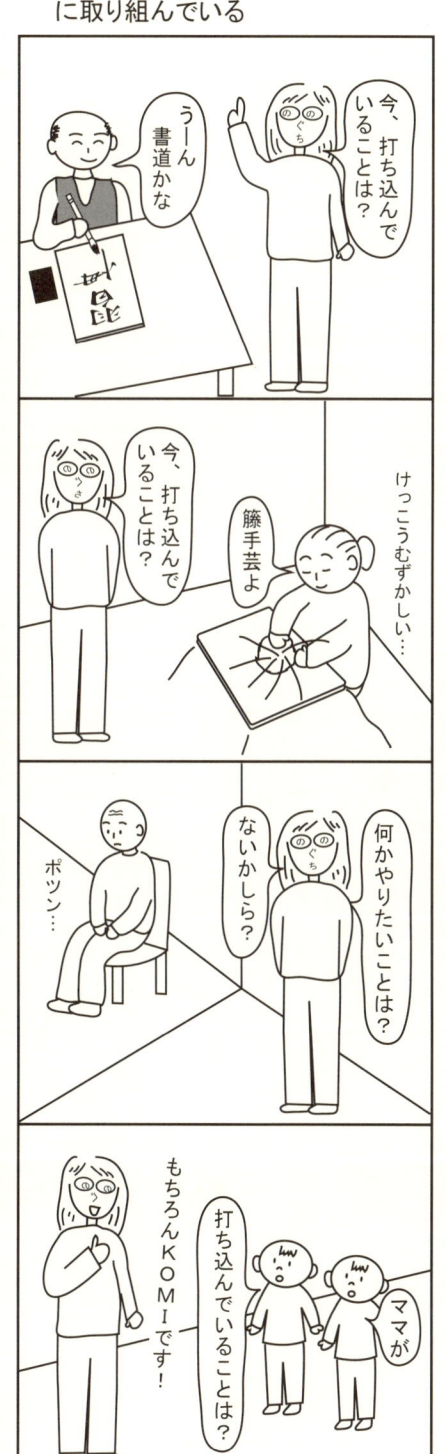

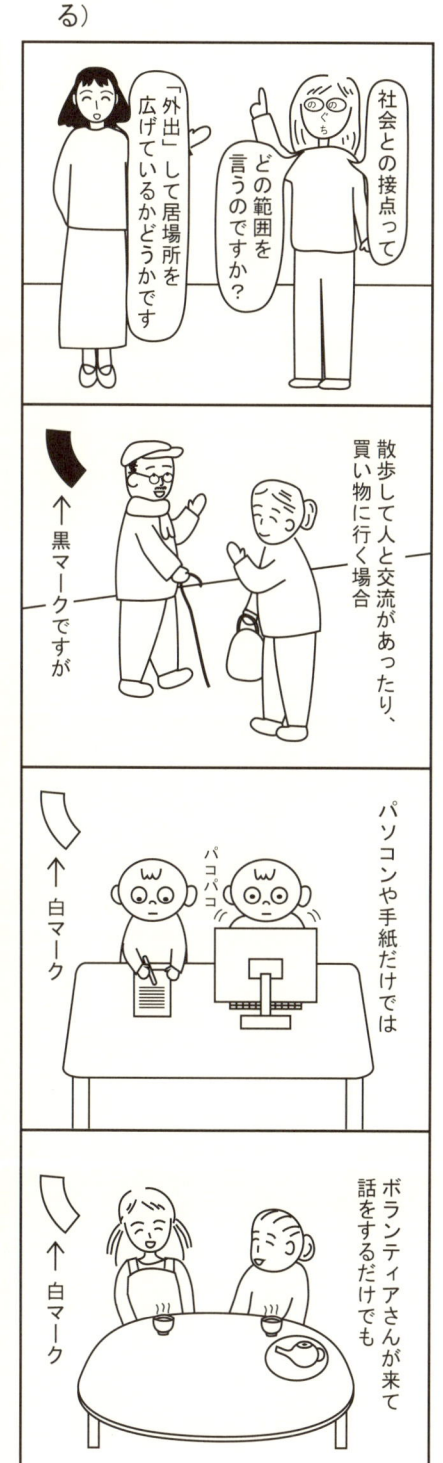

(6) KOMIチャートを記入しよう！　97

〔第3分野〕

⑫変化を創り出す〔認識面〕

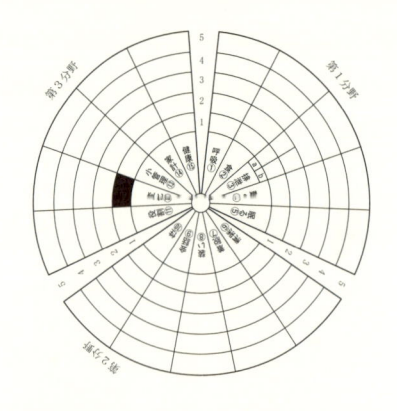

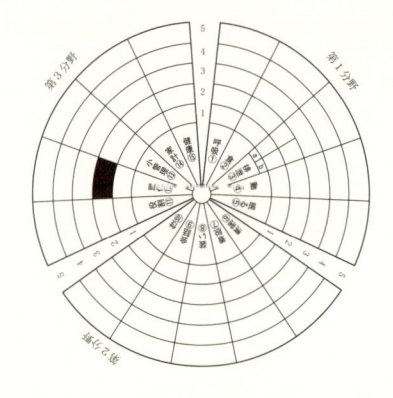

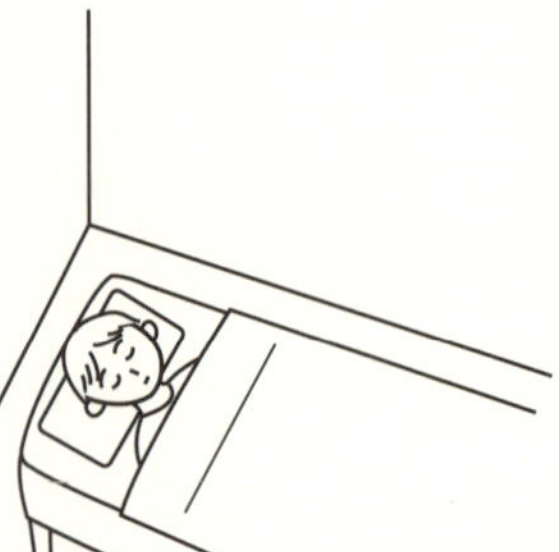

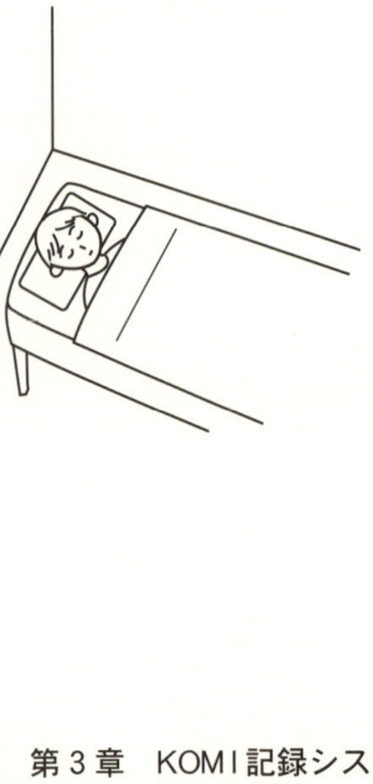

1. 変化のない生活に退屈や辛さを感じる
2. 小さな変化（花一輪、絵、本、音楽など）に心地よさを感じる

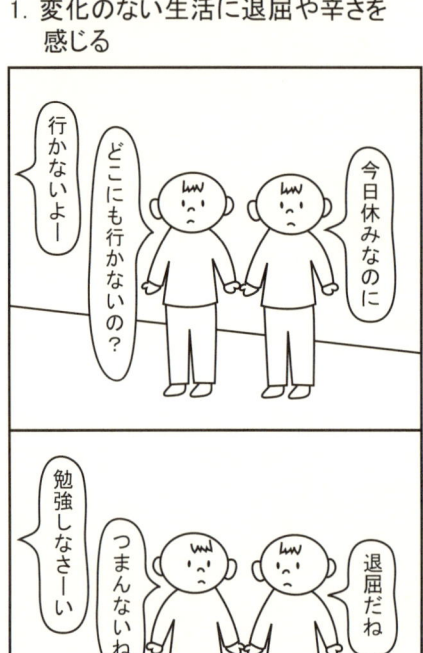

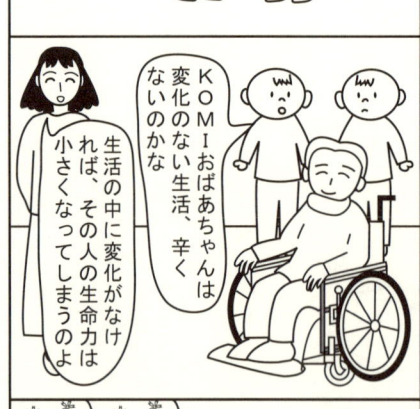

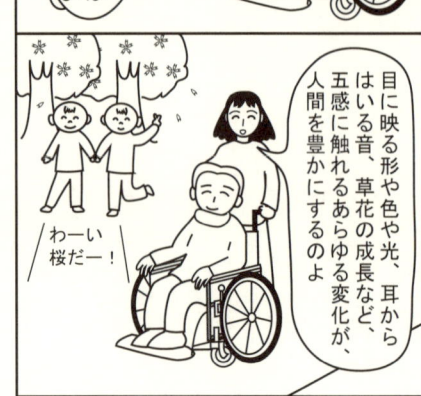

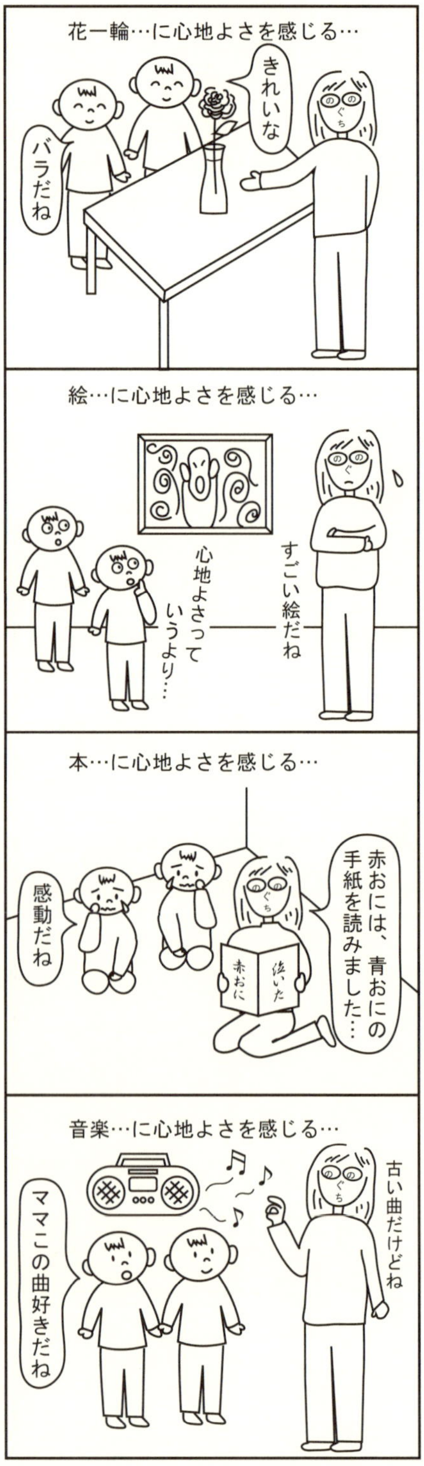

「長期にわたってひとつ二つの部屋に閉じ込められ、毎日毎日、同じ壁と同じ天井と同じ周囲の風物とを眺めて暮らすことが、どんなに病人の神経を痛めつけるかは、ほとんど想像もつかないであろう。」

「美しい事物、物を変化させること、とりわけ輝くように美しい色彩が病気のひとに及ぼす影響については、まったく評価されていない。」

「"眺め"のない病床、何の変化も工夫されない病床、それはたとえば調理場のない病院と同じで、病院の管理者や付添人たちに、まさに無知と愚かの刻印を押すものである。」
ナイチンゲール『看護覚え書』

3. 変化を望む気持ちがある

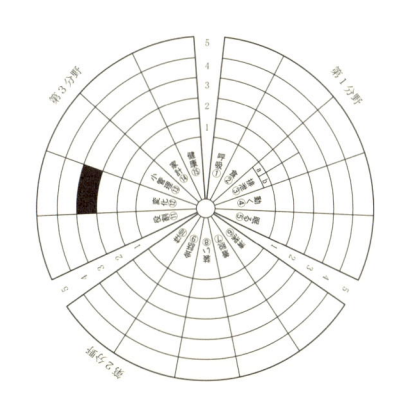

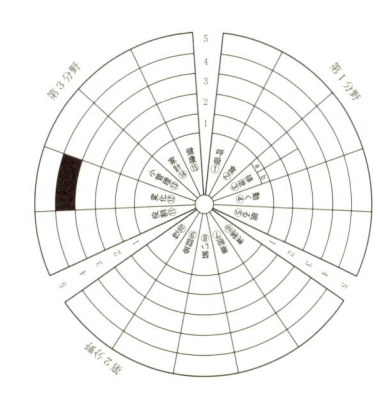

4. 具体的に望む事柄を思い描くことができる

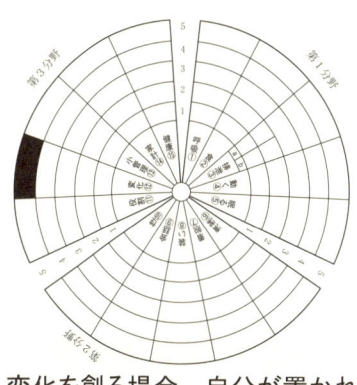

5. 変化を創る場合、自分が置かれている今の状況や体力に適した事柄がわかる

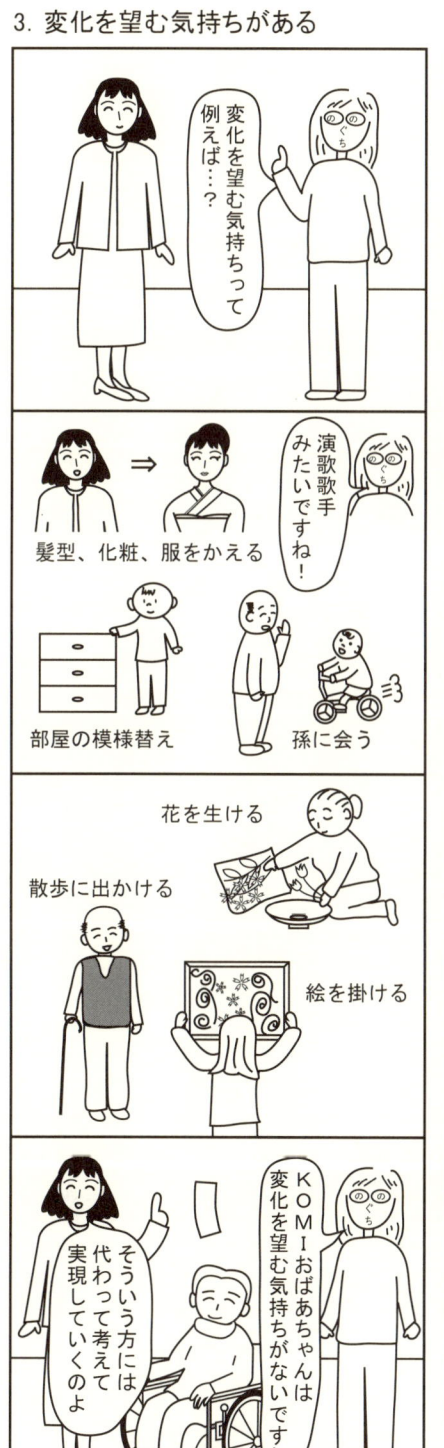

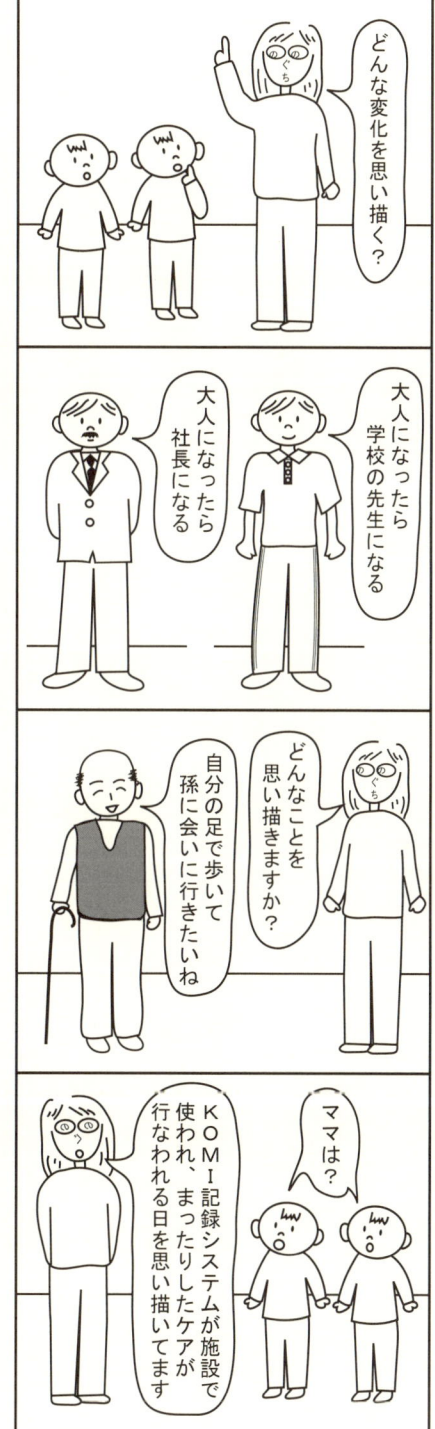

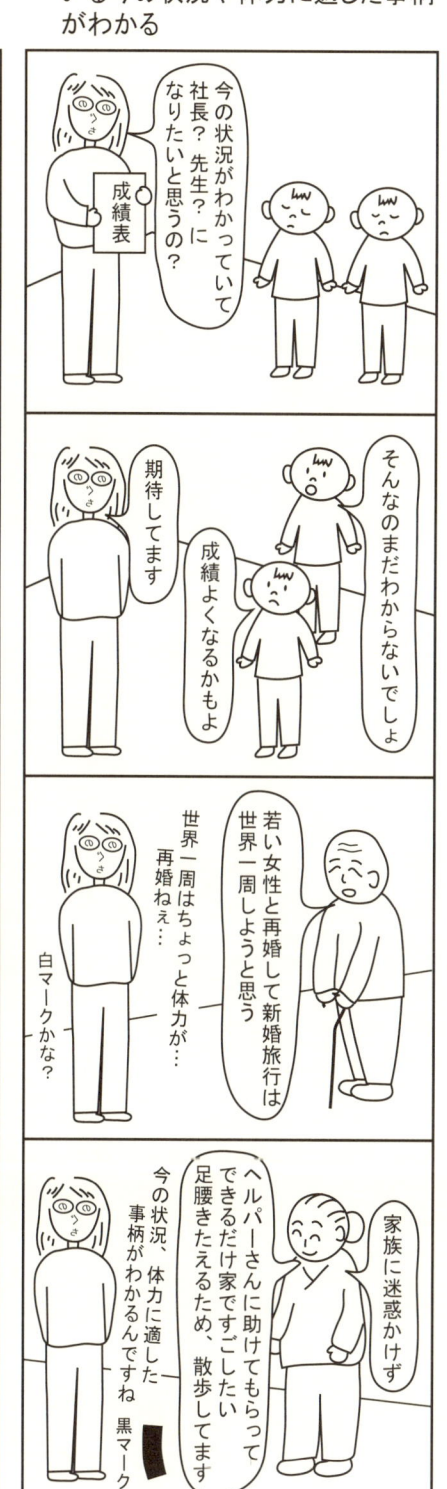

〔第3分野〕

⑫変化を創り出す〔行動面〕

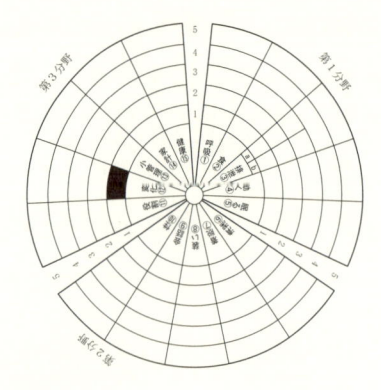

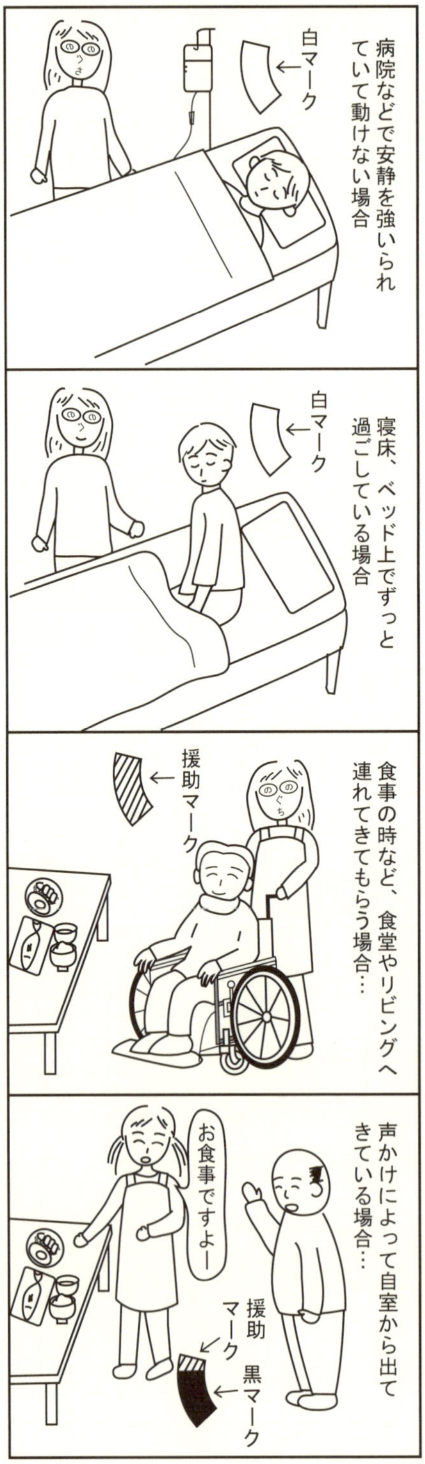

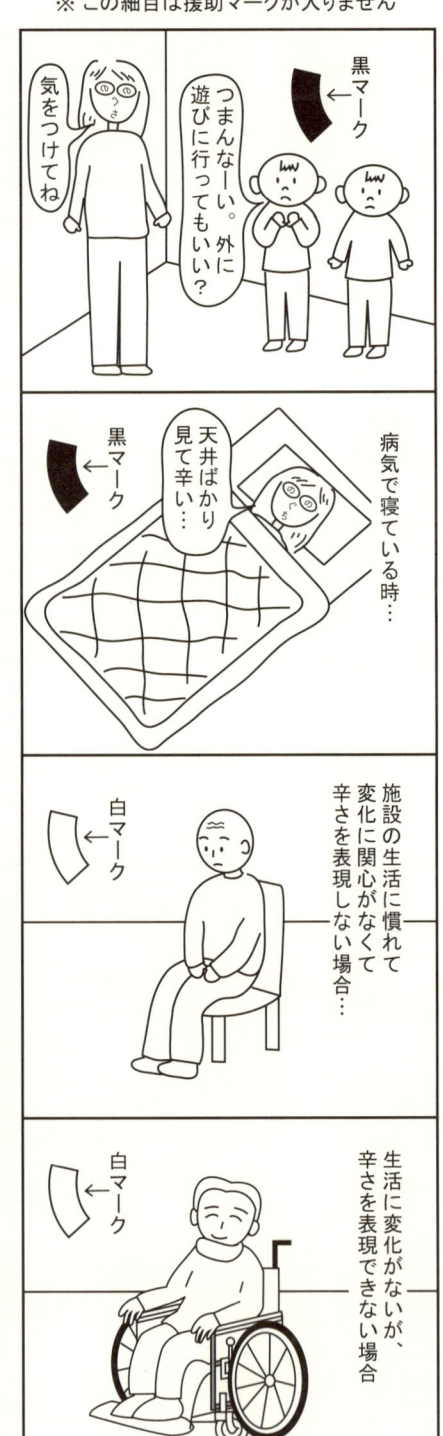

「病人や高齢者や障害者などの生活を想像してみよう。彼らが置かれた場の条件（施設だけでなく、在宅にあっても）の際立った特徴の1つは、それが単調で、きわめて変化に乏しいということである。彼らにとって"変化"は、ケア提供者から与えられないかぎり、自らの力ではなかなか創り出せないものなのである。」
『KOMI理論』

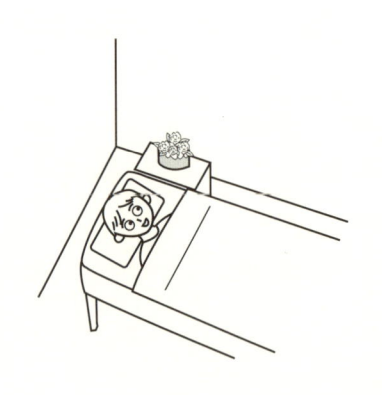

1. 長期にわたって1つの部屋に閉じこもったような生活をしていない

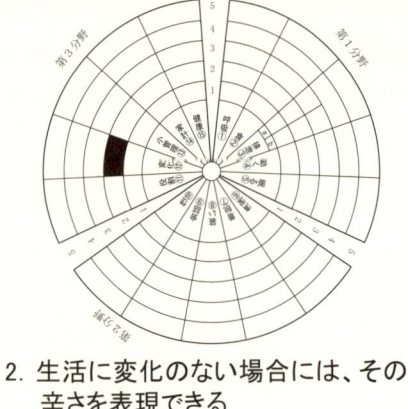

- 病院などで安静を強いられていて動けない場合 ← 白マーク
- 寝床、ベッド上でずっと過ごしている場合 ← 白マーク
- 食事の時など、食堂やリビングへ連れてきてもらう場合… ← 援助マーク
- 声かけによって自室から出てきている場合… ← 援助マーク／黒マーク

2. 生活に変化のない場合には、その辛さを表現できる
※ この細目は援助マークが入りません

- つまんなーい。外に遊びに行ってもいい？／気をつけてね ← 黒マーク
- 病気で寝ている時…／天井ばかり見て辛い… ← 黒マーク
- 施設の生活に慣れて変化に関心がなくて辛さを表現しない場合… ← 白マーク
- 生活に変化がないが、辛さを表現できない場合 ← 白マーク

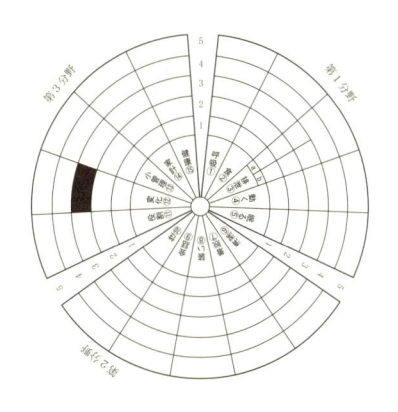

3. 自ら室内で小さな変化を創り出し、楽しんでいる 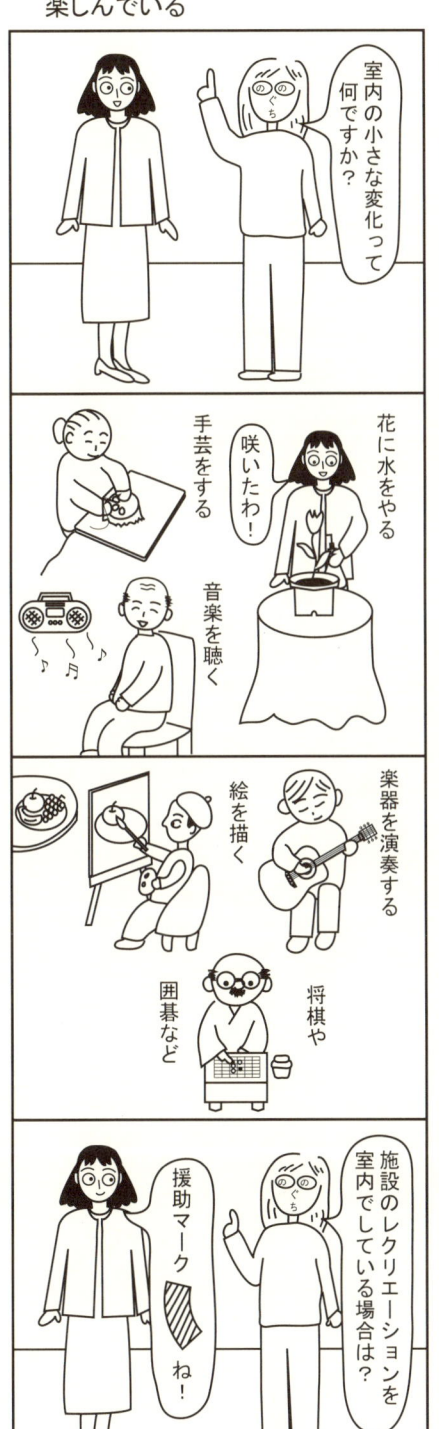 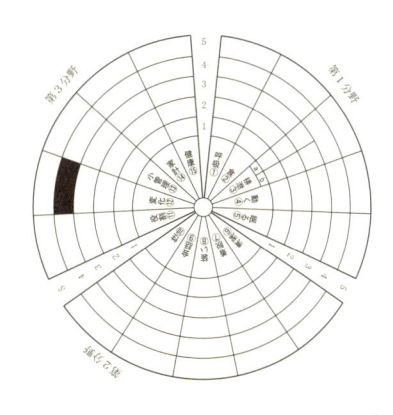
4. 自ら身近にある自然や文化を楽しんでいる 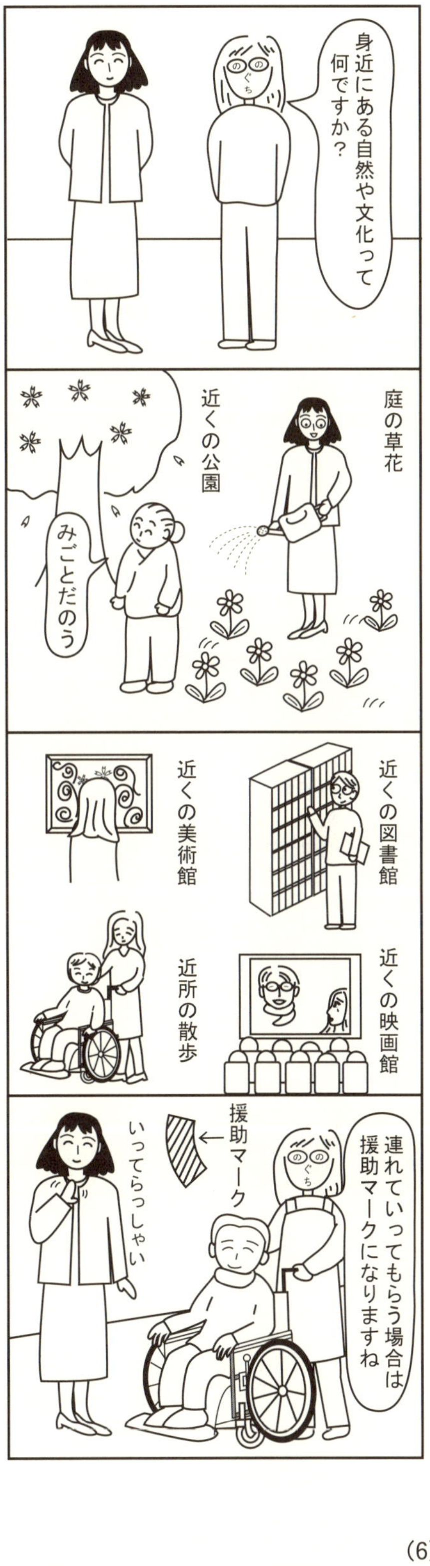 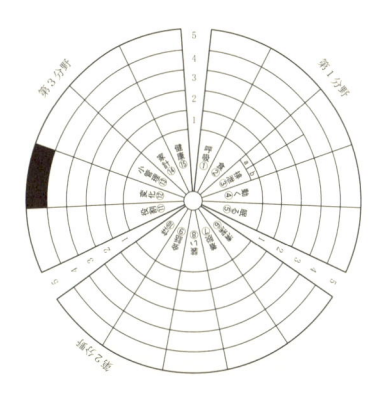
5. 自ら遠方の自然や文化をも楽しんでいる

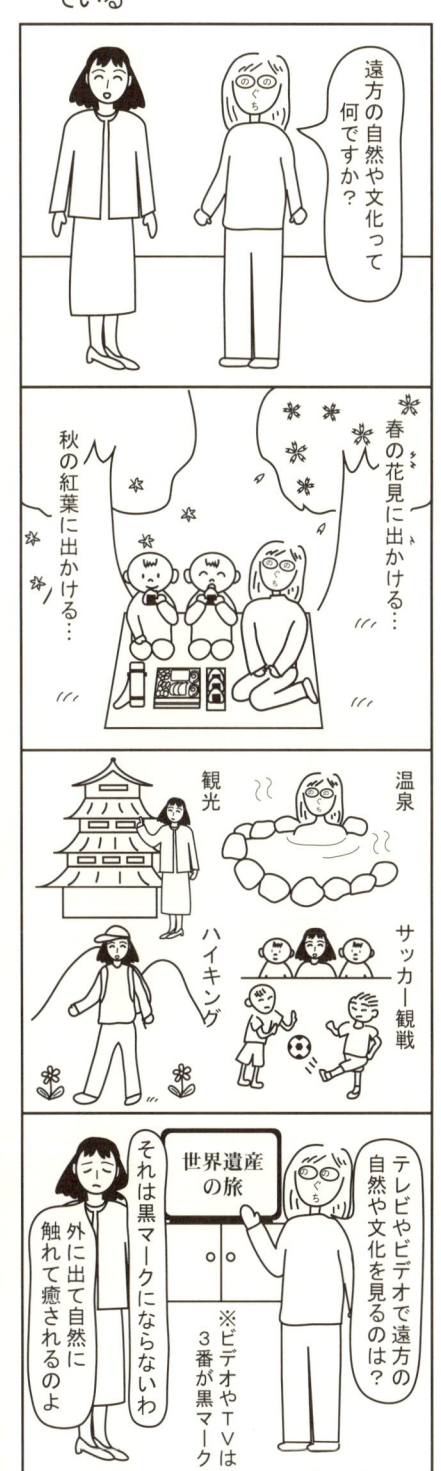

〔第3分野〕

⑬生活における小管理 〔認識面〕

「"小管理"という単語も、実はナイチンゲール著『看護覚え書』の第3章のタイトルから取ったものである。この『小』の字には、"こまごましたもの"という意味がある。」
『KOMI理論』

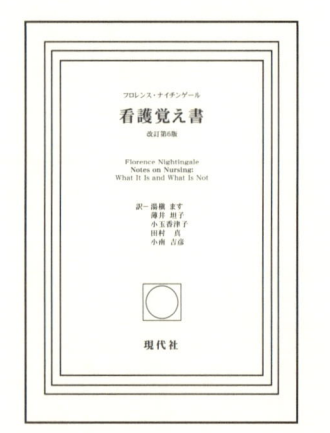

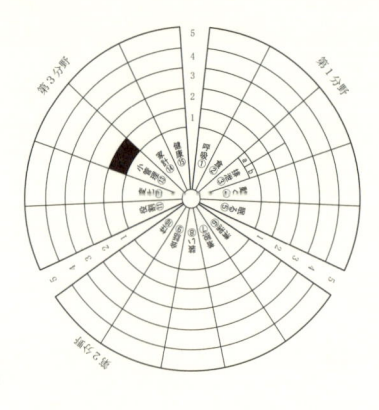

1. 居室の不潔や乱れがわかる

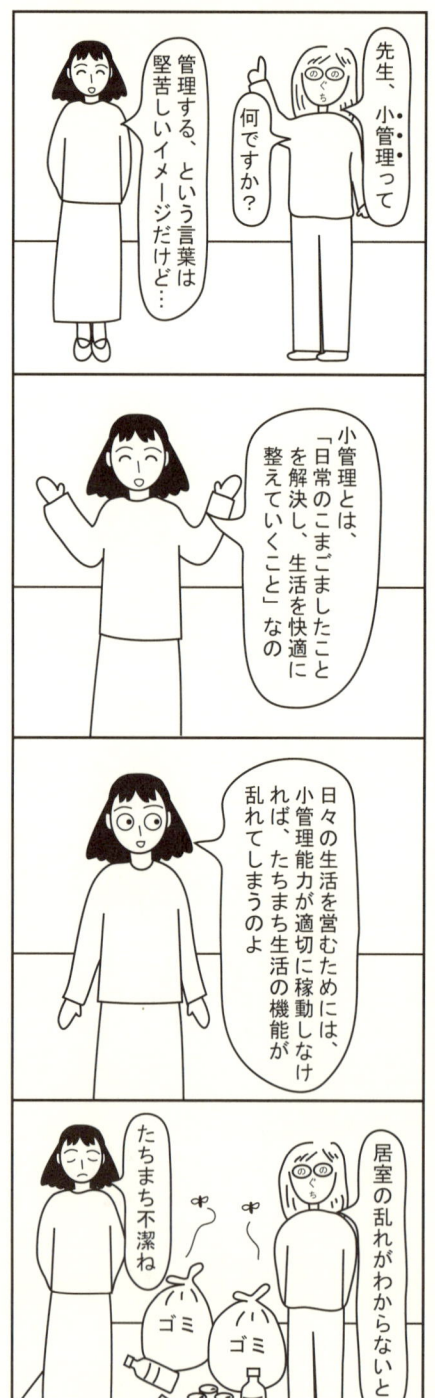

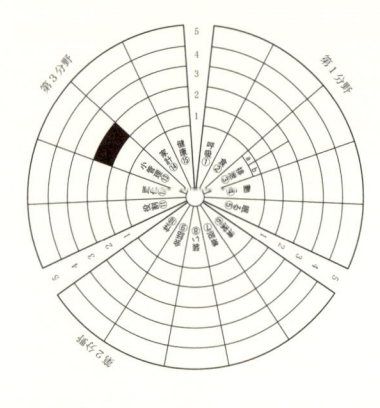

2. 日常生活で不足しているものがわかる

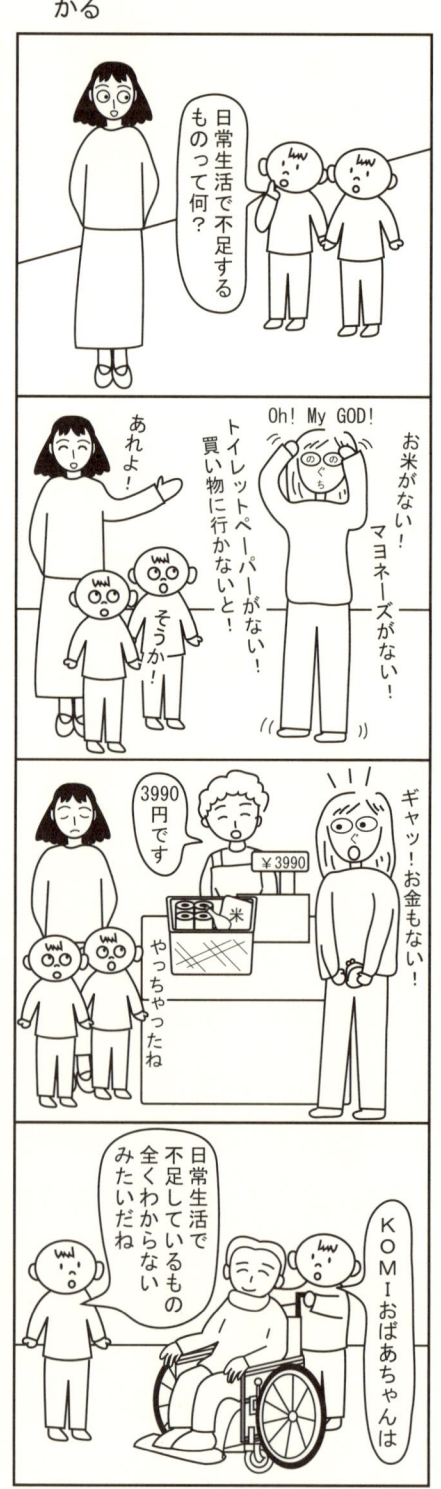

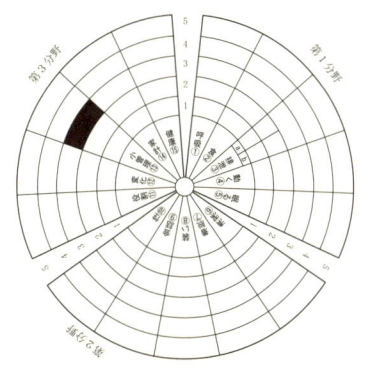

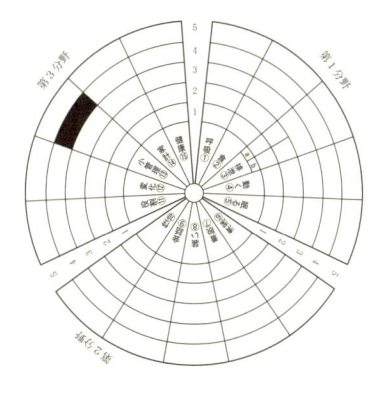

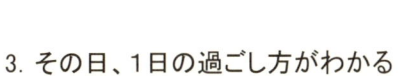

3. その日、1日の過ごし方がわかる

4. 日常起こるこまごまとした問題を解決するための判断力がある

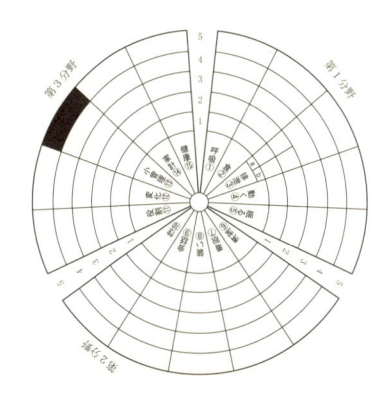

5. 居室や居宅に自分らしさを表現したいと思う

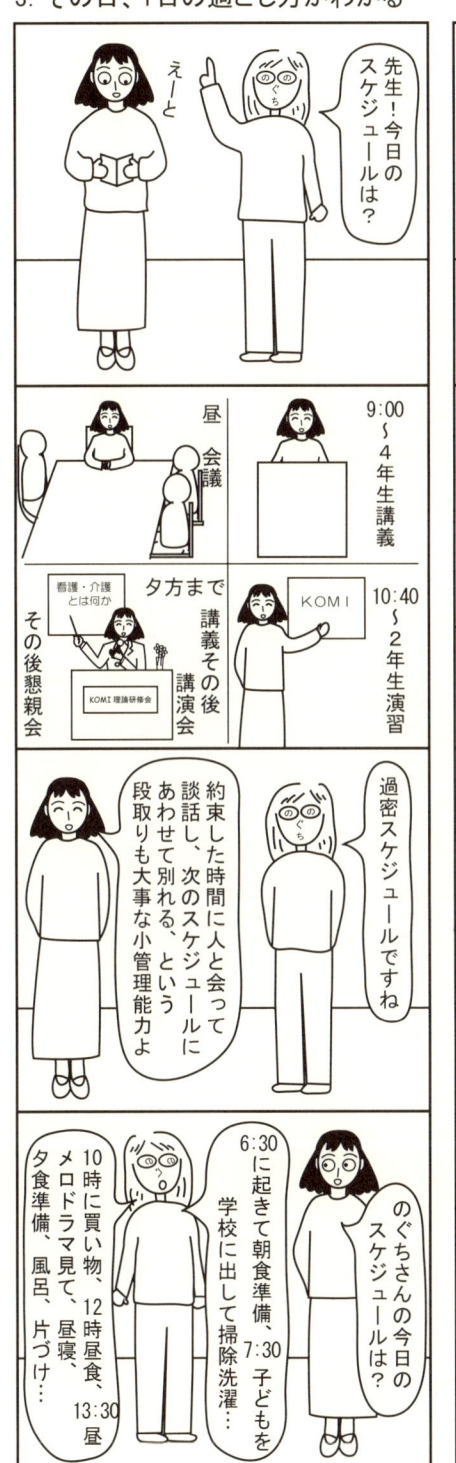

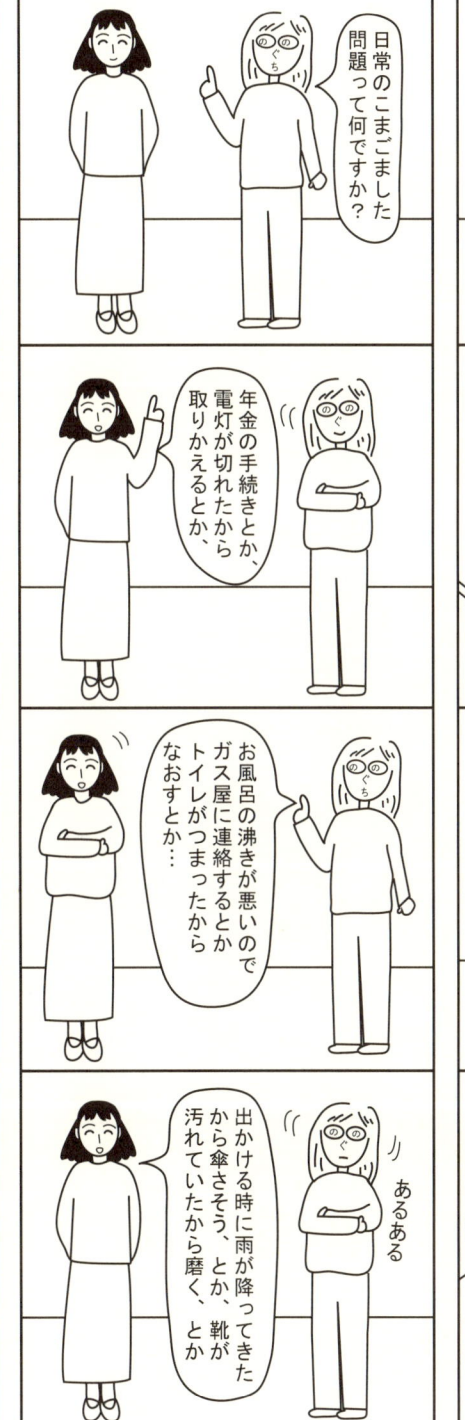

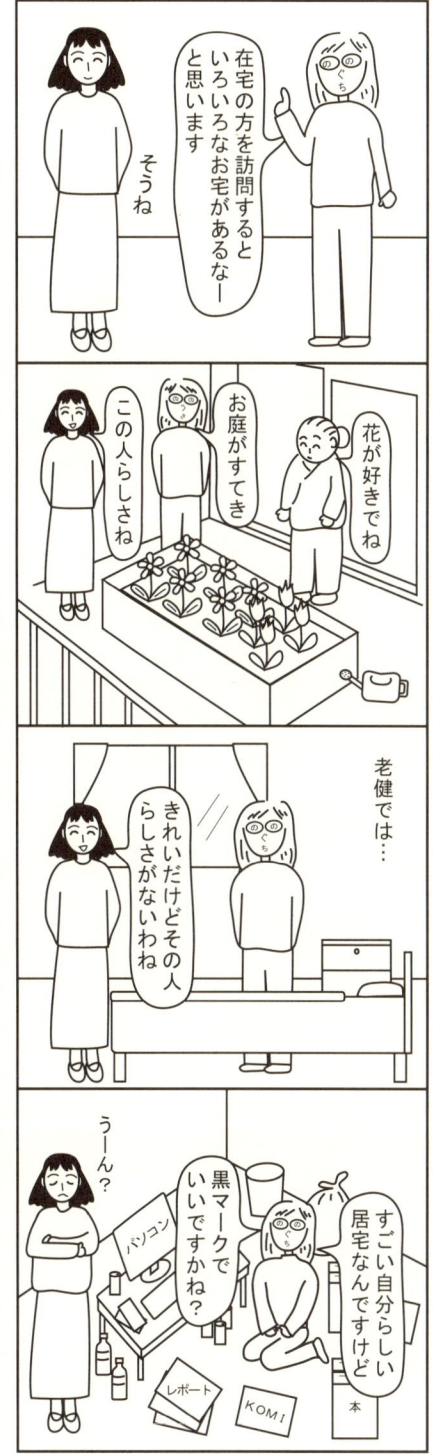

〔第3分野〕

⑬生活における小管理〔行動面〕

「また一方で、施設に暮らす人々にとっても、生活を快適に整える能力は、最大限に発揮されなければならない。ベッドの周囲や室内に、その人らしさが漂うようでなければ、本当の暮らしとは言えないだろう。」

『KOMI理論』

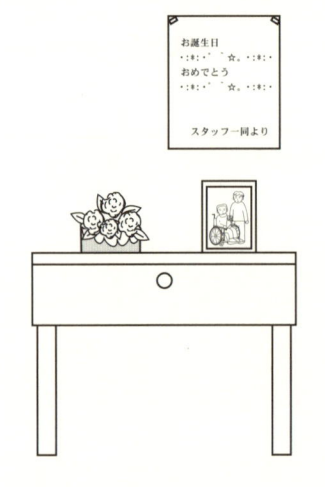

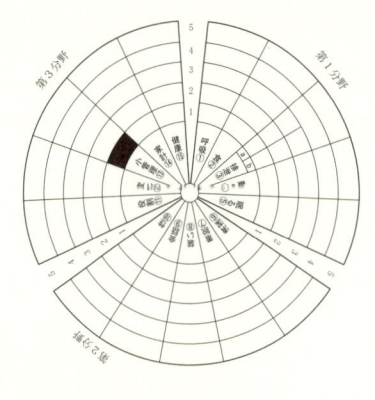

1. 自分で居室の清潔を保っている（掃除、整理、整頓）

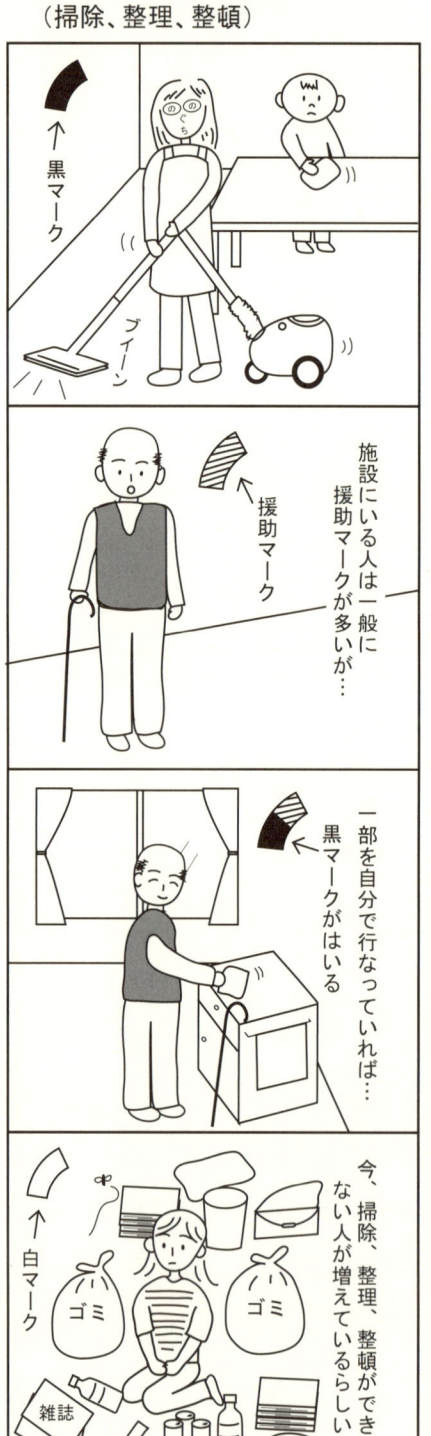

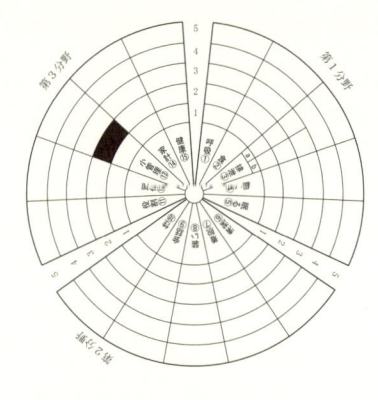

2. 自分でゴミを分別し、決められた場所に持って行っている

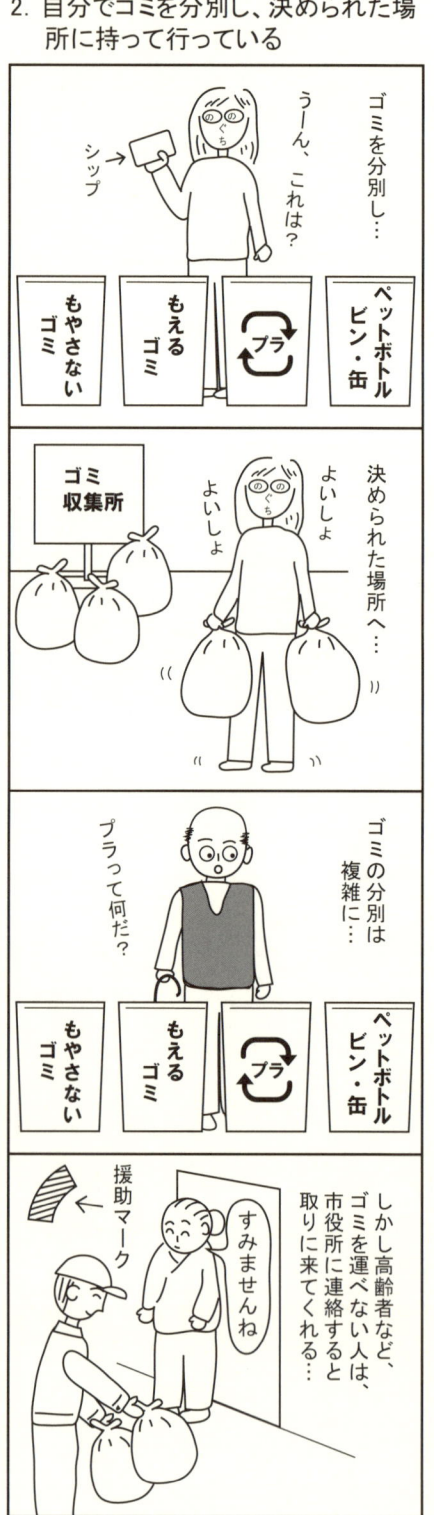

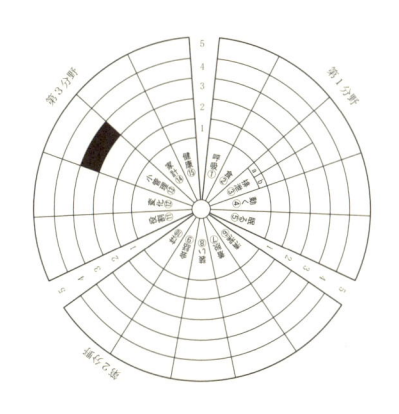

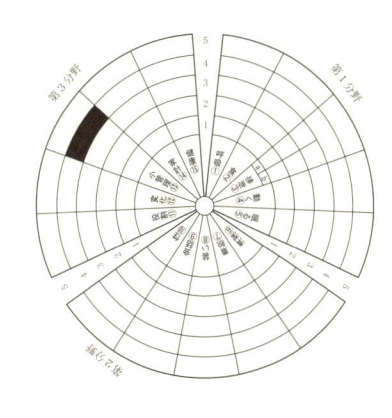

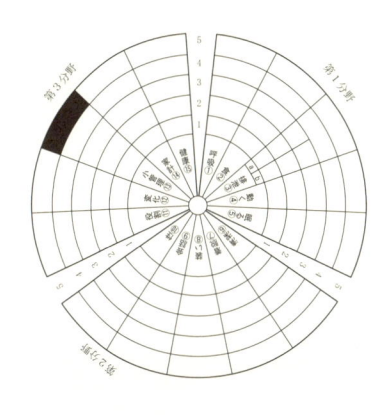

3. 日常生活で不足している物品を自分で補充している 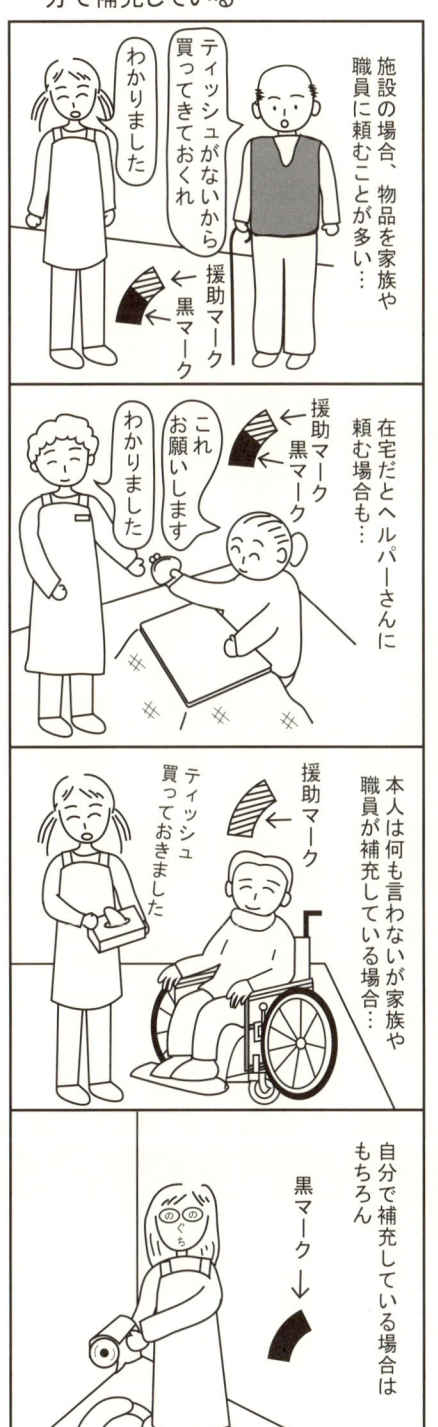
4. 届けられた手紙や品物などを、自分で適切に処理している
5. 自ら安全管理をしている（戸締まり、鍵、火の始末など）

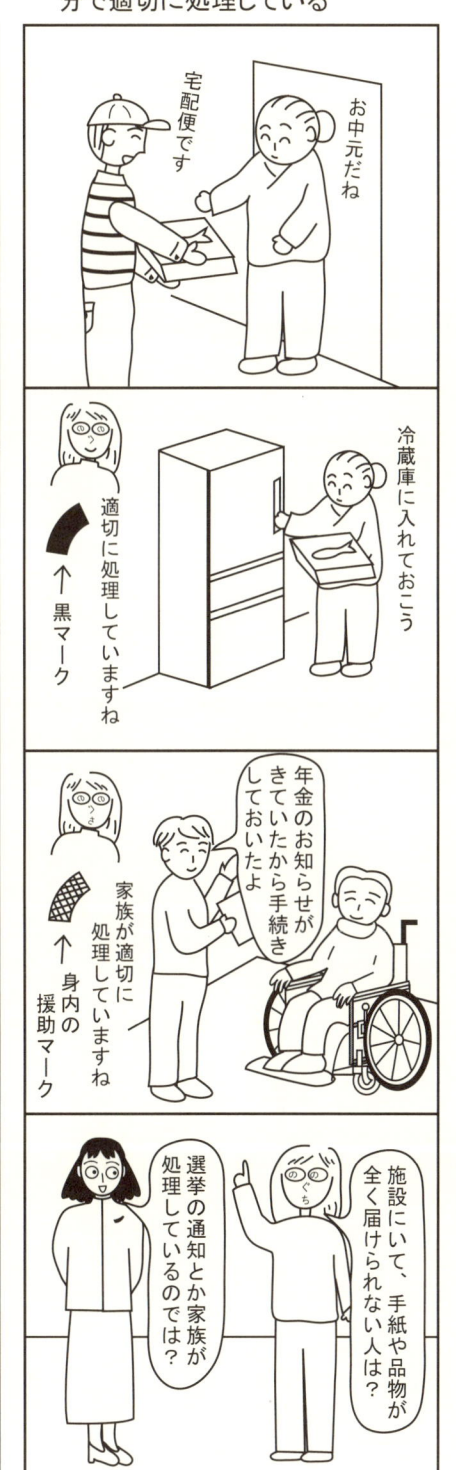

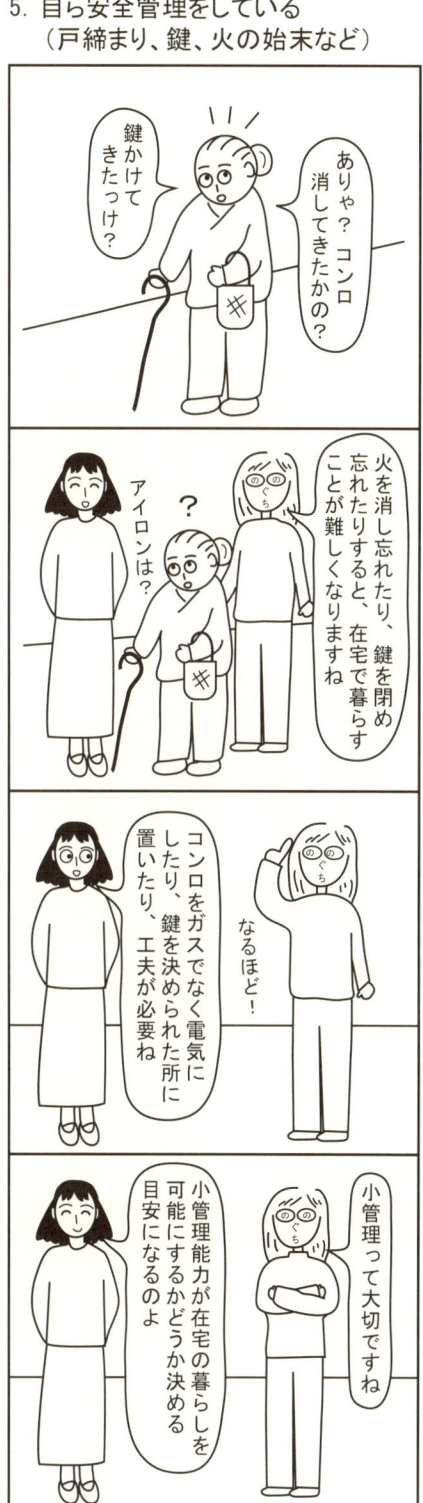

(6) KOMIチャートを記入しよう！　105

〔第3分野〕

⑭家計（金銭）を管理する〔認識面〕

「金銭のトラブルは、たとえそれがどんなに小さなものであっても、限りなくその人を消耗させる。これは、在宅においても施設においても同様である。このことを十分に頭において、ケア（代行）を行なわなければならない。」
　　　　　　　　『KOMI理論』

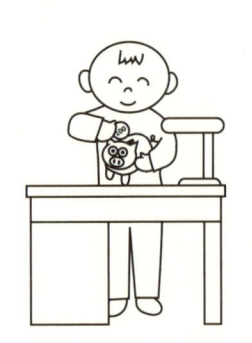

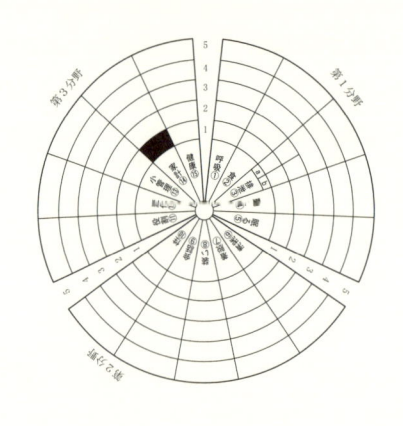

1. お金の意味がわかる

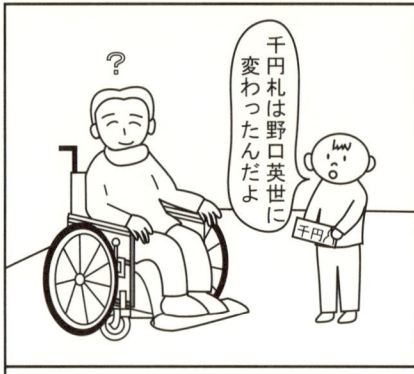

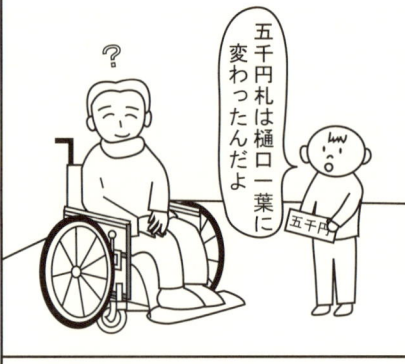

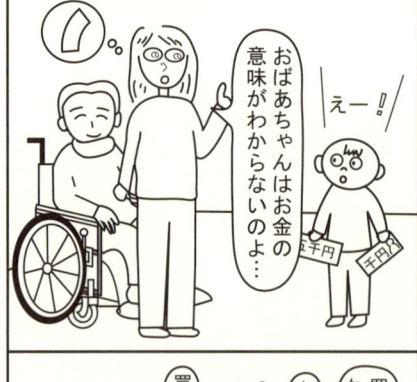

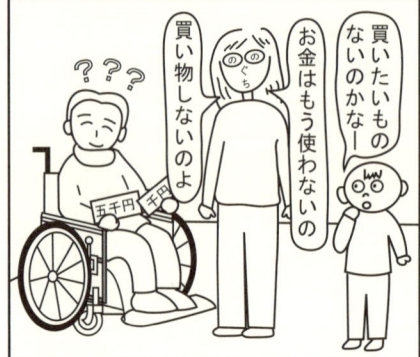

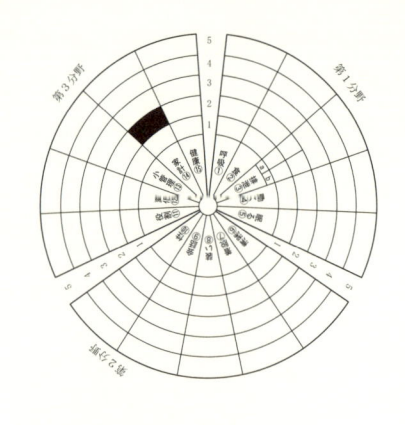

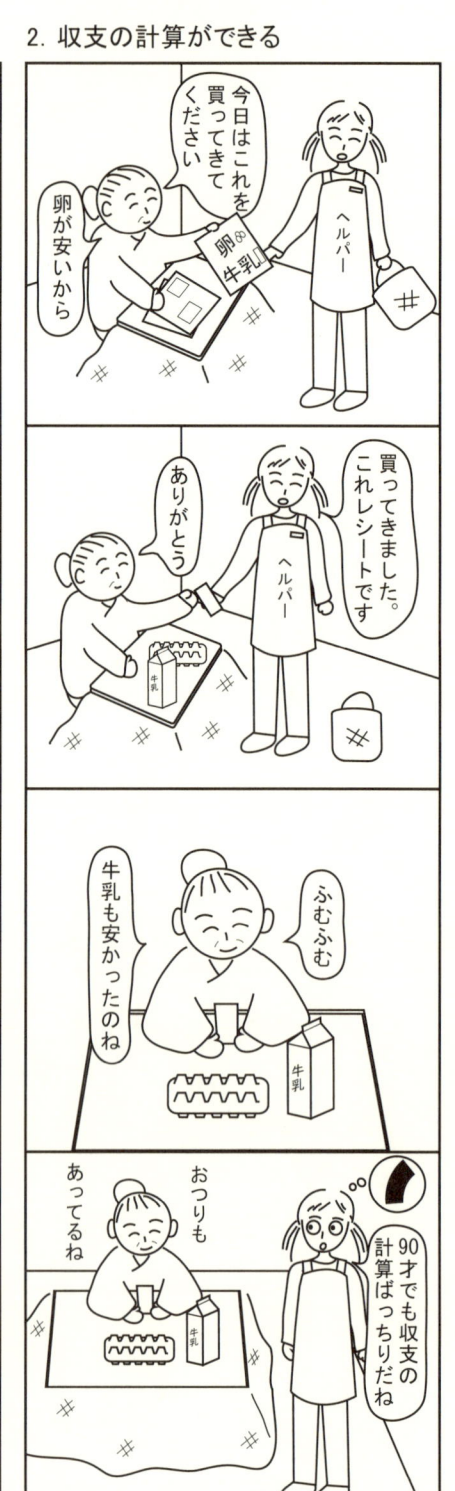

2. 収支の計算ができる

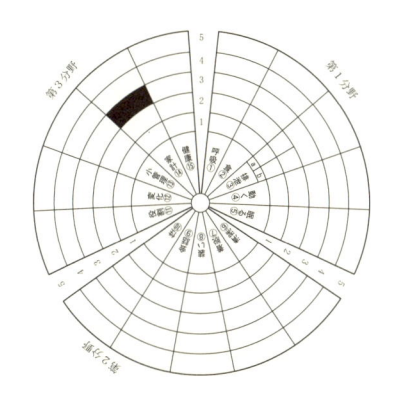

3. 自分が現在使える金額がわかる 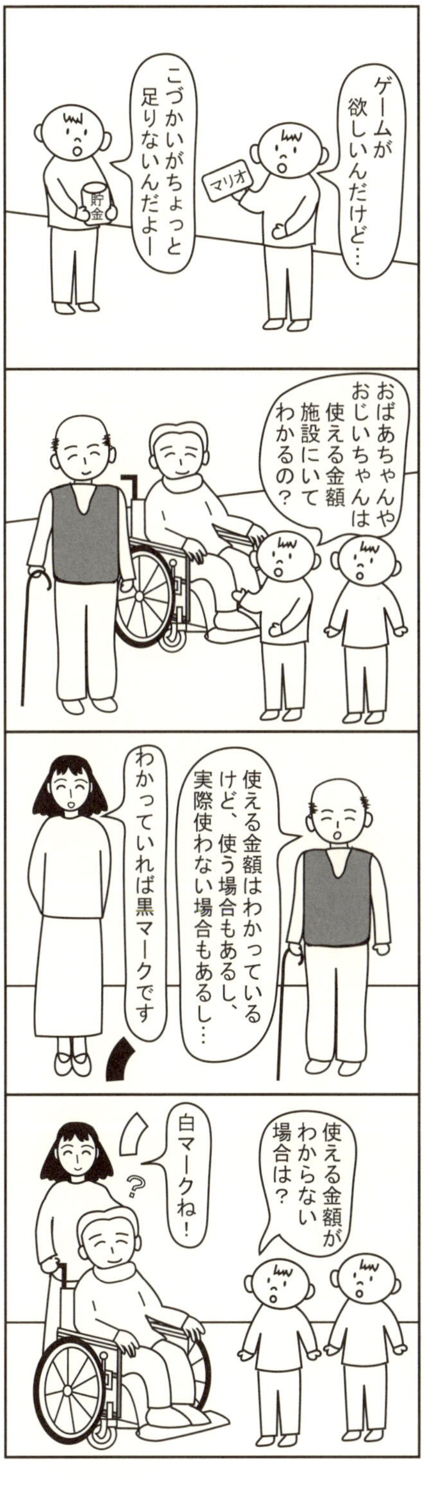 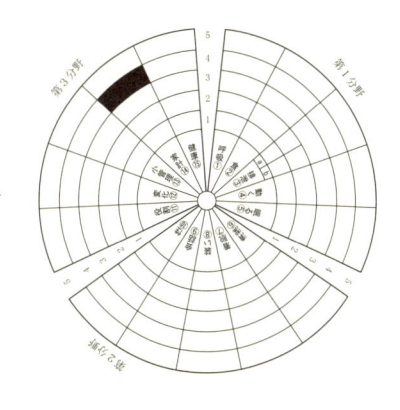
4. 1ヵ月の収入の額を知っている 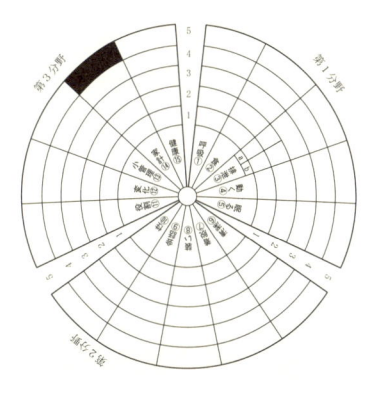
5. 具体的に買いたいものを考えることができる

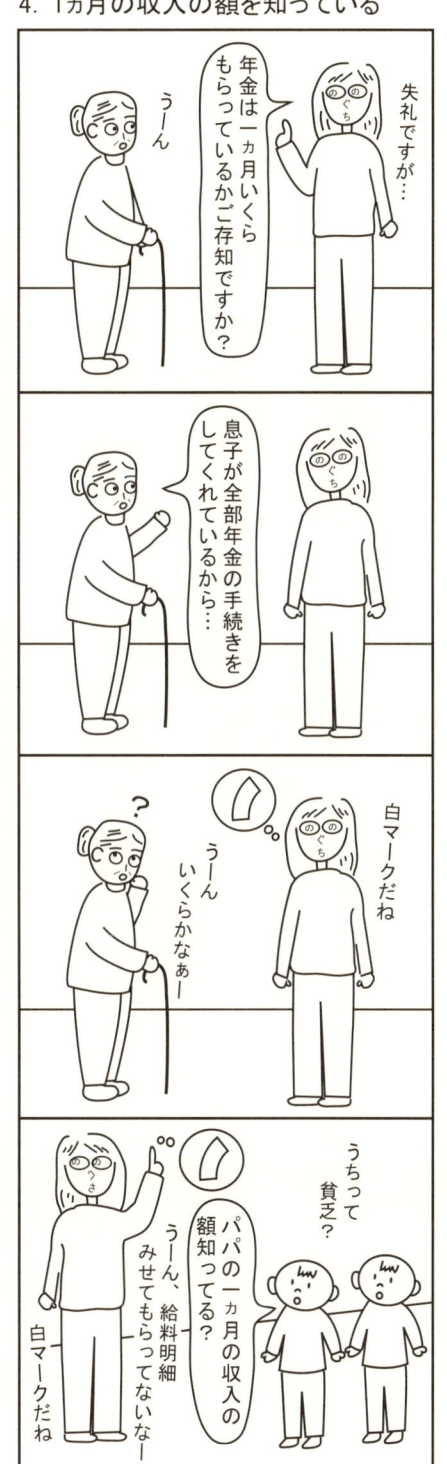

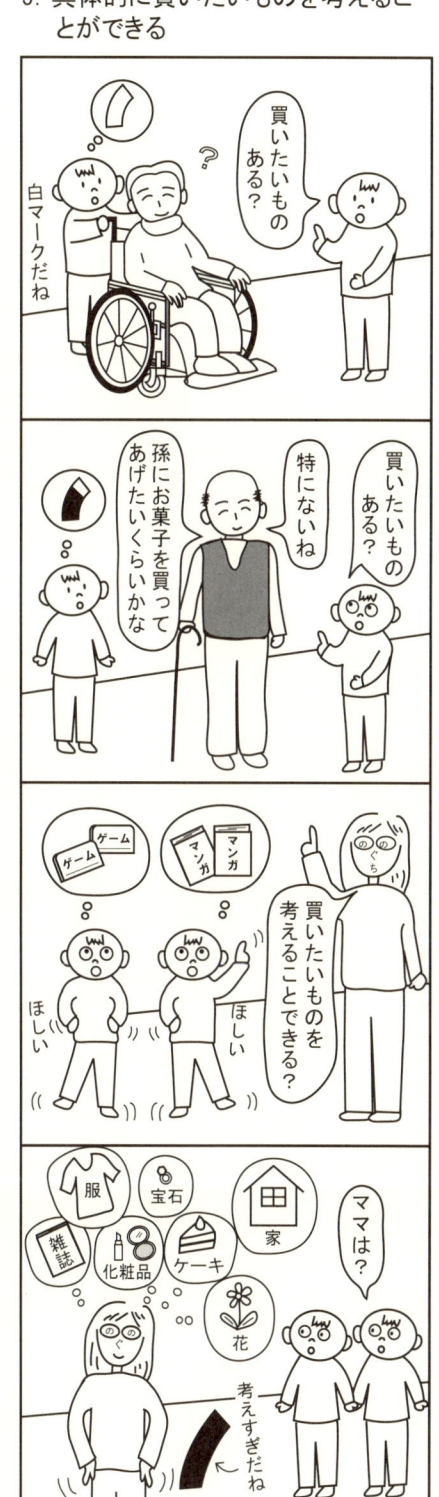

〔第3分野〕

⑭家計（金銭）を管理する〔行動面〕

「お金の計算ができなくなったり、金銭感覚が衰えてしまったり、買いたい物を選べなかったり、財布の管理ができなくなったりすれば、人間としての喜びが欠落することを意味する。したがって、私たちには金銭感覚を麻痺させない工夫が求められている。特に施設入所の方には、お金を使う楽しみ（物を買う喜び）の機会を十分に作り出し、社会とのつながりを保持していくことが求められている。」
『KOMI理論』

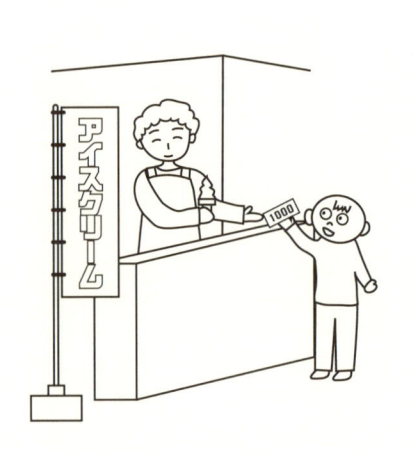

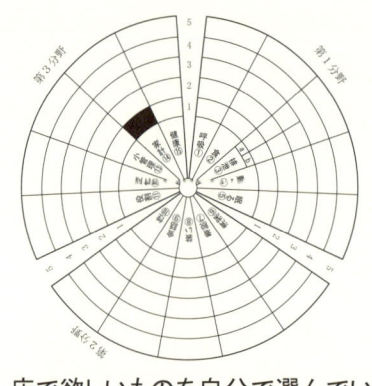

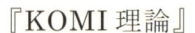

1. 店で欲しいものを自分で選んでいる
※自ら店に行って買い物をしているか、がポイント！

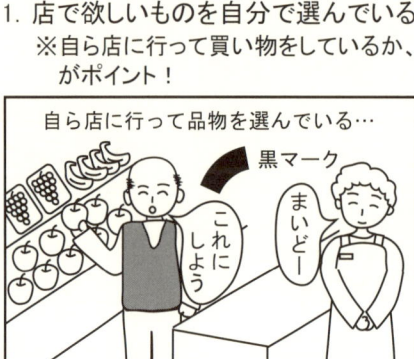

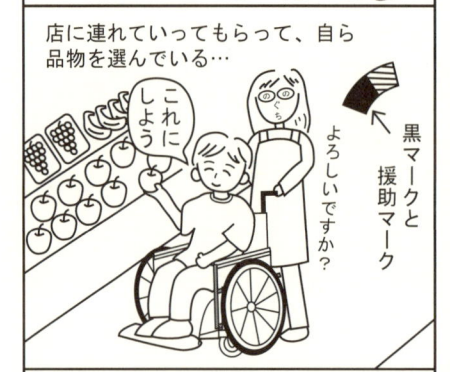

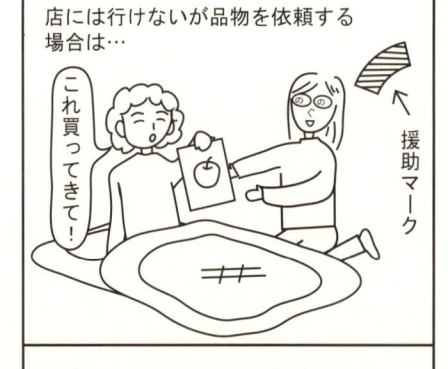

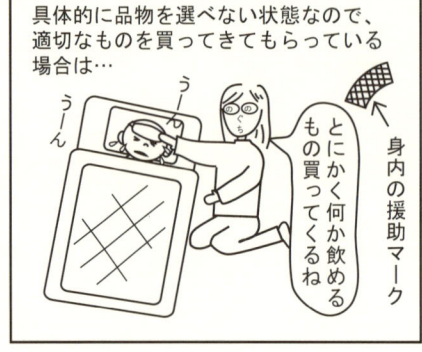

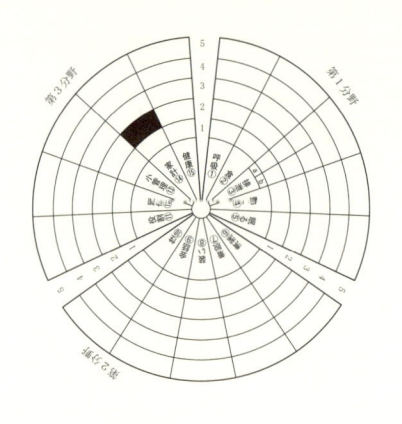

- 自ら店に行って品物を選んでいる… → 黒マーク
- 店に連れていってもらって、自ら品物を選んでいる… → 黒マークと援助マーク
- 店には行けないが品物を依頼する場合は… → 援助マーク
- 具体的に品物を選べない状態なので、適切なものを買ってきてもらっている場合は… → 身内の援助マーク

2. 自ら物を買っている

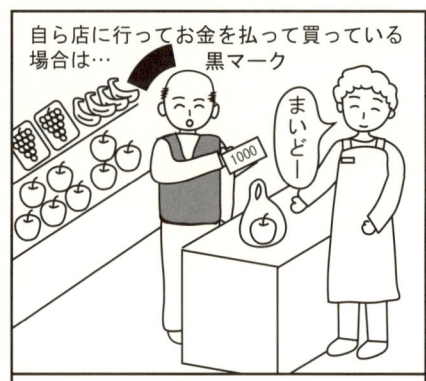

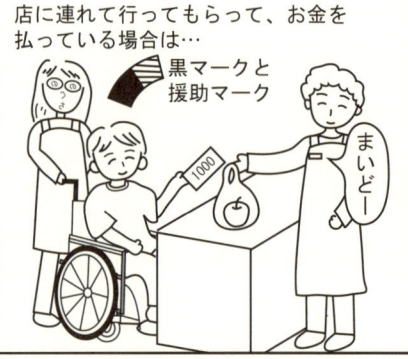

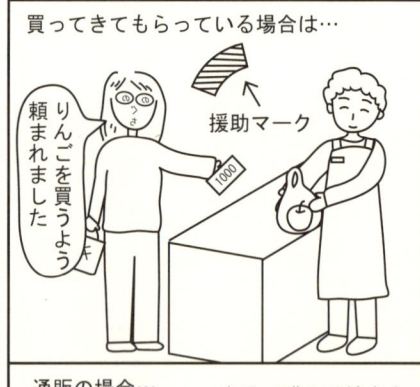

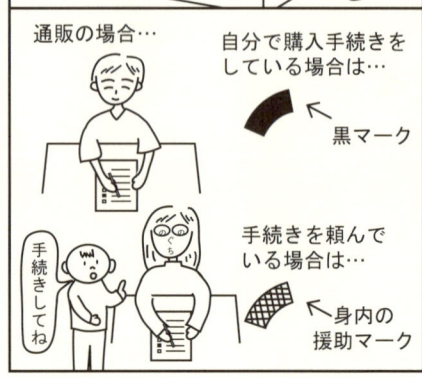

- 自ら店に行ってお金を払って買っている場合は… → 黒マーク
- 店に連れて行ってもらって、お金を払っている場合は… → 黒マークと援助マーク
- 買ってきてもらっている場合は… → 援助マーク
- 通販の場合…
  - 自分で購入手続きをしている場合は… → 黒マーク
  - 手続きを頼んでいる場合は… → 身内の援助マーク

3. 自分で財布の管理をしている

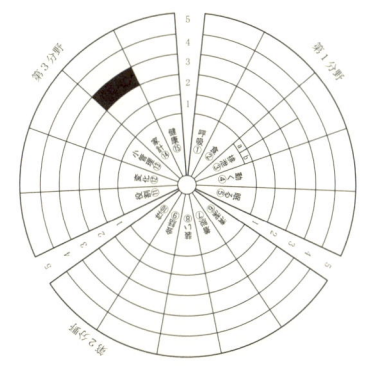

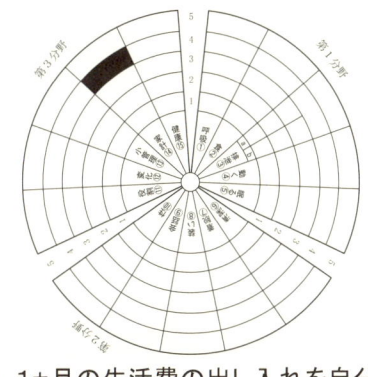

4. 1ヵ月の生活費の出し入れを自分でしている（銀行や郵便局などの利用）

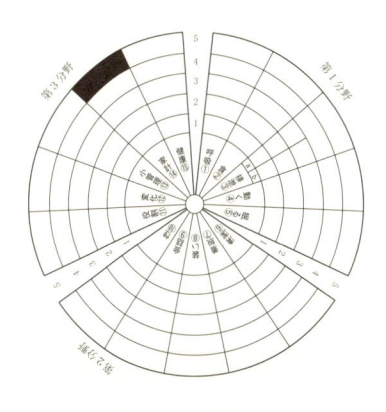

5. 自ら、預貯金や財産全体の管理をしている

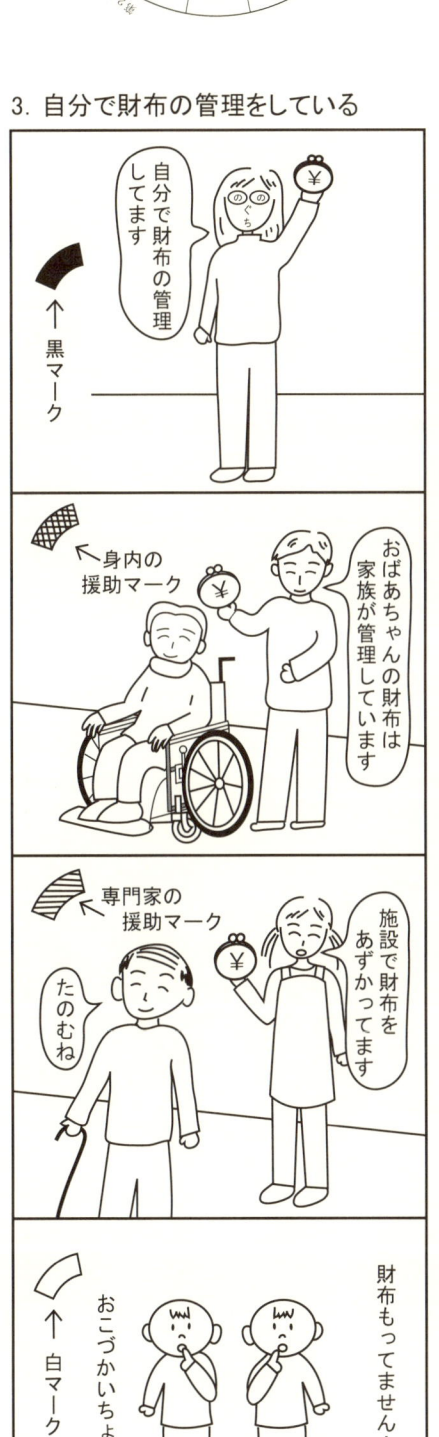

(6) KOMIチャートを記入しよう！

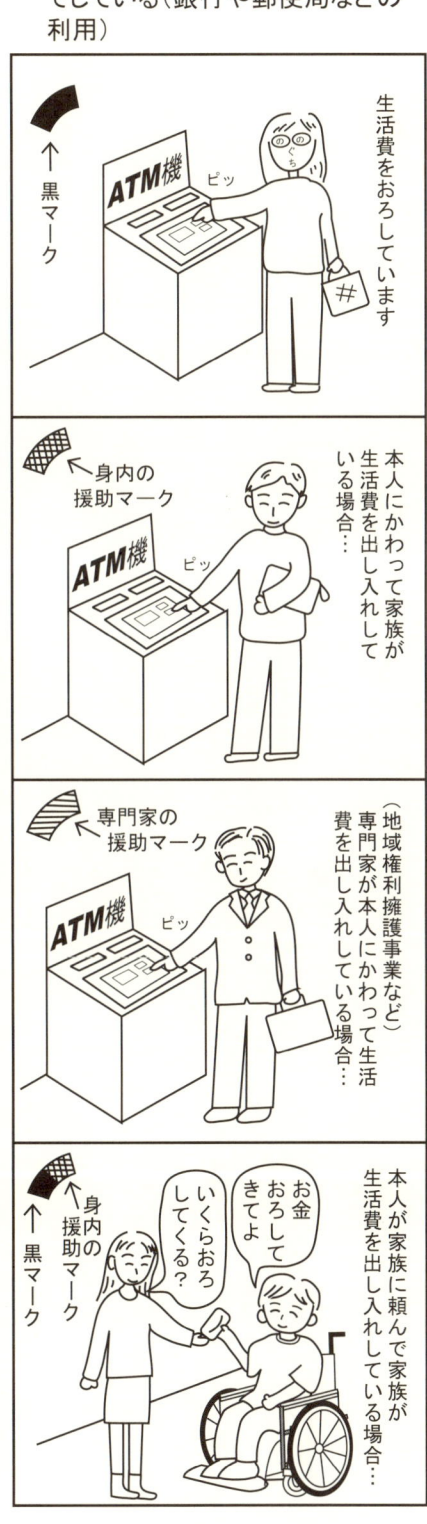

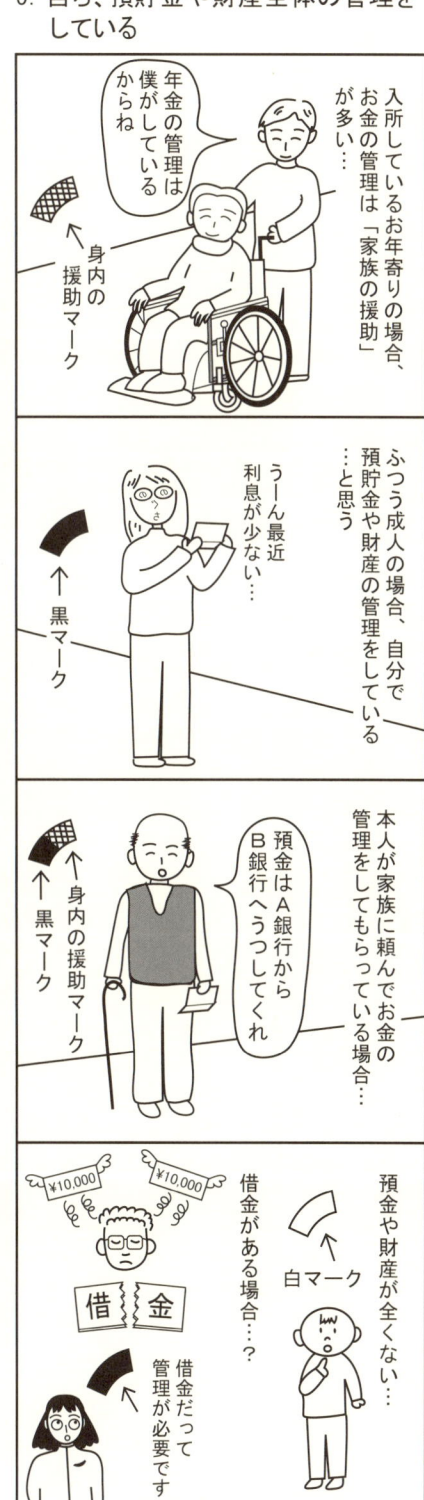

[第3分野]

⑮健康を管理する〔認識面〕

「人間が他の動物と異なる点は、自分自身や自分の生活を見つめ、その状態を把握し、判断し、改善を考える能力を持っていることである。ことに健康管理の側面でいえば、自覚症状を感じる力があり、それにいかに適切に対応するかを思考し、必要ならば生活過程のあり方をも、改善する力を持っていることである。この点は明らかに他の動物とは異なる。」

『KOMI理論』

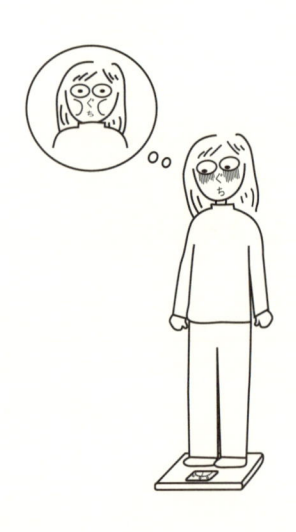

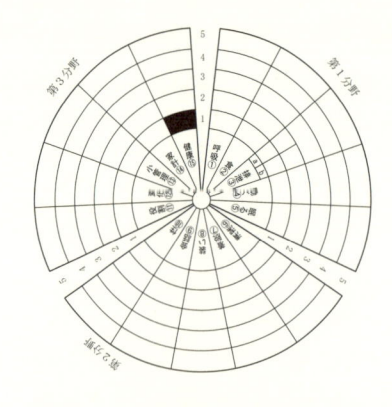

1. 心身の不調（異常・違和感）を感じることができる

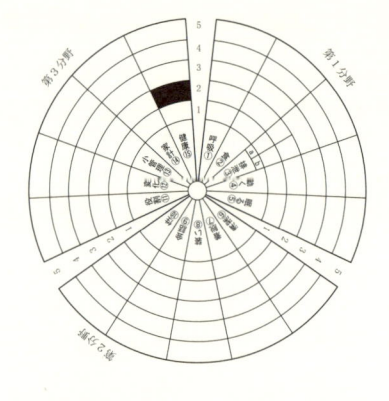

- 心身の不調を感じることができる　ゲリ？　うっ　← 黒マーク
- 麻痺があるのはすごい違和感じゃよ　← 黒マーク
- 首から下は不調を感じられないけど心の不調は感じるよ　← 黒マーク
- 苦痛の表情をする時があるので、半分くらい感じるのよ　KOMIおばあちゃんは不調を感じないの？　← 白マーク　黒マーク

2. 不調解決のために必要な情報を入手したいと思う

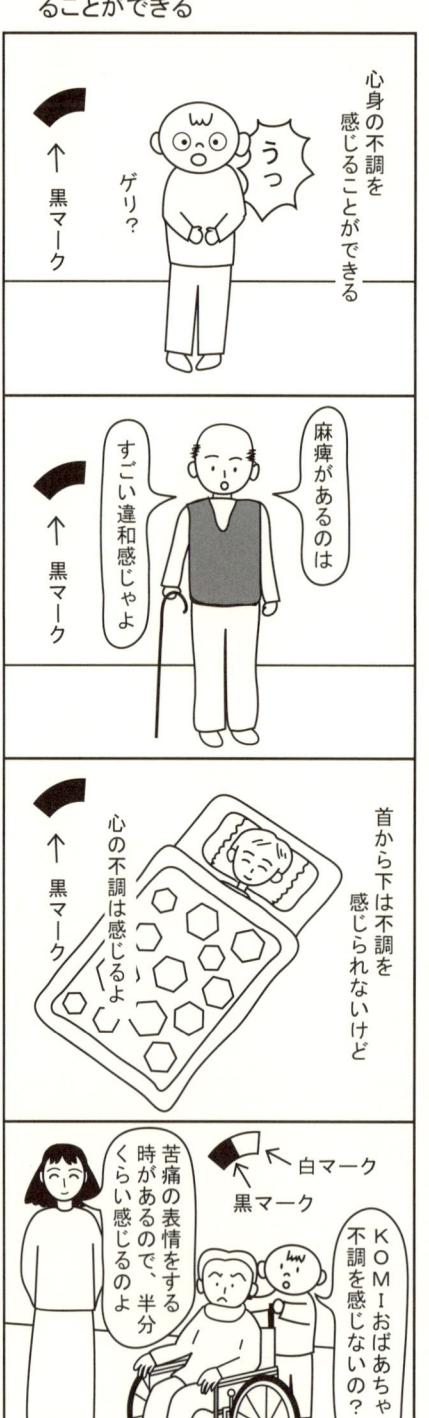

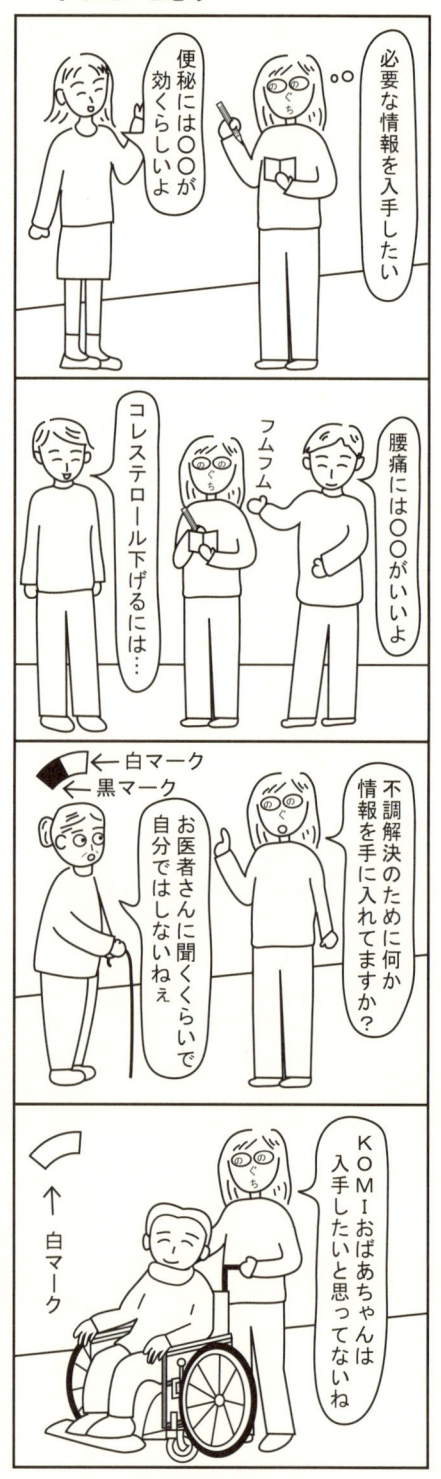

- 必要な情報を入手したい　便秘には○○が効くらしいよ
- 腰痛には○○がいいよ　コレステロール下げるには…　フムフム
- 不調解決のために情報を手に入れたい　お医者さんに聞くくらいで自分ではしないねぇ　← 白マーク　← 黒マーク
- KOMIおばあちゃんは入手したいと思ってないね　不調解決のために何か情報を入手してますか？　← 白マーク

110　第3章　KOMI記録システムを記入しよう！

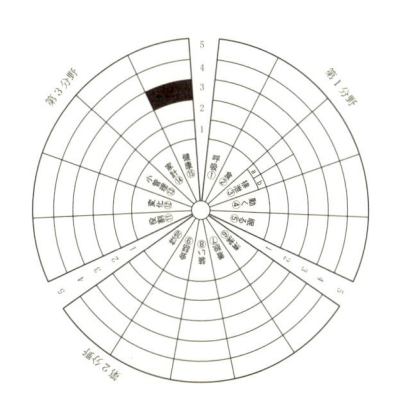

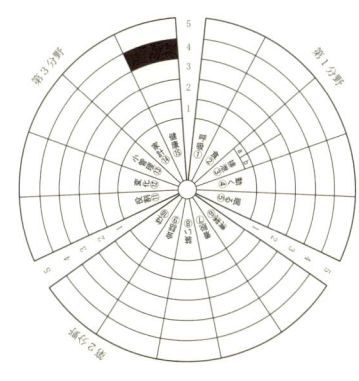

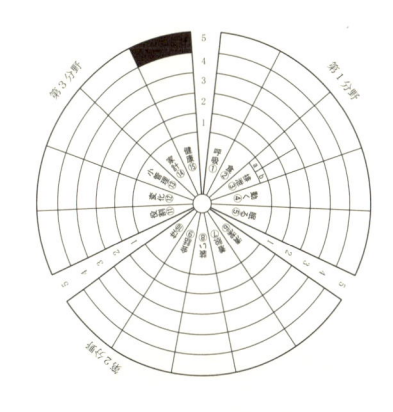

3. 他者や専門家に相談すべきかどうかの判断ができる

4. 健康回復や健康増進への意欲・意志がある

5. 自分にとって今、必要な健康法や養生法やリハビリがわかる

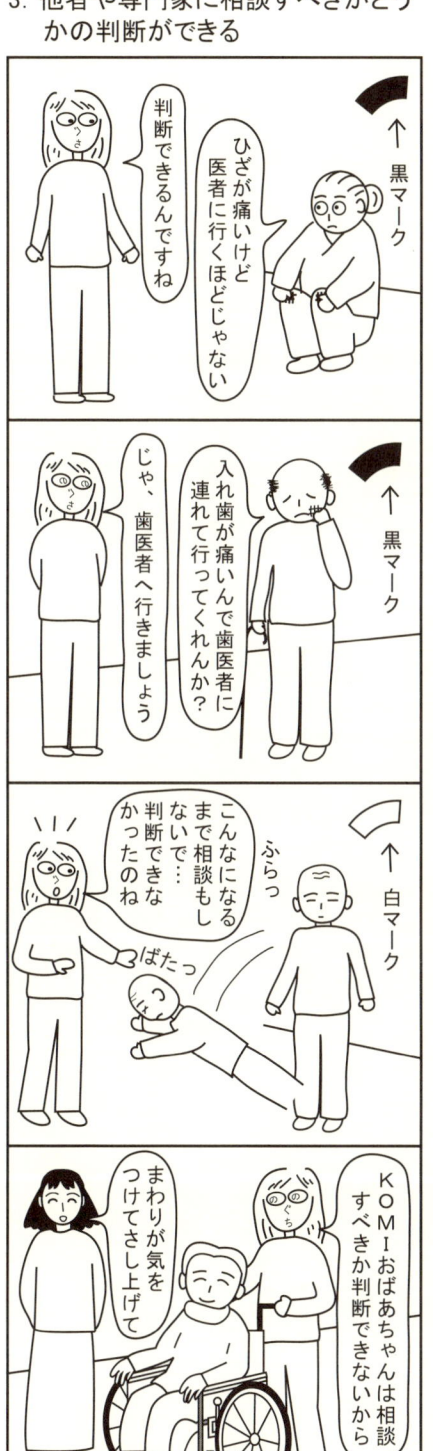

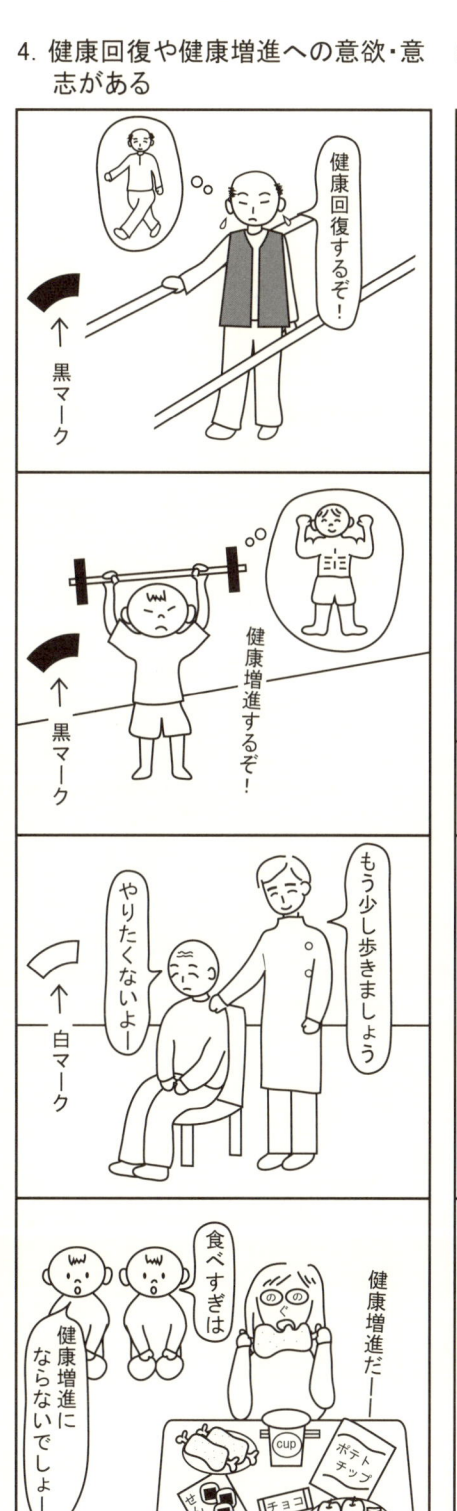

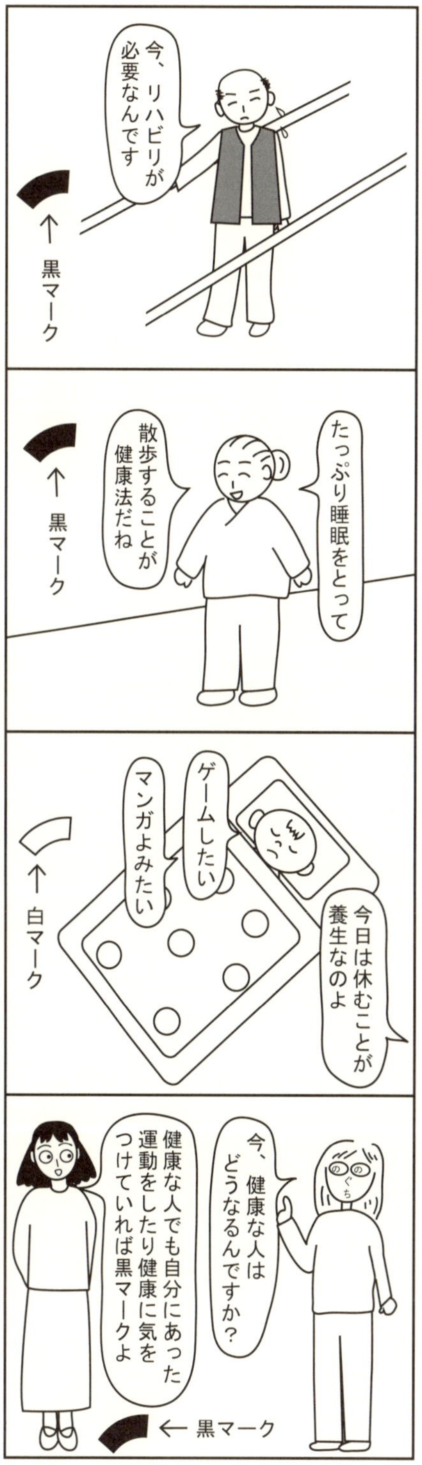

(6) KOMIチャートを記入しよう！ 111

〔第3分野〕

⑮健康を管理する
〔行動面〕

「さらにこの項目には、患者や利用者本人だけでなく、家族への健康指導・教育というテーマも含まれていることを知らなければならない。症状を改善するための方策には、さまざまな手段がある。治療のための服薬も、リハビリテーションも大事な改善策である。さらには、今後同じ症状を起こさないための健康管理（食事管理や運動、睡眠、余暇の過ごし方まで）も、日常生活のなかに十分に取り込んでいかなければならない不可欠の要素である。こうしたことが自ら行なえる人ならば問題はないが、そうでなければ家族や知人など、その人を支えている人々へも、そのかかわりの協力を要請しなければならない。ここに社会復帰や、社会的自立を目指したケアの総合的な組み立てが展開されることになる。」

『KOMI理論』

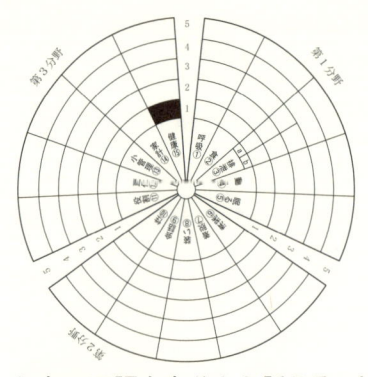

1. 心身の不調を自分から訴えることができる
※この細目は援助マークが入りません。

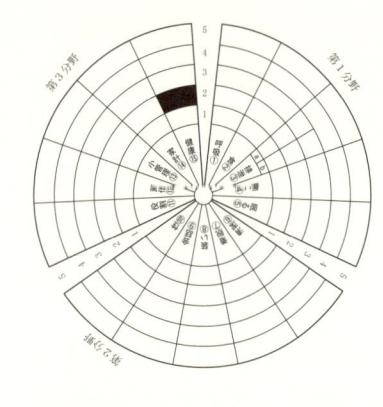

2. 不調時には自ら受診し、治療を受けている

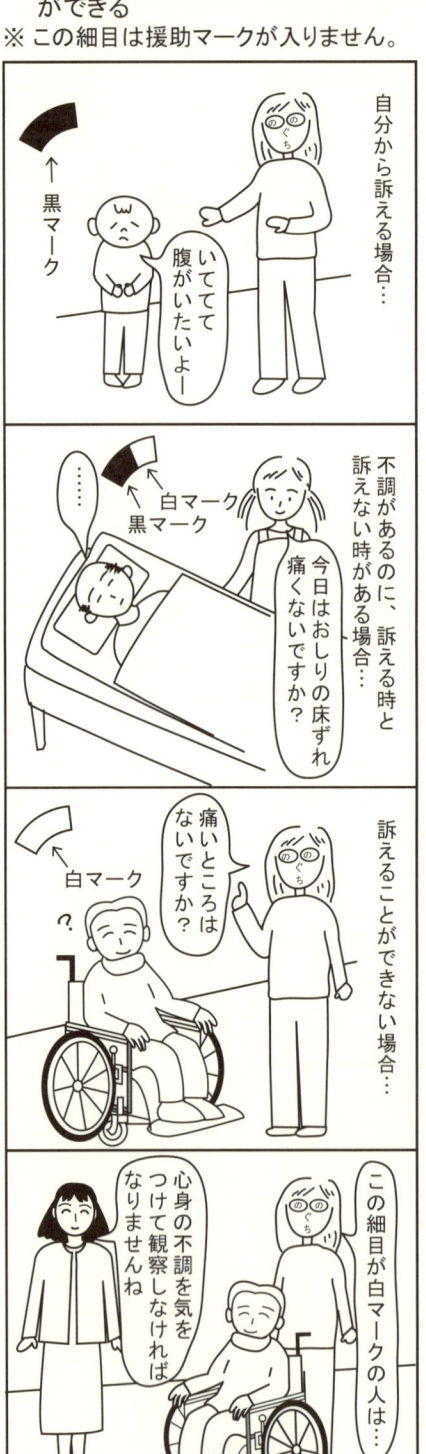

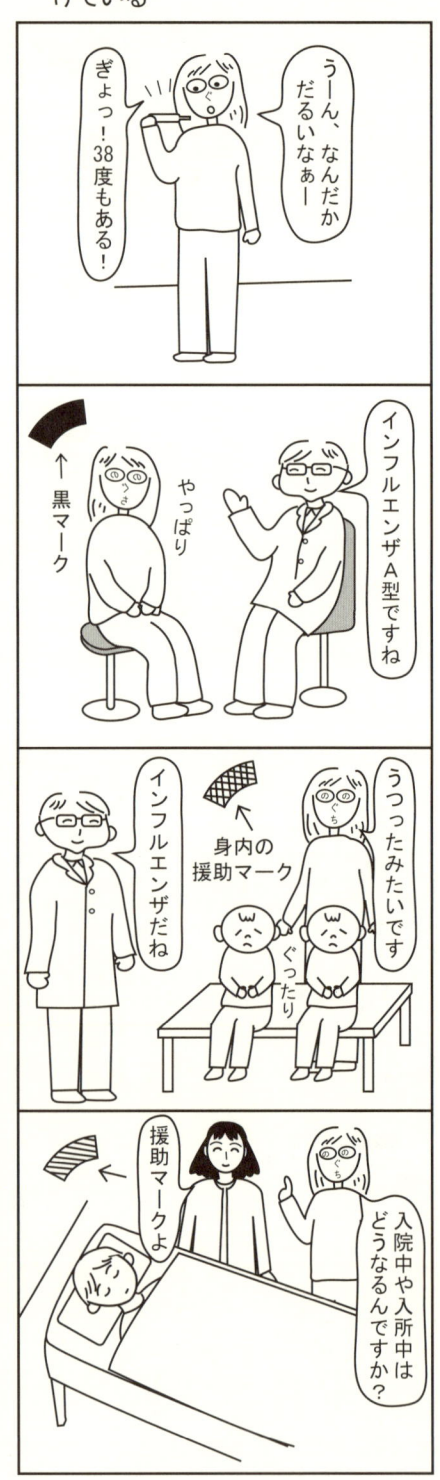

112　第3章　KOMI記録システムを記入しよう！

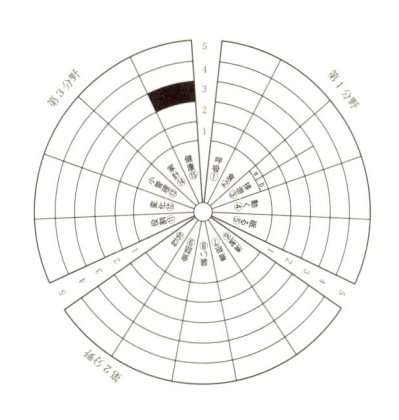

3. 必要時には、自ら服薬ができ、かつその管理をしている

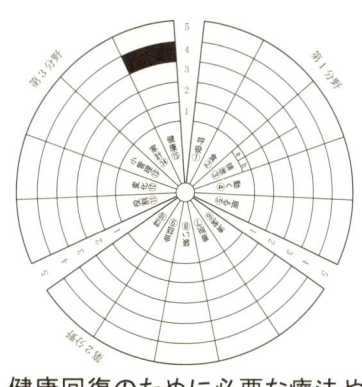

4. 健康回復のために必要な療法やリハビリなどには、必要時には積極的に取り組んでいる

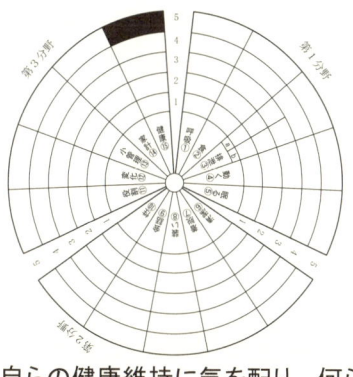

5. 自らの健康維持に気を配り、何らかの工夫や対策を講じ、実践している

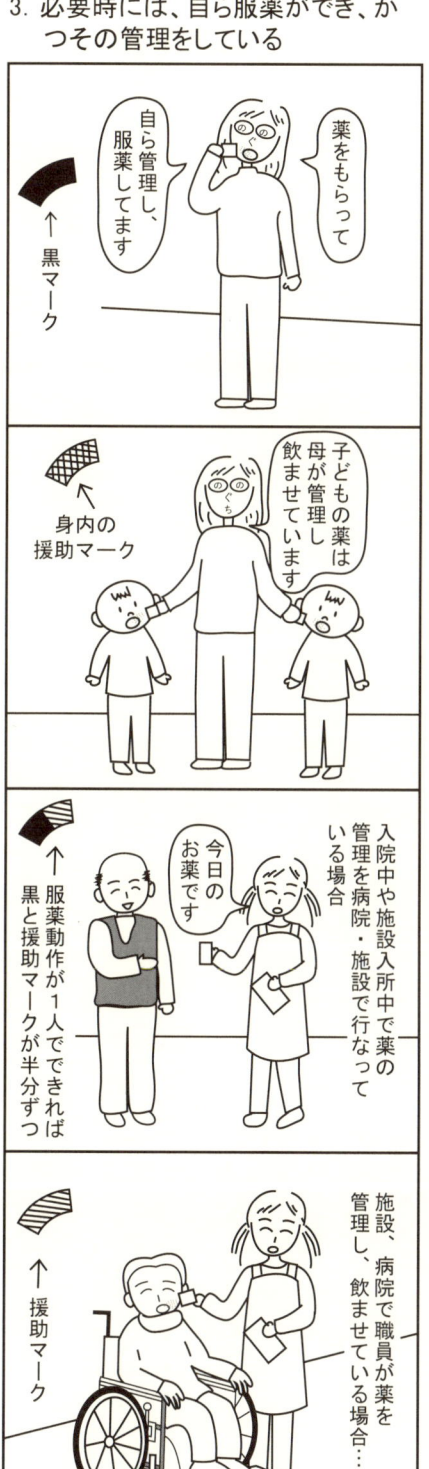

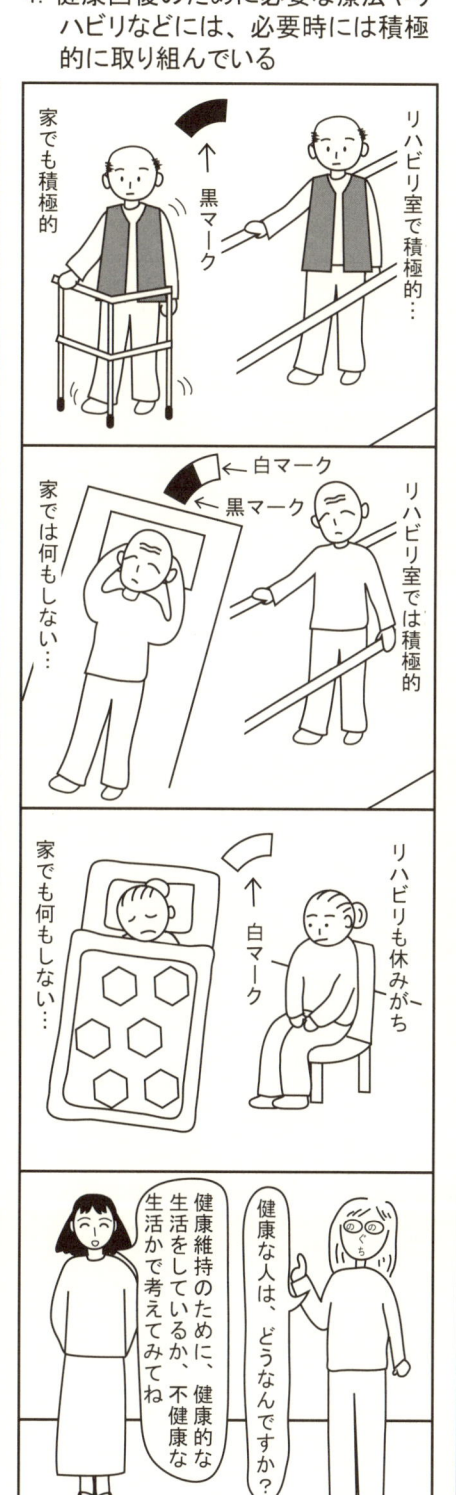

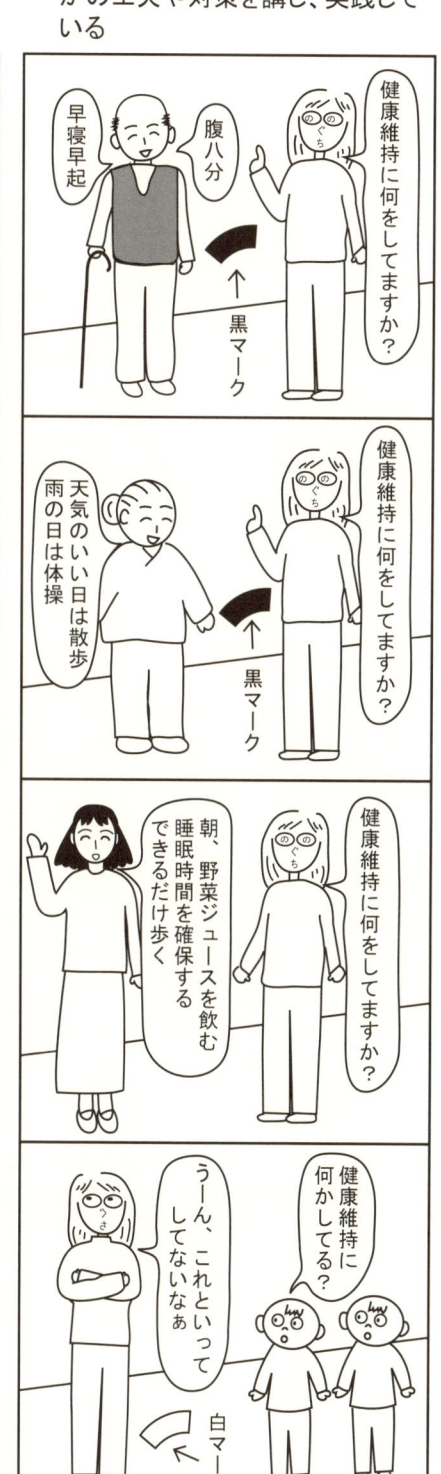

(6) KOMIチャートを記入しよう！　113

(7) KOMIレーダーチャートの注釈欄を記入しよう！

▲レーダーチャートが示す身体面の特徴・注釈等

┌───┐
│   │
│   │
│   │
│   │
│   │
└───┘

😊 **ポイント1**

レーダーチャートの判定項目の文言をそのまま使える場合は、その文言どおりに書く

　例：咀嚼1：何でも噛める
　　　上肢の自由1：両手が自由に使える

😊 **ポイント2**

1～5に判定した理由を書く

　例：血圧2：要注意。降圧剤を服用しているが、150／90台
　　　咀嚼1：義歯はないが、歯ぐきでせんべいも食べられる

😊 **ポイント3**

その人固有の状態や特徴などを書く

　例：呼吸4：喉頭全摘出後の永久気管孔造設
　　　排尿4：自己導尿している
　　　皮膚4：仙骨部にこぶし大の褥瘡があり、真皮まで達しているが、
　　　　　　肉芽が盛り上がってきている
　　　視覚2：右側は見えるが、左側は全く見えない
　　　気分・感情2：普段はおだやかだが、身体が思うように
　　　　　　　　　動かない時は、怒りっぽくなり、物を投げる

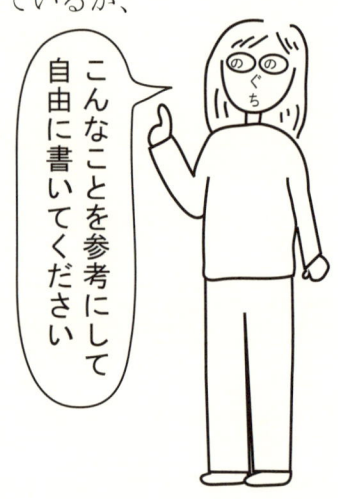

こんなことを参考にして自由に書いてください

(8) KOMIチャートの注釈欄を記入しよう！

▲KOMIチャートの「認識面」が示す特徴・注釈

▲KOMIチャートの「行動面」が示す特徴・注釈

> まさか！注目すべき細目を選択し、その人らしい内容や特徴などを書く、それが専門家よ！観察のポイントをしぼって、その人らしさがわかるように書いてください

> 注釈欄ってどう書くんですか？155細目全部書くんですか？

😊 **ポイント1**

KOMIチャートの"呼吸する"から"健康を管理する"までの15項目を1番から順に見ながら、どの項目に着目すればその人らしさが出るかを考える

😊 **ポイント2**

KOMIチャートの判定項目の文言をそのまま使える場合は、その文言どおりに書く

例：①呼吸する－3「陽光を気持ちよく感じる」
　　⑭家計－1　　「お金の意味がわかる」

😊 **ポイント3**

その人らしさやその人の状態、またはその人の生活の特徴が表われている項目は、個別性がわかるように表現する

例：⑨会話：○○さんとはよく話があい、特に地元の話題が好きである
　　⑩性－3（スキンシップ）：手をつないで散歩などをすると落ち着く

😊 **ポイント4**

パーセント分けがしてある場合、必要に応じてその意味について説明する

例：⑨会話：昔のことはよく覚えているが、最近のことは忘れっぽい
　　⑥清潔：洗髪はシャンプーをつけて少し洗えるが、流す、乾かすは援助が必要

(9) グランドアセスメントを記入しよう！

グランドアセスメント
（ケア計画を導く根拠）

氏名　　　　　様　　　　　　　　　　　　　　　作成日：　年　月　日
年齢　　歳　性別　男・女　　　　　　　　　　　作成者：

主な疾患：＿＿＿＿＿＿＿＿＿＿＿＿＿＿
＿＿＿＿＿＿＿＿＿＿＿＿＿＿＿＿＿＿＿
＿＿＿＿＿＿＿＿＿＿＿＿＿＿＿＿＿＿＿

ケアの5つのものさし
1. 生命の維持過程（回復過程）を促進する援助
2. 生命体に害となる条件・状況を作らない援助
3. 生命力の消耗を最小にする援助
4. 生命力の幅を広げる援助
5. もてる力・健康な力を活用し高める援助

1．今、この方の生命は、どちらに向かって、どのように変化していこうとしているか？

2．生命体に"害"となるもの、または生命力を消耗させているものは何か？

3．今、もてる力、残された力、健康な力は何か？

ケア方針（目指すこと）：箇条書にすること

基本情報シート
固有情報シート
症状・病状シート
KOMIサークルチャート
KOMIレーダーチャート
KOMIチャート
が書けましたが、これからどうアセスメントするのですか？

この6枚は、情報収集用紙です。ここからが総合的なアセスメントです。ケアの5つのものさしの考え方にそってアセスメントしていきます。

まず、全ての情報用紙を見て、その人がどんな方なのか、どのような環境でどんな生き方をし、今何で苦しんでいるか、解決すべきことは何か、家族や知人にはどのような課題があるかなど、大まかなイメージを作ります。

やっとかけた
のノのくち

1. 今、この方の生命は、どちらに向かって、どのように変化していこうとしているか？	2. 生命体に"害"となるもの、または生命力を消耗させているものは何か？	3. 今、もてる力、残された力、健康な力は何か？
まず、年齢、病名、症状、レーダーチャートに着目した後、「主訴とその経過」を書き写します。 例：平成17年4月、脳梗塞で入院。左麻痺となり、一人暮らしができなくなり当施設に入所。リハビリを開始し、杖歩行、日常生活がほぼ自立となった。	まず、6枚の情報収集シートからマイナス面をすべてチェックします。	まず、6枚の情報収集シートからプラス面をすべてチェックします。
つまり、症状や生活が、今までにどのような経過をたどったかに着目します。	特に、レーダーチャート、KOMIチャートの注釈欄のマイナス面をくまなく、チェックしましょう。	特に、レーダーチャート、KOMIチャートの注釈欄のプラス面をくまなく、チェックしましょう。
さらに、今後どのような方向に向かって変化していこうとしているか、思考します。	次にたくさんマイナス面があがった場合は、同じようなものはまとめて、箇条書きにしましょう。	さらに、サークルチャートの趣味、嗜好、特技、過去の仕事や役割、本人の思いなどにも注目します。
医学的見地でなく、生活していくうえでの、生命力の姿や幅を予想して、生活のあり方や方向性を描きます。 例：今後、必要なケアを提供し、リハビリを進めることで、さらに生活の範囲が広がっていくものと思われる。 ↗ ①向上ですね	ここには、症状を問題点として羅列するのでなく、それがその方の生命力をどのようにどの程度消耗させているか考えましょう。	たくさんプラス面があがると思うので、同じようなものはまとめて、箇条書きにしましょう。

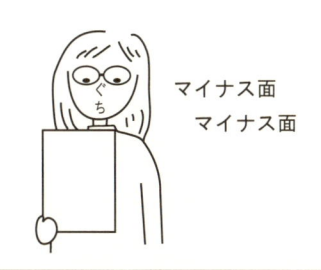

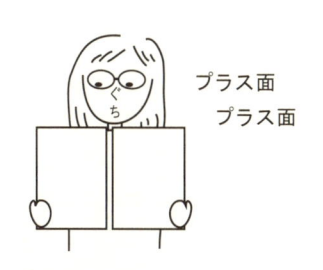

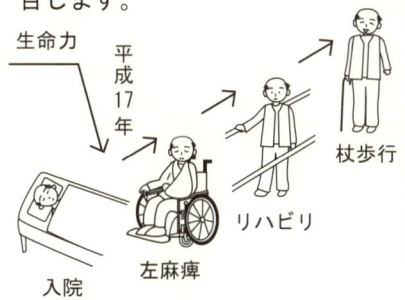

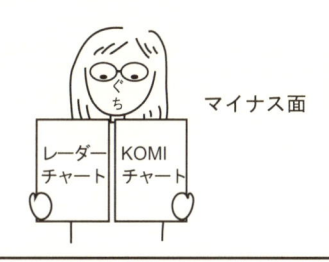

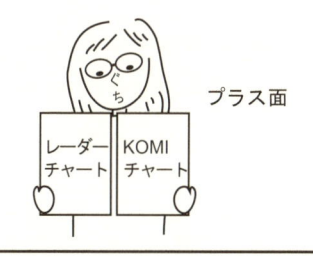

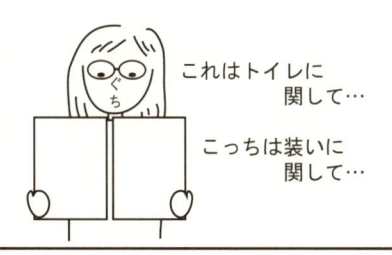

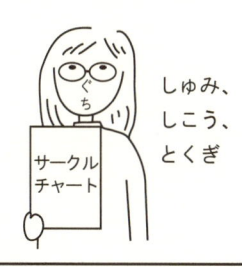

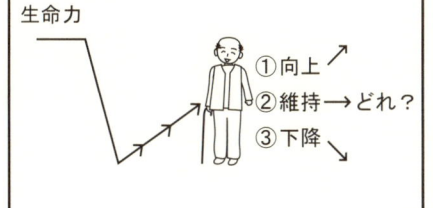

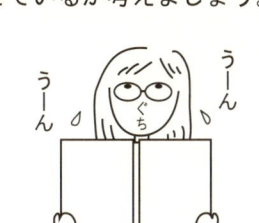

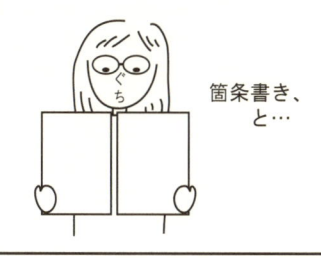

(9) グランドアセスメントを記入しよう！

(10) "ケア方針"を考えよう！

😊 ポイント1

KOMI理論の目的論を見失うな！

> （1）「ケア（看護・介護）とは、人間の身体内部に宿る自然性、すなわち健康の法則（＝生命の法則）が、十分にその力や機能を発揮できるように、生活過程を整えることであって、それは同時に対象者の生命力の消耗が最小になるような、あるいは生命力が高まるような、最良の条件を創ることである」
>
> （2）「ケア（看護・介護）とは、生活にかかわるあらゆることを創造的に、健康的に整えるという援助行為を通して、小さくなった、あるいは小さくなりつつある生命（力）の幅を広げ、または今以上の健康の増進と助長を目指して、（時には死にゆく過程を、限りなく自然死に近づけるようにすることも含まれる）、その人の持てる力が最大に発揮できるようにしながら、生活の自立とその質の向上を図ることである」

😊 ポイント2

ケアの5つのものさしを頭に入れる！

> 1. 生命の維持過程（回復過程）を促進する援助
> 2. 生命体に害となる条件・状況を作らない援助
> 3. 生命力の消耗を最小にする援助
> 4. 生命力の幅を広げる援助
> 5. もてる力・健康な力を活用し高める援助

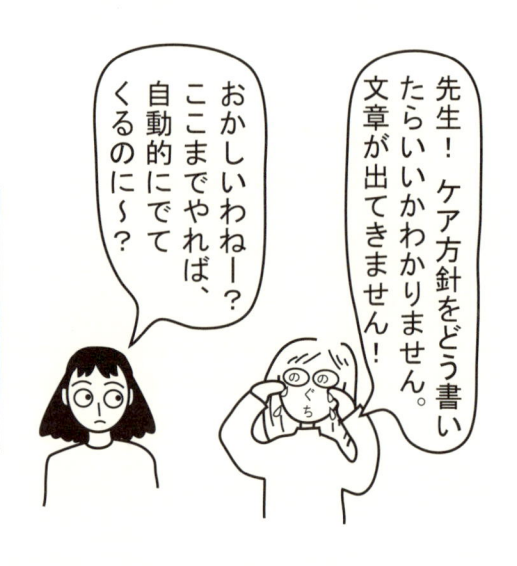

（おかしいわねー？ここまでやれば、自動的にでてくるのに～？）

（先生！ケア方針をどう書いたらいいかわかりません。文章が出てきません！）

😊 ポイント3

あるべき姿、こうなってほしい姿を患者・利用者の立場になって考える

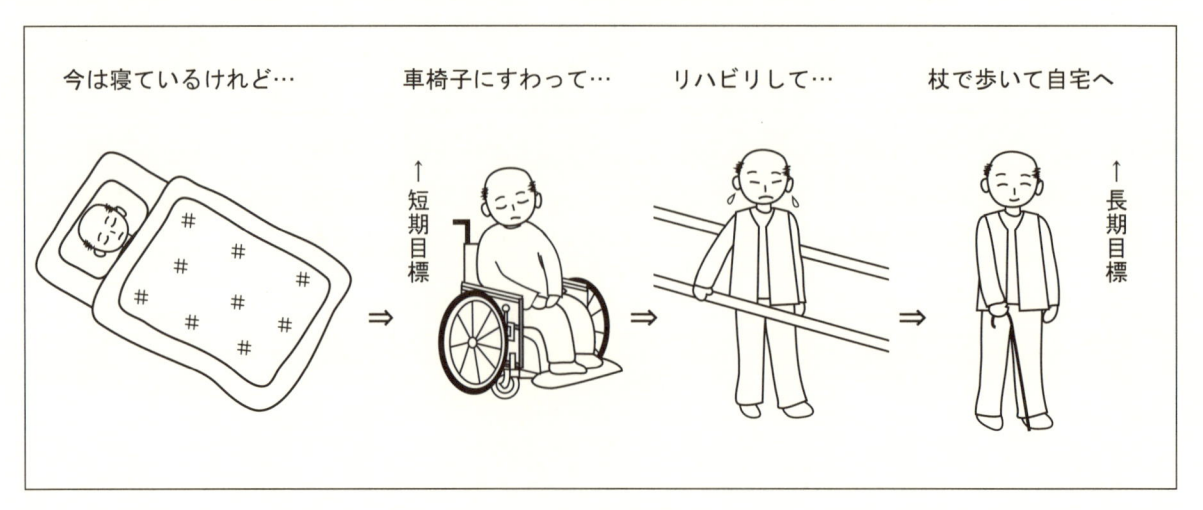

今は寝ているけれど… ⇒ 車椅子にすわって…（↑短期目標）⇒ リハビリして… ⇒ 杖で歩いて自宅へ（↑長期目標）

ポイント4

グランドアセスメント2．のマイナス面を解決する！

お風呂にはいっていない
なんとなく身だしなみに関心がない　⇒　入浴の援助　⇒　いつもさっぱり

※解決すべきことがたくさんある時は、今すぐ必要なこと（生命の維持に関わることなど）、優先することなど、ケアの**ツボ**をさがし、しぼりましょう。

ポイント5

グランドアセスメント2．のマイナス面を解決すべく、プラス面をつかう！

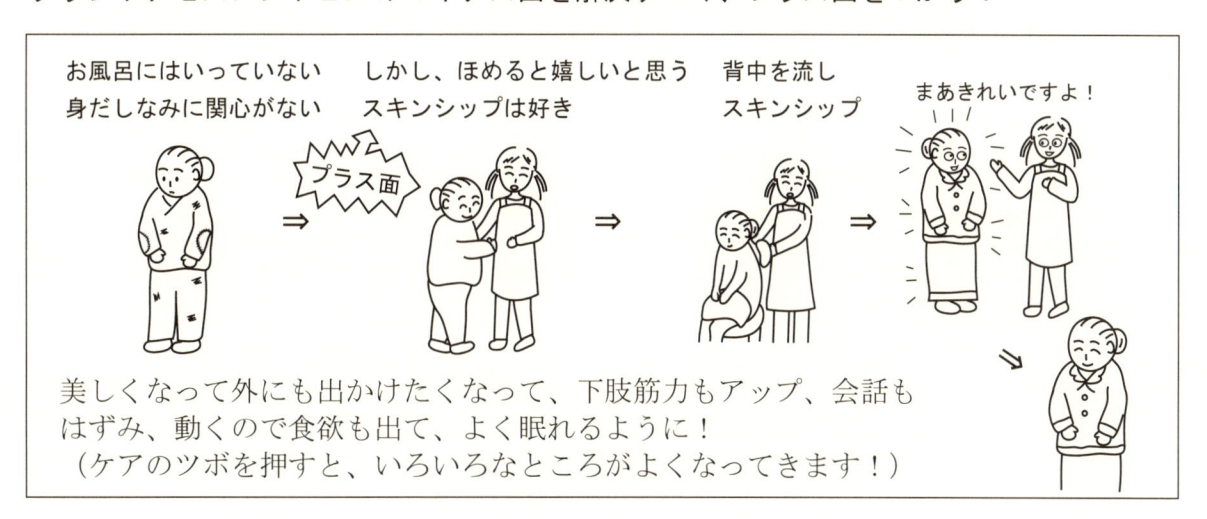

お風呂にはいっていない　しかし、ほめると嬉しいと思う　背中を流し　まあきれいですよ！
身だしなみに関心がない　スキンシップは好き　スキンシップ

プラス面

美しくなって外にも出かけたくなって、下肢筋力もアップ、会話もはずみ、動くので食欲も出て、よく眠れるように！
（ケアのツボを押すと、いろいろなところがよくなってきます！）

こんなケア方針になります。

Ⅰ．立位をとり、自力歩行ができるよう努める。

Ⅱ．入浴日を決め気分を快適にし、身だしなみに関心が向き、自分を表出できるようにする。

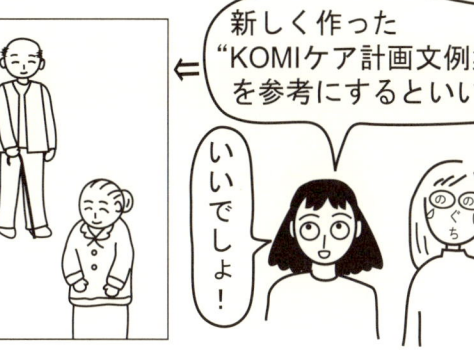

「新しく作った"KOMIケア計画文例集"を参考にするといいわよ」

「いいでしょ！」

「これ、たすかります♪」

（10）"ケア方針"を考えよう！

(11) ケアの展開シートに記入しよう！

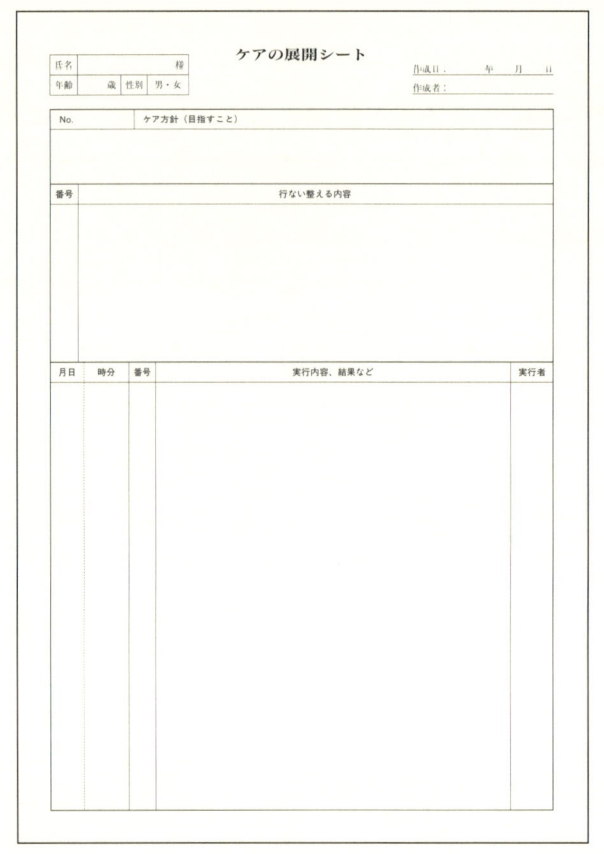

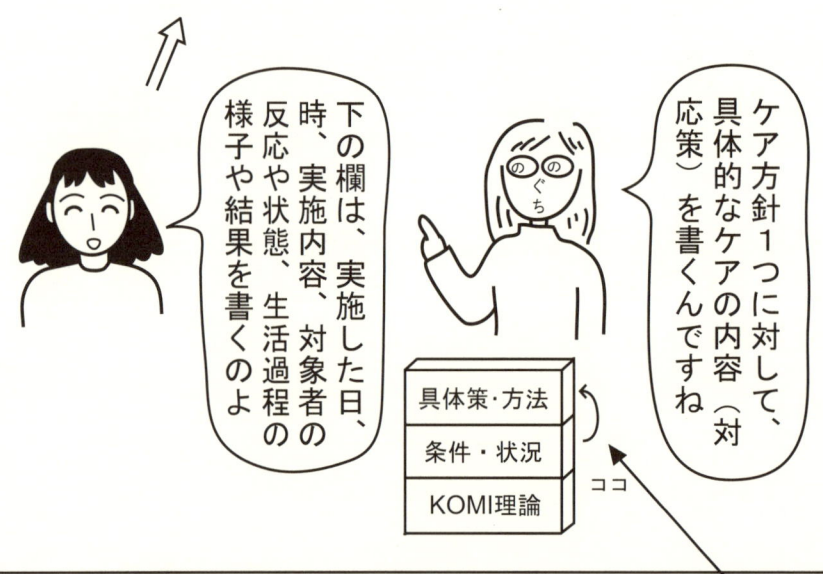

[ケアの展開シート 様式：氏名・年齢・性別欄、作成日・作成者欄、No.／ケア方針（目指すこと）欄、番号／行ない整える内容欄、月日／時分／番号／実行内容、結果など／実行者欄]

（のぐちさん）ケア方針1つに対して、具体的なケアの内容（対応策）を書くんですね

具体策・方法
条件・状況
KOMI理論

ココ

下の欄は、実施した日、時、実施内容、対象者の反応や状態、生活過程の様子や結果を書くのよ

ここからは、ケア提供者の力量が発揮されるところです。 創意、工夫 し、生命力の消耗が少なくなるよう、もてる力が高まるよう、具体的で個別のケアを考えてください。こんなことをしたら、生命力が広がるのではないか、という自由な発想で！

(12) ケアリングシート、治療展開シート、場面シートも記入しよう！

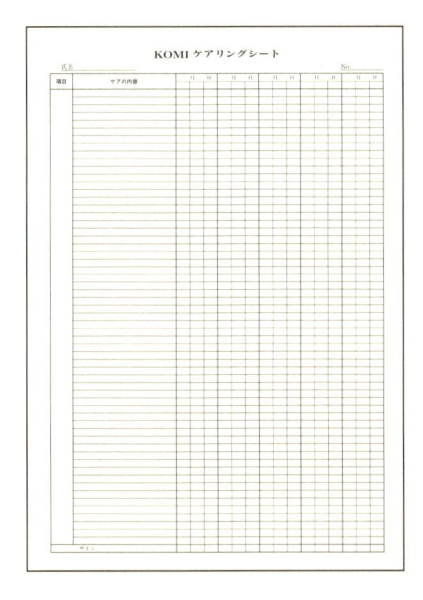

⬅ ① ルーチンの仕事、ケアプランにあげていないが行なっている項目をあげます。
例：空気の入れ替え
　　水分の摂取
　　口腔ケア
② ケアプランによって出てきた個別ケアを空欄に書き込み、その人専用のシートにします。
例：日中トイレは手引き歩行
③ 行なったらチェックしていきます。

⬅ ① 治療展開シートは、主にナースによって書き込まれます。治療処置記録と考えていいでしょう。また、症状、病状のチェックシートとしても使えます。

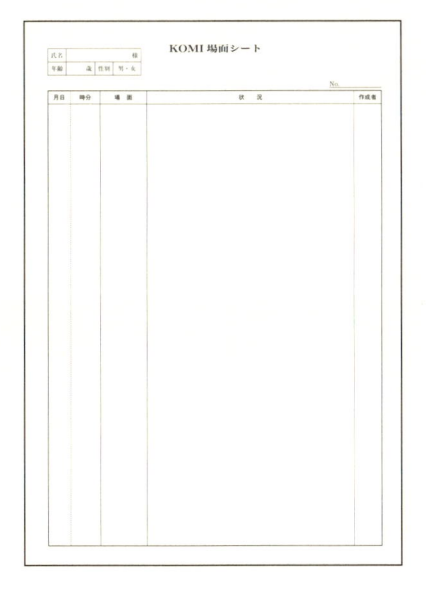

⬅ ① 場面シートは、日々の記録同様に時間軸に沿って、特別なことがあれば、書きます。
② 特別なことがなければ、必ずしも書く必要はありません。

> これらのシートは、通所や在宅、救急など、病院、施設の各部署によって個別性が出るので、各々工夫されたものになります。
> ※KOMIチャートシステムが上手に展開されてはじめて本来のシートの味が出てきます。このシートだけ使っても、KOMIシートとは言えません。

注意

あとがき

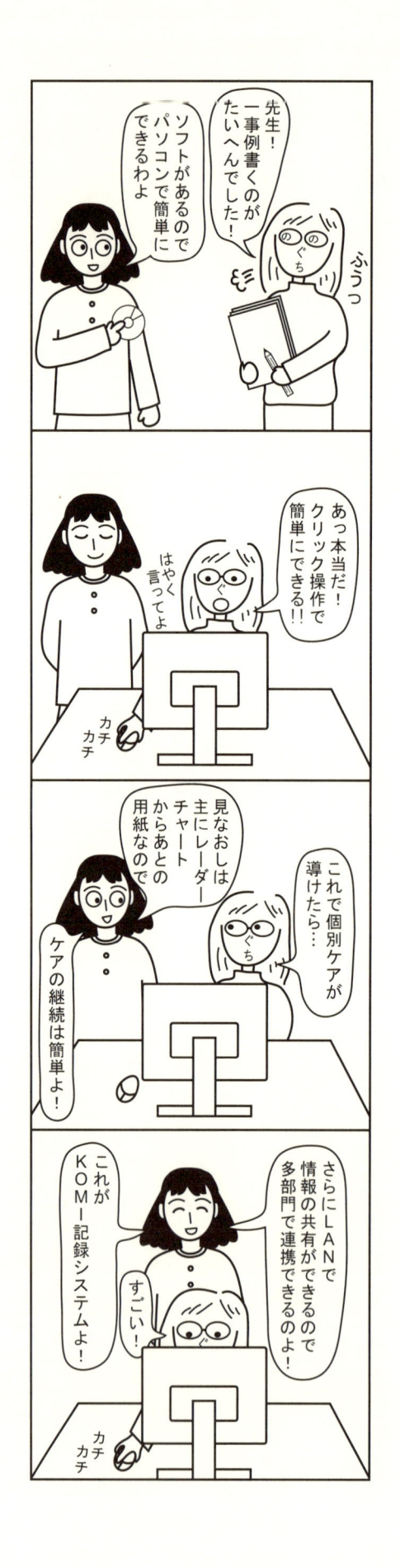

付　録

KOMI 記録システム

記録シートと判定項目

基本情報シート
固有情報シート
症状・病状シート
KOMI サークルチャート
KOMI レーダーチャート
KOMI チャート
グランドアセスメント
ケアの展開シート
KOMI サマリーチャート
KOMI ケアリングシート（急性期モデル）
KOMI ケアリングシート（慢性期モデル）
KOMI 治療展開シート
KOMI 場面シート

KOMI レーダーチャート　生命過程判定項目
KOMI チャート　生活過程判定項目

基本情報シート

作成日： 年 月 日

ふりがな		作成者名	
氏 名	様	所属機関	
No.		部 署	職種

生年月日	明・大・昭・平　年　月　日生　（　）歳		男・女
住 所	〒	電話1	
		電話2	
病 名		身 長	cm
		体 重	kg
主訴と その経過			

家族構成

□：男性　◨◉：本人　◫◐：介護者
○：女性　■●：死亡　網掛：同居者

家族の思い

▲緊急連絡先1

ふりがな	
氏 名：	様
住 所：〒	
電話1：	続柄
電話2：	

▲緊急連絡先2

ふりがな	
氏 名：	様
住 所：〒	
電話1：	続柄
電話2：	

▲備 考

固有情報シート

氏名		様
年齢	歳 性別	男・女

作成日： 　　年　　月　　日

作成者：＿＿＿＿＿＿＿＿＿＿

▲社会保障制度関連情報

医療保険の種類	□国　保　　□社　保（□本人・□家族）　　□生活保護　　□自費
年金受給状況	□国民年金　（□老齢　□障害　□遺族）　　□厚生年金　（□老齢　□障害　□遺族） □共済年金　（□退職　□障害　□遺族）　　□戦傷病者・戦没者年金　　□恩給 □その他（　　　　　　　　　　　　　　　　　　　　　　　　　　　　　）
各種手当・助成	
各種手帳	□健康手帳（老人保健法による）　　　□身体障害者手帳（　　）級 □療育手帳（　　）区分　　　　　　□精神障害者保健福祉手帳（　　）級

▲入院／入所者の固有情報

入院／入所の利用開始日	年　月　日	入所形態	□独歩　□歩行器　□車椅子　□担架　□他（　　）
入院／入所前の居所	□自宅　□病院　□特養　□老健　□その他（　　　　　　　　　　　　　）		
過去の履歴 （時期と利用施設）	年　月　～　年　月		
	年　月　～　年　月		

▲在宅者の固有情報（自宅における受診環境）

かかりつけの医療機関(名称)		Tel
往診可能な医療機関(名称)		Tel
緊急入院できる施設(名称)		Tel

▲高齢者の固有情報

介護保険	要介護度(現在)	非該当・経過的要介護(要支援)・支1・支2・Ⅰ・Ⅱ・Ⅲ・Ⅳ・Ⅴ	認定	年　月
	要介護度(過去履歴)	非該当・経過的要介護(要支援)・支1・支2・Ⅰ・Ⅱ・Ⅲ・Ⅳ・Ⅴ	認定	年　月
		非該当・経過的要介護(要支援)・支1・支2・Ⅰ・Ⅱ・Ⅲ・Ⅳ・Ⅴ	認定	年　月
	利用しているサービス			
	介護予防の利用状況			
日常生活自立度	寝たきり	自立・J1・J2・A1・A2・B1・B2・C1・C2	判定	年　月
	認知	自立・Ⅰ・Ⅱa・Ⅱb・Ⅲa・Ⅲb・Ⅳ・M	判定	年　月
KOMI認知症スケール	現在	a・b・c・d・e・f	判定	年　月
	過去履歴	a・b・c・d・e・f	判定	年　月

▲障害者自立支援制度利用者の固有情報（訓練等給付、介護給付区分1〜6から選択）

訓練等　・　区分1　・　区分2　・　区分3　・　区分4　・　区分5　・　区分6	認定	年　月

▲権利擁護制度利用者の固有情報

成年後見制度等の利用状況	□成年後見制度（□後見　□保佐　□補助）　　□地域福祉権利擁護事業
	主な内容：

▲その他の固有情報、備考

症状・病状シート

氏名		様
年齢	歳 性別	男・女

作成日： 　年　月　日
作成者：

▲現在ある症状

▲既往症

▲現在飲んでいる薬

薬品名	どんな症状に有効か

▲感染症
□無 ・ □有（　　　　　　　　　　　）

▲アレルギー
□無 ・ □有（　　　　　　　　　　　）

▲主な介護者の状態

氏　名	
連絡先 Tel	
年　齢	歳　本人との関係：
健康状態	□良好　　　　　　□すぐれない □治療中の疾患あり　□入院が必要 （疾患名　　　　　　　　　　　）
就労状態 就労形態	□就労していない　□就労している □自営　□常勤　□非常勤（週　日）
経済状態	□安定している　□不安定 □年金生活　□生活保護

介護意欲	□十分にある　□不安大　□喪失気味　□喪失
生活リズム	□整っている　□乱れがち　□完全に乱れている
交代可能性	□可能性あり　□可能性検討中　□可能性なし
現在の 介護状態	□問題なし　□介護者間の意思疎通が希薄 □介護疲れが激しく休息が必要　□経済的援助が必要 □介護時間の明らかな不足　□介護知識の明らかな不足 □住環境の改善が必要　□福祉機器類の活用が必要 □その他（　　　　　　　　　　　　　　　　）
介護協力者	□無　□有　主介護者との関係：
協力者の 支援内容	□家事中心　□移送　□話し相手 □配食　□受診付き添い　□電話での安否確認 □その他（　　　　　　　　　　　　　　　　）

▲備　考

KOMI サークルチャート

作成日： 年 月 日
作成者：

氏名			様
年齢	歳	性別	男・女

趣味	
嗜好	
特技	

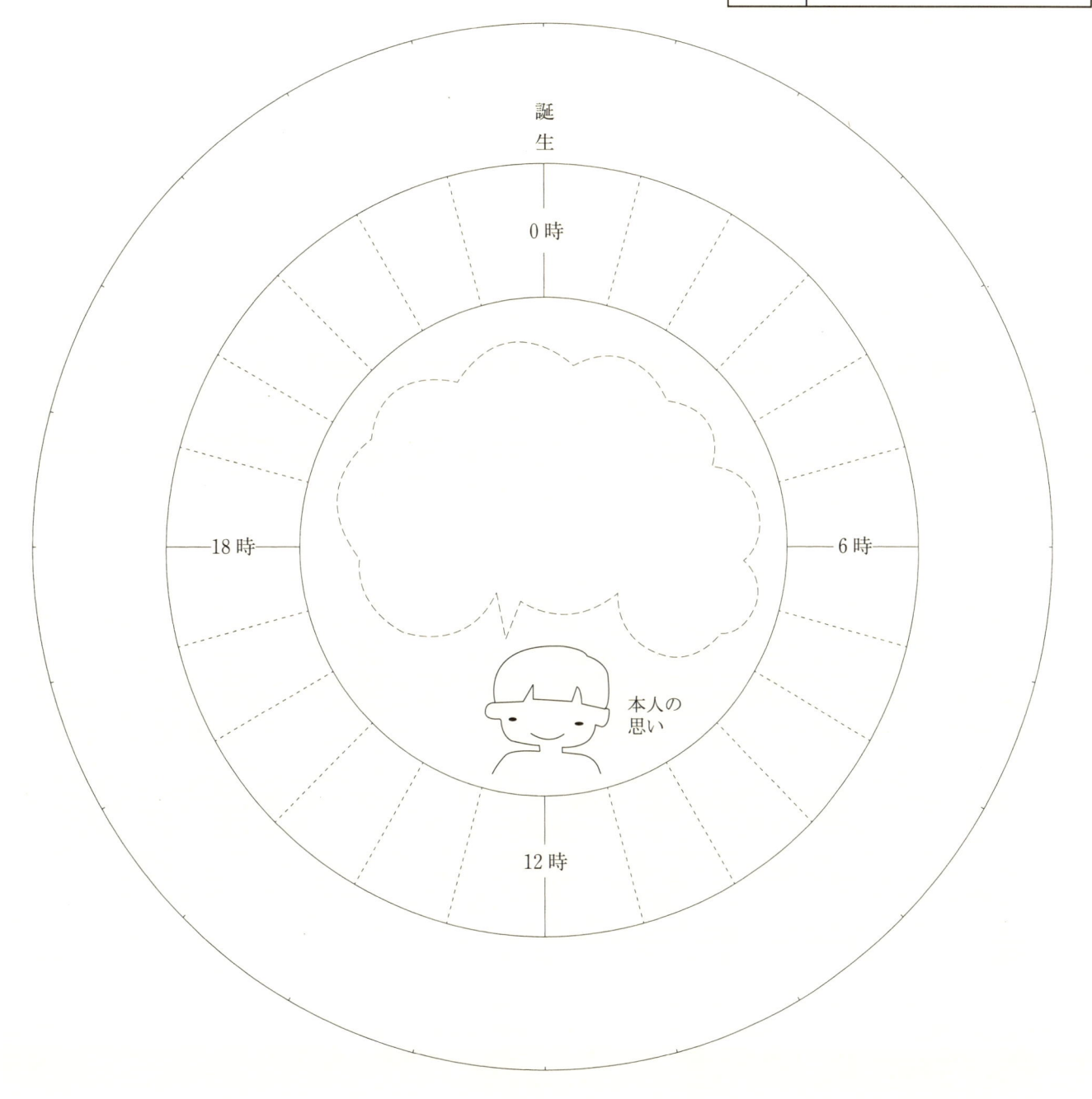

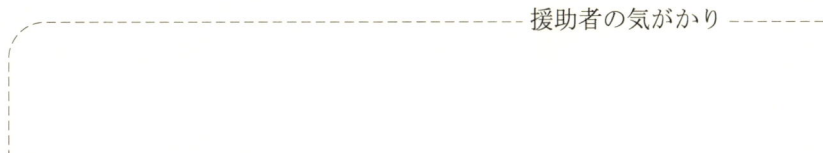

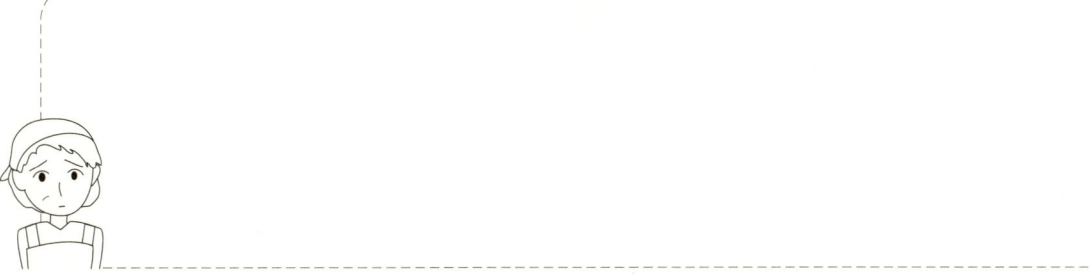

誕生

0 時

18 時　　　　　　　　　　6 時

本人の思い

12 時

援助者の気がかり

KOMI レーダーチャート

氏名			様
年齢	歳	性別	男・女

作成日：　　年　月　日
作成者：

レーダーチャート項目：
- ⑯ 知的活動
- ⑮ 気分・感情
- ⑭ 快・不快
- ⑬ 視覚
- ⑫ 聴覚
- ⑪ 皮膚の状態
- ⑩ 移動の自由
- ⑨ 起居動作
- ⑧ 上肢の自由
- ⑦ 排尿
- ⑥ 排便
- ⑤ 嚥下
- ④ 咀嚼
- ③ 体温
- ② 血圧
- ① 呼吸

呼吸
- ☐ 吸引
- ☐ 吸入
- ☐ 体外補助手段（人工呼吸器等）

咀嚼
- ☐ 入れ歯
- ☐ きざみ食
- ☐ ミキサー食
- ☐ 流動食

嚥下
- ☐ とろみ
- ☐ 鼻腔栄養
- ☐ 胃瘻
- ☐ 点滴(静脈)栄養
- ☐ IVH

排便
- ☐ おむつ
- ☐ 差込便器
- ☐ ポータブル
- ☐ 浣腸
- ☐ 摘便

排尿
- ☐ おむつ
- ☐ 尿器・パッド
- ☐ 失禁パンツ
- ☐ ポータブル
- ☐ カテーテル

起居動作
- ☐ つかまりバー
- ☐ ベッド柵
- ☐ 紐

移動の自由
- ☐ 手すり
- ☐ 杖
- ☐ シルバーカー
- ☐ 歩行器
- ☐ 車椅子
- ☐ 電動車椅子

皮膚の状態

聴覚
- ☐ 補聴器
- ☐ 左右差に配慮が必要

視覚
- ☐ 眼鏡
- ☐ コンタクトレンズ
- ☐ 杖
- ☐ 盲導犬
- ☐ 視野欠損に配慮が必要

▲ レーダーチャートが示す身体面の特徴・注釈等

KOMI チャート

氏名		様
年齢	歳	性別 男・女

作成日：　　　年　　月　　日

作成者：

［認識面］
- ■ 本人がわかる・関心がある
- □ 本人がわからない・関心がない
- ▦ 判別できない（要観察事項）

［行動面］
- ■ 本人がしている
- □ 本人がしていない
- ▦ 判別できない（要観察事項）
- ▨ 専門家の援助がはいっている
- ▩ 身内の援助でまかなわれている

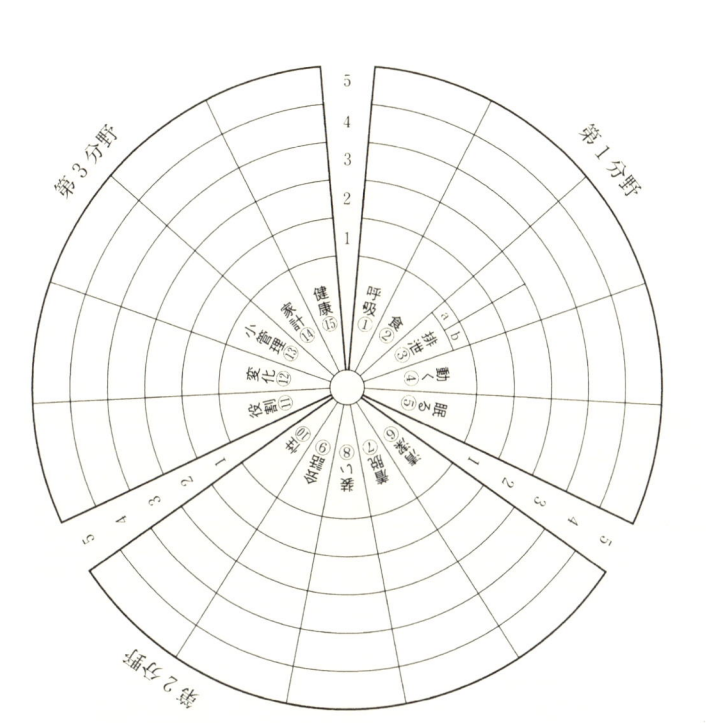

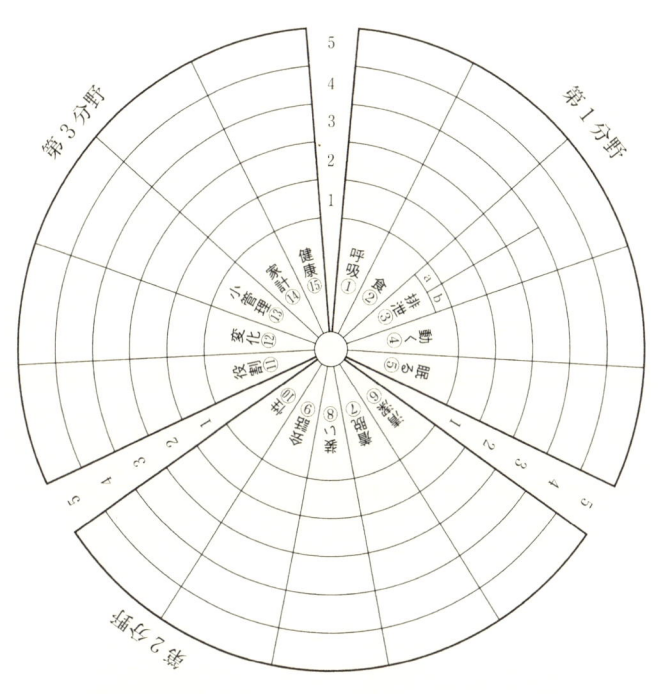

▲ 黒マーク数

第1分野	第2分野	第3分野	合　計
/27	/25	/25	/77

▲ 黒マーク数

第1分野	第2分野	第3分野	合　計
/28	/25	/25	/78

▲ KOMI チャートの「認識面」が示す特徴・注釈

▲ KOMI チャートの「行動面」が示す特徴・注釈

グランドアセスメント

(ケア計画を導く根拠)

氏名	様
年齢　　歳	性別　男・女

作成日：　　　年　　月　　日

作成者：

主な疾患：＿＿＿＿＿＿＿＿＿＿＿＿＿＿

＿＿＿＿＿＿＿＿＿＿＿＿＿＿＿＿＿＿＿＿

＿＿＿＿＿＿＿＿＿＿＿＿＿＿＿＿＿＿＿＿

ケアの5つのものさし
1. 生命の維持過程（回復過程）を促進する援助
2. 生命体に害となる条件・状況を作らない援助
3. 生命力の消耗を最小にする援助
4. 生命力の幅を広げる援助
5. もてる力・健康な力を活用し高める援助

1．今、この方の生命は、どちらに向かって、どのように変化していこうとしているか？

2．生命体に"害"となるもの、または生命力を消耗させているものは何か？

3．今、もてる力、残された力、健康な力は何か？

ケア方針（目指すこと）：箇条書にすること

ケアの展開シート

氏名	様
年齢　歳　性別　男・女	

作成日：　　年　月　日
作成者：

No.	ケア方針（目指すこと）

番号	行ない整える内容

月日	時分	番号	実行内容、結果など	実行者

KOMI サマリーチャート

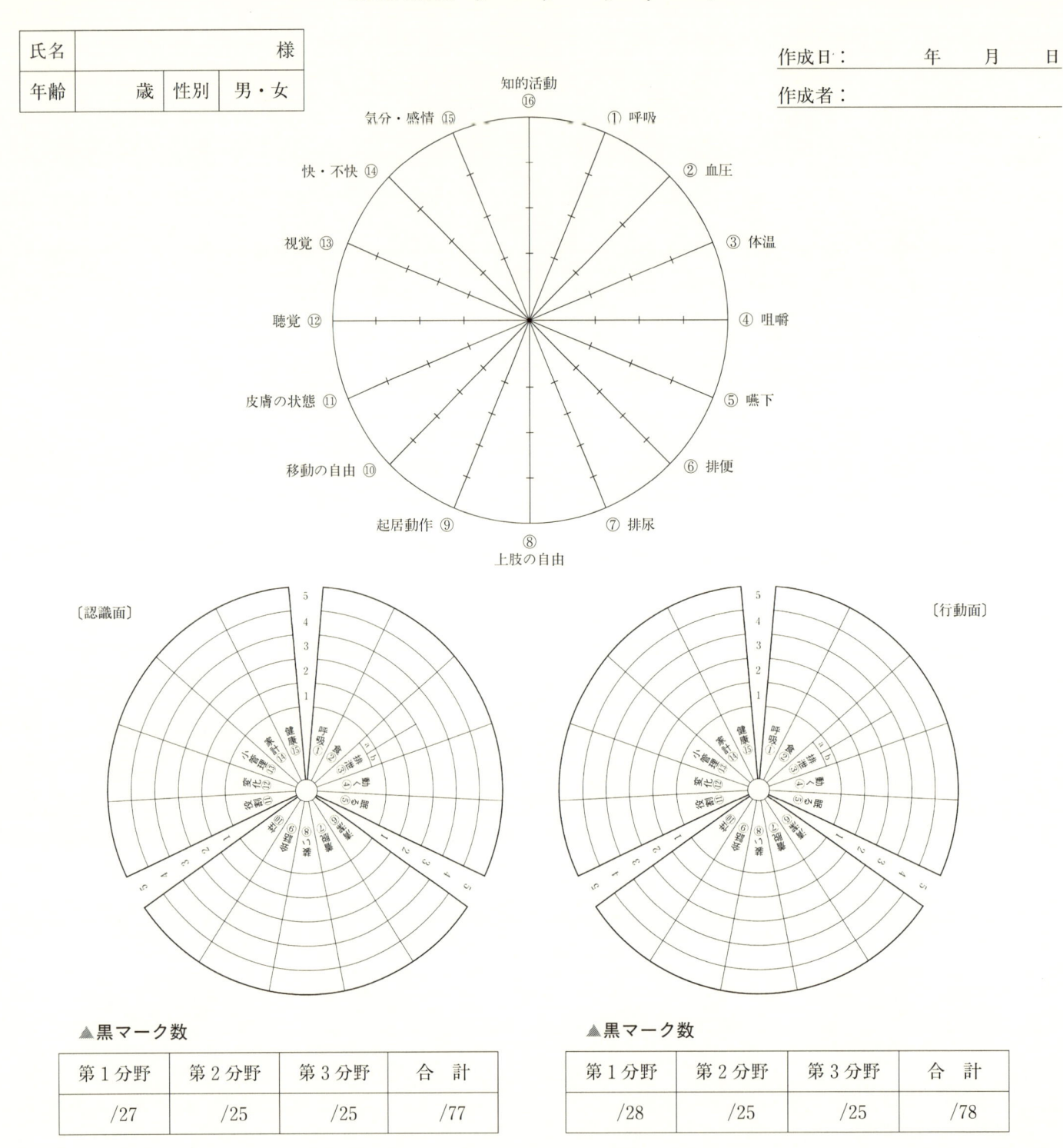

氏名	様
年齢 歳	性別 男・女

作成日：　　年　月　日

作成者：

知的活動 ⑯
気分・感情 ⑮　　　　　① 呼吸
快・不快 ⑭　　　　　　② 血圧
視覚 ⑬　　　　　　　　③ 体温
聴覚 ⑫　　　　　　　　④ 咀嚼
皮膚の状態 ⑪　　　　　⑤ 嚥下
移動の自由 ⑩　　　　　⑥ 排便
起居動作 ⑨　　　　　　⑦ 排尿
⑧ 上肢の自由

〔認識面〕　　　　　　〔行動面〕

▲黒マーク数

第1分野	第2分野	第3分野	合　計
/27	/25	/25	/77

▲黒マーク数

第1分野	第2分野	第3分野	合　計
/28	/25	/25	/78

------ 伝えたい諸情報 ------

KOMI ケアリングシート（急性期モデル）

氏名 _____　　　　　　　　　　　　　　　　　　　　　　　　　No. _____

項目	ケアの内容	月	日	月	日	月	日	月	日	月	日
換気	室内の空気の入れ替え										
	深呼吸の促し										
陽光	ブラインド、カーテンの開閉										
食事	経管栄養										
	水分（お茶、水のみ）										
	流動食										
	きざみ・ペースト：自力・一部・全介										
	粥（3分・5分・7分・全）：自・一・介										
	普通食　　　　　：自力・一部・全介										
	食事量										
排泄（便）	ベッド上（オムツ・便器）										
	室内（ポータブルトイレ）										
	トイレ　　　　　：自力・一部・全介										
排泄（尿）	バルンカテーテル										
	ベッド上（オムツ・尿器）										
	室内（ポータブルトイレ）										
	トイレ　　　　　：自力・一部・全介										
活動	ギャッジＵＰなし										
	ギャッジＵＰ45度										
	ギャッジＵＰ90度										
	端座位　　　　　：自力・一部・全介										
	立位　　　　　　：自力・一部・全介										
	車椅子で移動　　：自力・一部・全介										
	病棟内歩行　　　：自力・一部・全介										
	病棟外歩行　　　：自力・一部・全介										
清潔	蒸しタオルでの洗面										
	ベッド上での歯磨き・洗面										
	室内洗面台での歯磨き・洗面										
	洗面所での歯磨き・洗面										
	部分清拭										
	全身清拭										
	足浴、手浴										
	陰部洗浄										
	洗髪　　　　　　：自力・一部・全介										
	部分シャワー　　：自力・一部・全介										
	シャワー　　　　：自力・一部・全介										
	入浴　　　　　　：自力・一部・全介										
睡眠	音、光の配慮										
	睡眠剤使用による睡眠										
	自力での睡眠										
	足浴										
身だしなみ	衣服の着脱　　　：自力・一部・全介										
	髭剃り・整髪　　：自力・一部・全介										
役割	家族の面会										
	知人・友人の面会										
変化	TV・ラジオ・新聞などを楽しむ										
	車椅子散歩										
	サイン										

KOMI ケアリングシート（慢性期モデル）

氏名 _____　　　　　　　　　　　　　　　　　　　　　　No. _____

項目	ケアの内容	月	日	月	日	月	日	月	日	月	日
換気	空気の入れ替え　：自力・一部・全介										
	温度・湿度の調節；自力・一部・全介										
陽光	カーテン等の開閉：自力・一部・全介										
	日光浴　　　　　：自力・一部・全介										
食事	水分の摂取										
	流動食										
	きざみ　　：自力・一部介助・全介										
	とろみ　　：自力・一部介助・全介										
	粥　　　　：自力・一部介助・全介										
	普通食　　：自力・一部介助・全介										
	方法　　　：箸・スプーン・フォーク										
	エプロンの使用　：必要・不必要										
排泄	ベッド上　　　：自力・一部・全介										
	ポータブルトイレ：自力・一部・全介										
	トイレ　　　　：自力・誘導・全介										
移動	ベッド上　　：自力・一部介助・全介										
	端座位　　　：自力・一部介助・全介										
	立位　　　　：自力・一部介助・全介										
	歩行器　　　：自力・一部介助・全介										
	車椅子　　　：自力・一部介助・全介										
	杖歩行　　　：室内・建物内・建物外										
	独歩　　　　：室内・建物内・建物外										
睡眠	音・光の配慮：自立・一部・全介										
	着替え　　　：自力・一部・全介										
	靴下の交換　：自力・一部・全介										
	足浴										
	睡眠剤の使用による睡眠										
	自力での睡眠										
清潔	ベッド上での洗面　　：一部・全介										
	室内洗面台での洗面：自・一部・全介										
	洗面所での洗面　　：自・一部・全介										
	口腔ケア　　：自力・一部・全介										
	部分清拭										
	全身清拭										
	足浴・手浴										
	シャワー　　：自力・一部・全介										
	入浴　　　　：自力・一部・全介										
身だしなみ	朝の着替え　：自力・一部・全介										
	髭剃り・整髪：自力・一部・全介										
	化粧　　　　：自力・一部・全介										
役割	家族の面会										
	知人・友人の面会										
変化	テレビを楽しむ										
	新聞・雑誌などを読む										
	レクリエーションに参加する										
	買い物などの外出										
管理	居室の清潔　：自力・一部・全介										
	ゴミ出し　　：自力・一部・全介										
	洗濯　　　　：自力・一部・全介										
	サイン										

KOMI 治療展開シート

氏名 _____   主治医 _____
                                No. _____

月／日	月 日	月 日	月 日	月 日	月 日	月 日	月 日	月 日
入院/入所日数・術後日数								

R ○	P ●	T ◆	BP ×								
70	170	41	205								
60	150	40	180								
50	130	39	155								
40	110	38	130								
30	90	37	105								
20	70	36	80								
10	50	35	55								
0	30	34	30								

・安静度								
・検　査								
・輸　液								
・注射および薬物								
・処　置								
・症状観察事項								
・IN								
・OUT								
サ イ ン								

KOMI 場面シート

氏名	様
年齢	歳	性別	男・女

No. _____

月日	時分	場　面	状　　況	作成者

生命過程判定項目

KOMIレーダーチャート (2004年度版)

	項目	内容	補助具・器具 等
1	呼　吸	☐ 1. 自然な呼吸 ☐ 2. 軽い息切れ・息苦しさ ☐ 3. 強度の息切れ・息苦しさ ☐ 4. 気管切開（自力での呼吸不可）	☐ 吸引 ☐ 吸入 ☐ 体外補助手段 　（人工呼吸器等）
2	血　圧 （単位mmHg）	最高血圧　　　最低血圧 ☐ 1. 正常範囲　　140以下　かつ　90以下 ☐ 2. 要注意　　　141～159　または　91～94 ☐ 3. 異常 　（高血圧）　　160以上　または　95以上 　（低血圧）　　100以下	
3	体　温	☐ 1. 正常範囲 ☐ 2. 微熱(37℃～37.9℃)または 　　低体温(35.5℃以下) ☐ 3. 中等熱(38℃～38.9℃) ☐ 4. 高熱(39℃以上)	
4	咀　嚼	☐ 1. 何でも噛める ☐ 2. 柔らかいものなら噛める ☐ 3. 舐めることならできる ☐ 4. 咀嚼できない・することがない	☐ 入れ歯 ☐ きざみ食 ☐ ミキサー食 ☐ 流動食
5	嚥　下	☐ 1. 何でも飲み込める ☐ 2. 時々むせることがある ☐ 3. しばしば激しくむせる ☐ 4. 嚥下できない・することがない	☐ とろみ ☐ 鼻腔栄養 ☐ 胃瘻 ☐ 点滴(静脈)栄養 ☐ IVH
6	排　便	☐ 1. 正常 ☐ 2. 軽度の障害がある 　　（3～4日に1回の便秘・一過性の下痢・少量の便もれ） ☐ 3. 重度の障害がある 　　（1週間以上に及ぶ便秘・連続した下痢） ☐ 4. 便失禁（常時おむつを使用している） ☐ 5. 人工肛門造設	☐ おむつ ☐ 差込便器 ☐ ポータブル ☐ 浣腸 ☐ 摘便
7	排　尿	☐ 1. 正常 ☐ 2. 軽度の障害がある 　　（頻尿・残尿感・少量の尿もれ・尿が出にくいなど） ☐ 3. 重度の障害がある 　　（乏尿—1日に400ml以下・多尿—1日に3000ml 　　以上・尿閉・血尿など） ☐ 4. 尿失禁（常時おむつを使用している） ☐ 5. 人工膀胱・人工透析・腹膜透析	☐ おむつ ☐ 尿器・パッド ☐ 失禁パンツ ☐ ポータブル ☐ カテーテル
8	上肢の自由	☐ 1. 両手が自由に使える ☐ 2. 少し不自由なところがあるが、生活に支障はない ☐ 3. 不自由さが生活の広範囲で支障をきたしている ☐ 4. 上肢を使ったすべての動作に介助が必要である	

	項　目	内　容	補助具・器具 等
9	起居動作	☐ 1. 立ったり座ったりが自由にできる ☐ 2. 座位から立ち上がることはできるが、立位の保持には物につかまる必要がある ☐ 3. 寝た姿勢から起き上がることは自由で、端座位も安定している ☐ 4. 寝返りはうてる ☐ 5. 寝返りもうてない	☐ つかまりバー ☐ ベッド柵 ☐ 紐
10	移動の自由	☐ 1. 自力歩行（つかまらずに歩く） ☐ 2. 何かにつかまって歩く ☐ 3. 這う・いざる（座ったまま進む） ☐ 4. 車椅子に乗って自力で移動できる ☐ 5. 介助がなければ移動できない	☐ 手すり ☐ 杖 ☐ シルバーカー ☐ 歩行器 ☐ 車椅子 ☐ 電動車椅子
11	皮膚の状態	☐ 1. 正常（何の変化・損傷もない） ☐ 2. 軽い変化・損傷がある 　　（乾燥・汚れ・発赤・擦過傷 等） ☐ 3. 中程度の変化・損傷がある 　　（湿疹・内出血・水泡・軽い浮腫 等） ☐ 4. 重度の変化・損傷がある 　　（全身の浮腫・びらん・潰瘍 等）	
12	聴　覚	☐ 1. 普通に聞こえる ☐ 2. 大きめの声・音なら聞こえる ☐ 3. 耳元の大きな声・音なら聞こえる ☐ 4. ほとんど聞こえない	☐ 補聴器 ☐ 左右差に配慮が必要
13	視　覚	☐ 1. 普通に見える(眼鏡など使用してもよい) ☐ 2. 新聞の大見出しなら見える ☐ 3. 顔や物の輪郭ならわかる ☐ 4. 光はわかる ☐ 5. 全く見えない	☐ 眼鏡 ☐ コンタクトレンズ ☐ 杖 ☐ 盲導犬 ☐ 視野欠損に配慮が必要
14	快・不快	☐ 1. 疼痛や違和感などの不快症状は全くない ☐ 2. 不快症状が少しある、または時々おこる ☐ 3. 不快症状は激しくないが常時ある ☐ 4. 激しい不快症状が常時ある。 　　または不快症状の有無を表出できない	
15	気分・感情	☐ 1. 安定している ☐ 2. 少し落ち込んでいる。 　　または乱れ（イラつき等）がある ☐ 3. かなり落ち込んでいる。 　　または大きな乱れがある。 ☐ 4. 表出がほとんどないか、錯乱状態である	
16	知的活動 （記憶・見当識等）	☐ 1. 乱れがなく全く生活に支障がない ☐ 2. 軽度の乱れがある ☐ 3. 大きな乱れのために生活の広範囲で支障をきたしている ☐ 4. 24時間、常時の見守りがなければ生活できない	

生活過程判定項目

KOMIチャート (2004年度版)

生活過程	判定項目	
	認識面	行動面
①呼吸する	1. 空気の汚れ（匂い・よどみ・ムッとする感じ）がわかる 2. 暑さ・寒さがわかる 3. 陽光を気持ちよく感じる 4. 新鮮な空気は気持ちよいと感じる 5. 空気を清浄にするための各種電気製品（掃除機・冷暖房器具など）の使い方や扱い方がわかる	1. 自力で自然に呼吸している 2. 息苦しい時には訴えることができる 3. 自分で部屋の換気をしている 4. 自分で部屋の温度・湿度の調節をしている 5. 自分で陽光を取り込んだり、陽光を浴びたりしている
②食べる	1. 食べ物がわかる 2. 空腹を感じ、異常食欲がない 3. 適切な食物量や水分量がわかる（過食や拒食にならない） 4. 健康にとってどんな食物がよいかわかる 5. 人と一緒に食べたいと思う	1. 経口的に摂取している 2. 自力で摂取している(介助なしで食べている) 3. 食事内容に大きな偏り（食事の量と質の偏り）がない 4. 自分で配膳・下膳をしている 5. 自分で調理をしている
③排泄する	1. 便意・尿意がわかる 　a.便意　　b.尿意 2. 排泄終了がわかる 　a.便　　b.尿 3. 今、どこで排泄すべきかわかる 4. 排泄の不調（下痢・便秘・頻尿・乏尿など）に対して解決するための方策がわかる 5. 世話されることに羞恥心やためらいなどの気持ちがある	1. （肛門・尿道口から）自然に排泄している 　a.便　　b.尿 2. 便意・尿意を表現している 　a.便意　　b.尿意 3. ベッド上でなく、トイレ（ポータブルトイレも含む）で排泄している 　a.便　　b.尿 4. 自分で局所を清潔にしている 5. 自分で着衣の上げ下ろしをしている
④動く	1. 日常のすべての動作に痛みや苦痛を感じない(苦痛など何もない) 2. 動きたいという意欲・意志がある 3. 健康にとって運動や作業が大切であると思う 4. できる動作や作業は自分の力でやりたいと思う 5. 今、自分の行動が自他を過度に消耗させたり、危害を加えたりしていないと自覚している（徘徊・閉じこもり・自傷や他傷行為などが見られない）	1. 身体の一部でも動かすことができる 2. 寝床の上で楽な姿勢や動作が困難なく自由にとれている 3. 室内では自力で困難なく自由に動いている 4. 住まいの外（家屋周囲）に、困難なく自力で自由に出入りしている 5. 乗用車やバスや電車に乗って、自力で自由に行動している
⑤眠る	1. 良く眠れた、または良く眠れないと感じることができる 2. 今、昼か夜かがわかる 3. 眠りに際して不安や恐怖心がない(暗闇が恐いなど) 4. 起きる意欲・意志がある 5. 睡眠の不調に対して解決する方策を知っている	1. 自力で眠ることができる（薬の力を借りない） 2. 必要な睡眠時間がとれている 3. 自分で眠るに適した着替えをしている 4. 眠りに際して洗面・歯磨きを自分でしている 5. 眠るための寝床や寝室の環境を、自分で整えている
⑥身体を清潔に保つ	1. 不衛生(便や尿に触れること、不潔な場所や物など)がわかる 2. 不潔（下着の汚れ、衣類の汚染など）による身体の不快感を感じる 3. 身体細部（爪、目やに、耳垢、鼻毛など）の不潔に気を止めることができる 4. お風呂に入りたいと思う 5. さっぱりしたと感じる	1. 自ら手指を清潔にしている 2. 自ら口腔内の清潔を保っている 3. 自ら身体細部（爪、目やに、耳垢、鼻毛など）の清潔を保っている 4. 自分で洗髪をしている 5. 自分で入浴やシャワー浴をしている
⑦衣服の着脱と清潔	1. 朝起きたら衣服を着替えるのは当然と感じる 2. 着替える意欲・意志がある 3. 衣服の好みがある 4. 季節（気候）に合った衣服がわかる 5. 洗濯する意欲・意志がある	1. 自力で衣服の着脱ができる 2. 朝起きた時など、自分で着たい衣服を選んでいる 3. 自分で選んだ衣服の素材や枚数が体温調節に適している 4. 脱いだものを自分で整理している 5. 自分で洗濯をしている（洗う・干す・取り込む・たたむ・しまう）

網かけの部分には、援助マークは入らない。

⑧身だしなみを整える	1. 髪型や身につけているものを誉められると嬉しいと感じる 2. だらしないこと（シャツが裏表、髪がボサボサなど）がどういうことかわかる 3. 自分の装いに関心を持っている 4. 装いにおける自分の好みを知っている（髪型、装身具、化粧品など） 5. 時・所・目的に適した身だしなみがわかる	1. 自ら朝の洗面・歯磨きをしている 2. 自ら、だらしなくないように、衣服をきちんとこざっぱりと着ている 3. 自ら日々、髪型を整えたり、ひげそり、肌の手入れ、化粧などの身づくろいをしている 4. 自ら（理容師・美容師などの力を借りて）自己を表出している 5. 自ら時・所・目的に適した身だしなみをしている
⑨伝える会話する	1. 相手が誰かわかる 2. 相手の言うことがわかる 3. 伝えよう・話そうという意欲・意志がある 4. 記憶に大きな欠落や乱れがない 5. 人と話すことに苦痛がない	1. 意味のあるサインを出すことができる（表情・まばたきなど） 2. 質問の意味がわかり、ハイ・イイエで答えることができる 3. 短い会話ができる（手話・点字・ワープロなどを含む） 4. 会話の内容に違和感や乱れ（繰り返し・長い沈黙・脈絡のなさなど）がない 5. 1日の会話量が充分にある
⑩性にかかわること	1. 人前で裸になるのは恥ずかしいと感じる 2. 自分が男性か女性かがわかる 3. スキンシップを心地よいと感じる 4. 異性に対して自然な関心を持っている（異性を極端に嫌ったり、極端に好意を示すことがない） 5. 自己の性に対する自制心がある	1. 生活の場に両性の存在がある 2. 自ら、着衣・髪型・言葉づかいなどを通して、男性性、女性性を表出している 3. スキンシップをする・されるという関係（対象）がある 4. 性的欲求に振り回されず、問題を起こしていない 5. 異性とごく自然に付き合っている
⑪役割（有用感）をもつ	1. 自分は誰かわかる 2. 自分史・おいたちを覚えている 3. 相手のことを思いやる気持ちがある 4. 自分のことは自分で決定しようと思う 5. 家族や社会の中で自分の役割がある	1. 家族や親族に支えられている 2. 自分にとって安定した（心休まる）居場所をもっている 3. 周囲に特定の（特に行き来のある）友人・知人がいる 4. 今やりたいこと、打ち込みたいものに取り組んでいる 5. 社会との接点をもっている（家庭以外にも居場所を広げて生活している）
⑫変化を創り出す	1. 変化のない生活に退屈や辛さを感じる 2. 小さな変化（花一輪、絵、本、音楽など）に心地よさを感じる 3. 変化を望む気持ちがある 4. 具体的に望む事柄を思い描くことができる 5. 変化を創る場合、自分が置かれている今の状況や体力に適した事柄がわかる	1. 長期にわたって1つの部屋に閉じこもったような生活をしていない 2. 生活に変化がない場合には、その辛さを表現できる 3. 自ら室内で小さな変化を創り出し、楽しんでいる 4. 自ら身近にある自然や文化を楽しんでいる 5. 自ら遠方の自然や文化をも楽しんでいる
⑬生活における小管理	1. 居室の不潔や乱れがわかる 2. 日常生活で不足しているものがわかる 3. その日、1日の過ごし方がわかる 4. 日常起こるこまごまとした問題を解決するための判断力がある 5. 居室や居宅に自分らしさを表現したいと思う	1. 自分で居室の清潔を保っている（掃除、整理、整頓） 2. 自分でゴミを分別し、決められた場所に持って行っている 3. 日常生活で不足している物品を自分で補充している 4. 届けられた手紙や品物などを、自分で適切に処理している 5. 自ら安全管理をしている（戸締まり、鍵、火の始末など）
⑭家計（金銭）を管理する	1. お金の意味がわかる 2. 収支の計算ができる 3. 自分が現在使える金額がわかる 4. 1ヵ月の収入の額を知っている 5. 具体的に買いたいものを考えることができる	1. 店で欲しいものを自分で選んでいる 2. 自ら物を買っている 3. 自分で財布の管理をしている 4. 1ヵ月の生活費の出し入れを自分でしている（銀行や郵便局などの利用） 5. 自ら、預貯金や財産全体の管理をしている
⑮健康を管理する	1. 心身の不調（異常・違和感）を感じることができる 2. 不調解決のために必要な情報を入手したいと思う 3. 他者や専門家に相談すべきかどうかの判断ができる 4. 健康回復や健康増進への意欲・意志がある 5. 自分にとって今、必要な健康法や養生法やリハビリがわかる	1. 心身の不調を自分から訴えることができる 2. 不調時には自ら受診し、治療を受けている 3. 必要時には、自ら服薬ができ、かつその管理をしている 4. 健康回復のために必要な療法やリハビリなどには、必要時には積極的に取り組んでいる 5. 自らの健康維持に気を配り、何らかの工夫や対策を講じ、実践している

KOMI チャート
〔認識面〕

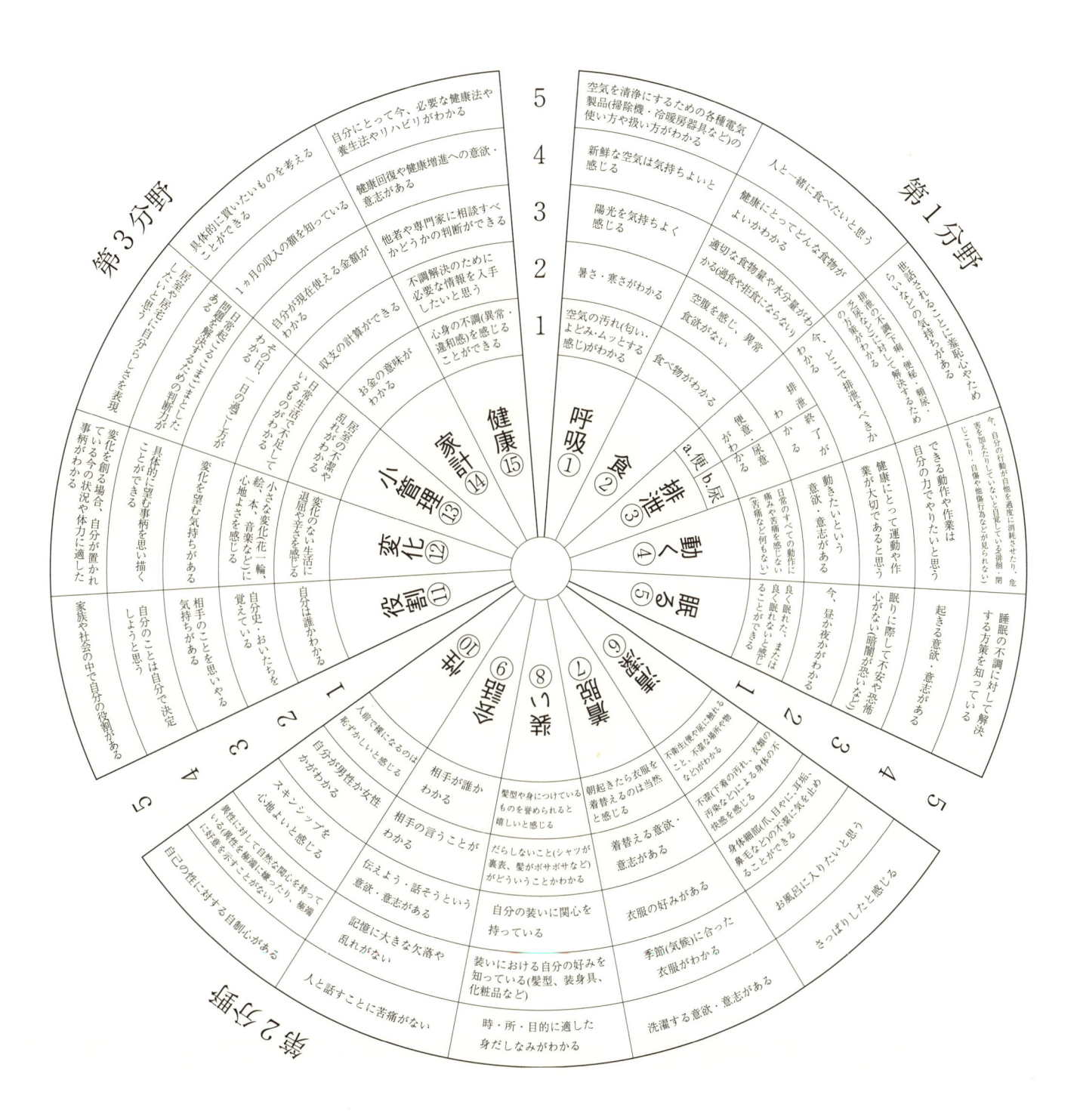

KOMI チャート
〔行動面〕

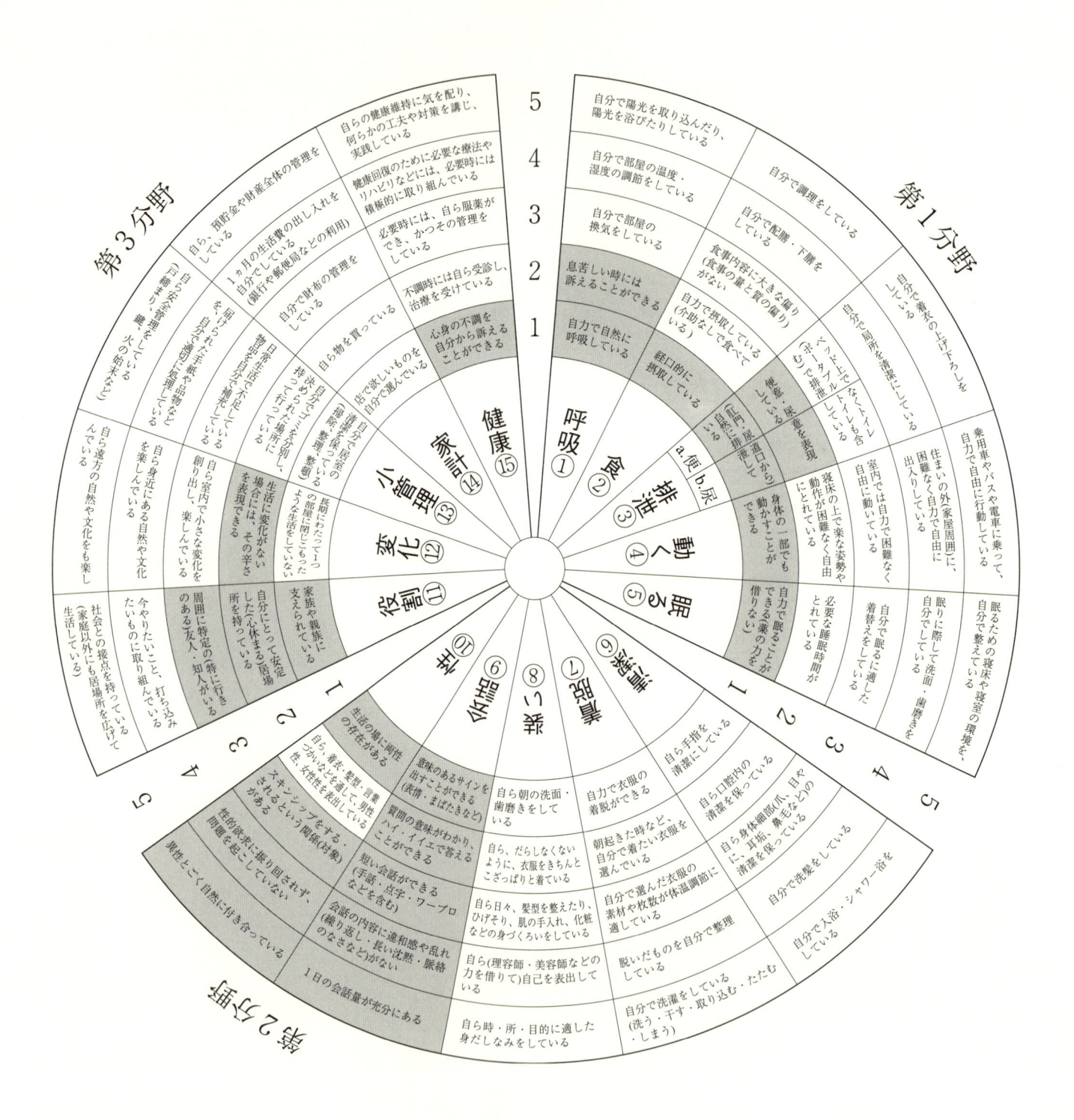

金井 一薫(ひとえ)

日本社会事業大学教授を経て,
2009年　東京有明医療大学看護学部・教授
2010年　特定非営利活動法人ナイチンゲール
　　　　KOMIケア学会・理事長
2015年　東京有明医療大学・名誉教授
　　　　ナイチンゲール看護研究所・所長

野口 京子

1989年　千葉大学看護学部卒業
2006年　日本社会事業大学社会福祉学研究科
　　　　博士前期課程修了
　　　　看護師・保健師・社会福祉士

教えて！KOMI先生！
――まんがで学ぶKOMI理論とKOMI記録システム――

2006年2月4日　第1版第1刷発行　©
2016年8月25日　第1版第8刷発行

監　修　金井 一薫
まんが　野口 京子
発行者　小南 吉彦

印　刷　壮光舎印刷株式会社
製　本　誠製本株式会社

発行所　東京都新宿区早稲田鶴巻町514　株式会社 現代社
　　　　電話03(3203)5061　振替 00150-3-68248

＊落丁・乱丁はお取り替えいたします。

ISBN 978-4-87474-122-1 C3047

金井 一薫 著 4部作

≪ 21世紀待望の学術書 ≫
― ケアの原理論と実践の筋道が明快に描かれた名著の四冊 ―

KOMI記録システム
― KOMI理論で展開する記録様式 ―

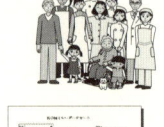

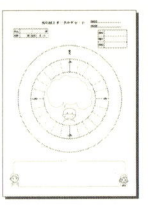

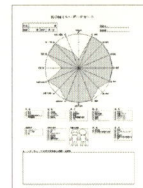

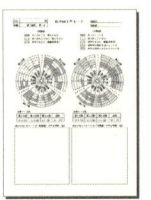

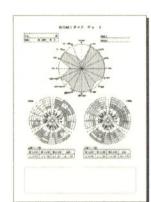

2004年11月発刊

現代社
第1版 2004年 A4判 228頁
定価 2,625円（税込）

本書の特徴

- "すべての国民に第一級のケアを届けたい"というナイチンゲールの願いを継承した、著者の熱い思いが形に・・・。
- 保健・医療・福祉の連携と協働というテーマは本書を通して実現可能。
- 看護学生と介護学生の実習指導書として、また実習記録様式としても有効なシステム。

ケアの原形論（新装版）

2004年9月発刊

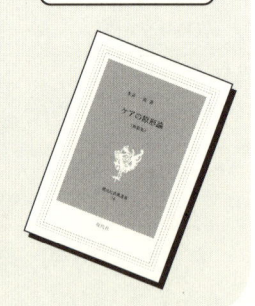

現代社白鳳選書18
第2版 2004年 四六判 288頁
定価 1,890円（税込）

「ケアの原形論」は、現代の日本において、さまざまに現象している看護と福祉の姿から、今後のあり方やその展望を思考するとき、立ち戻るべき思考のよりどころを教え、さらに本質を見失うことなく、あるべき姿を描けるように導く道標としての役割を持つ。

ナイチンゲール看護論・入門
"看護であるものとないもの"を見わける眼

現代社白鳳選書14
第1版 1993年 四六判 288頁
定価 1,732円（税込）

ナイチンゲールの看護論は決して古びた思想ではない。 むしろ21世紀の看護のあり方と人類の健康を思考していくときに、大いなる道標となる生命観あふれる思想である。

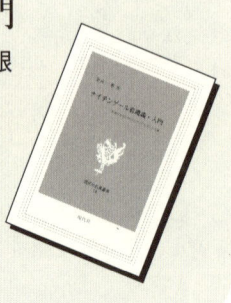

KOMI理論
看護とは何か ――
介護とは何か ――

2004年3月発刊

現代社
第1版 2004年 B5判 168頁
定価 2,100円（税込）

KOMI理論は、看護や介護など、他者に対するケアの実践そのものを視野に据えて、ケアの原理論として集大成されたものである。

さらにケアワーク（看護と介護）実践を展開するための実践方法論をも提示し、21世紀の看護・介護に、広く活用される可能性を追求している。

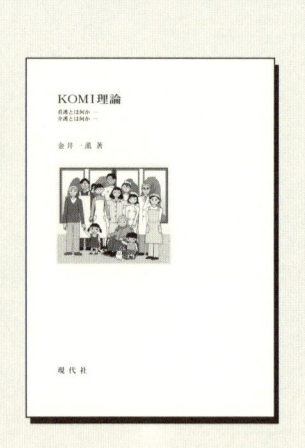

書籍のお問い合わせ　**株式会社 現代社**
TEL ： 03-3203-5061
E-mail ： eigyou@gendaisha.co.jp
http://www.gendaisha.co.jp